歯科衛生士のための

主要3科 ＋(プラス) 専門分野 問題集

第4版 問題編

一般社団法人 全国歯科衛生士教育協議会／編集

一般財団法人　口腔保健協会

序

　令和4年3月,「令和4年版 歯科衛生士国家試験出題基準」が新たに示され, 令和5年3月の第32回歯科衛生士国家試験から適用となった. それに伴い, 本書も新しい出題基準に基づいた第4版をお届けすることとなった.

　平成23年に制定された「歯科口腔保健の推進に関する法律」では, 国民保健の向上に寄与するため, 歯科疾患の予防等による口腔の健康の保持の推進に関する施策を総合的に推進する必要があるとし, 歯科衛生士もその責務を負うと規定された. 健康の基礎が歯科保健にあることを, 国が大きく打ち出したもので, それにこたえる歯科衛生士の資質の向上を目指した教育の充実が欠かせないものになっている.

　歯科衛生士国家試験は, 歯科衛生士法第10条に基づく「歯科衛生士として必要な知識と技術」について行われることから, 本書では歯科衛生士の主な業務範囲である「歯科予防処置論」・「歯科保健指導論」・「歯科診療補助論」に重点を置きながら,「臨床歯科医学」も加え,『主要3科プラス臨床歯科医学問題集』として2012年に第1版を発行した. その後2015年には第2版を, 2018年には第3版を発行し, 多くの学生たちに愛用され増刷を重ねている. また第3版では新たに「歯科衛生士概論」を追加し, 書名も『主要3科プラス専門分野問題集』と改題して, より一層の専門分野の問題充実を図ってきた.

　今回の第4版は, 歯科衛生士国家試験に向けて勉強に励む学生たちのために, 以下の点に留意して編集されている.

1. 過去の国家試験で頻出した分野の問題を中心に, 1,070問を収載した.
2. すべての問題を見直し, 不適切な設問や解答しにくい内容は作成し直した. また, 種々ご指摘をいただいた箇所を検討の上修正するとともに, 設問や解答精度をより高めるよう配慮した.
3. 「令和4年版 歯科衛生士国家試験出題基準」に完全対応した問題配列とした.
4. 図・イラスト・写真などにより, 視覚的にも理解しやすくなるよう配慮した.
5. 解説をより充実させ, 各所に挿入した<ポイント>で重要事項を確実に覚えられるようにした.

　本書が学生諸君の勉学の場でさらに有効に活用され, 実力の養成と知識の吸収・整理に大いに役立つことを期待したい.

　終わりに, 毎日の教育や臨床でご多忙の中, 本書の改訂, 内容の検討・充実などにご尽力いただいた関係者各位に, 厚く御礼申し上げる次第である.

　　2023年1月

一般社団法人 全国歯科衛生士教育協議会
理事長　眞木　吉信

目　　次

本書の特色

特　色

♠「主要3科」に加え，「臨床歯科医学」「歯科衛生士概論」の問題をプラス

歯科衛生士国家試験では6割以上の正解率が合格基準となっていますが，例年「主要3科」に「臨床歯科医学」「歯科衛生士概論」を加えた分野からの出題数の合計は，6割を超えています．この分野をしっかり勉強することが，合格への近道になります．

♠新出題基準に沿って問題を配列

「令和4年版 歯科衛生士国家試験出題基準」の項目に沿って問題が並んでいるので，試験に必要な知識が身についているか，しっかりチェックできます．

♠各問題にキーワードを記載

その問題が何を問う問題か，明確に意識して学習できるように，各問題の右側にキーワードを記載しました．自分の苦手分野を把握し，教科書に戻って復習するのにも便利です．

♠問題集と解答集が別冊

問題集と解答集は別冊になっていますので，答え合わせの時は問題と解答を並べて見ることができ，効率よく勉強ができます．また問題集だけを学校に持って行って空いた時間に問題を解き，答え合わせは家に帰ってから，というような使い方もできます．

♠簡潔な解説

各問題の解答には，要点をおさえた簡潔な解説がついており，何が間違っていたのかをその場で確認できます．

♠重要項目はポイントとして詳しく解説

解答集には簡潔な解説とともに，重要な部分はポイントとして詳しく解説してあります．試験直前にこの部分だけを見直すことで，最終チェックをする参考書として利用できます．

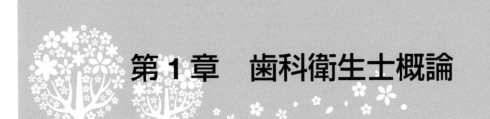

第 1 章　歯科衛生士概論

「令和 4 年版 歯科衛生士国家試験出題基準」の大項目と本書の該当ページ

1．概要

1 「口腔健康管理」の概念について正しいのはどれか．2つ選べ．

 a　「口腔機能管理」の対象は高齢者である

 b　摂食機能療法は「口腔衛生管理」に関連する

 c　「口腔ケア」は日常ケアとして多職種と協働で行う

 d　「口腔衛生管理」と「口腔機能管理」の2つを組み合わせて行う

2 わが国の歯科衛生士法について正しいのはどれか．2つ選べ．

 a　制定されたのは1968年である

 b　歯科衛生士は厚生労働大臣の免許である

 c　歯科予防処置には歯科医師の立ち合いが必要である

 d　歯科衛生士の業務には歯科予防処置・歯科診療補助・歯科保健指導がある

3 就業歯科衛生士の現況について正しいのはどれか．2つ選べ．

 a　142,000人以上が就業している

 b　名簿登録者の7割が就業している

 c　就業場所の7割が歯科診療所である

 d　年齢階級20〜40歳代までほぼ同じ人数割合である

4 歯科衛生士法における相対的欠格事由に該当するのはどれか．2つ選べ．

 a　素行が著しく不良である者

 b　罰金以上の刑に処せられた者

 c　麻薬，アヘンまたは大麻の中毒者

 d　伝染性の疾病にかかっている者

5 歯科衛生士の守秘義務で正しいのはどれか．2つ選べ．

 a　退職後にも継続する

 b　患者の死亡により消滅する

 c　規定に違反しても罰則はない

 d　児童虐待に関する通報は守秘義務違反にはならない

2．歯科衛生業務

6 歯科衛生士として歯科衛生業務が行える時期で正しいのはどれか．1つ選べ．

 a　臨地実習の全単位取得後

 b　歯科衛生士養成学校，養成所の卒業後

 c　歯科衛生士国家試験に合格後

 d　歯科衛生士名簿に登録後

7 歯科衛生士法で定められている歯科予防処置について正しいのはどれか．2つ選べ．

- a フッ化物歯面塗布は歯科予防処置である
- b ルートプレーニングは歯科予防処置である
- c 歯科予防処置は歯科衛生士の業務独占である
- d 歯周治療のプロービングは歯科予防処置である

歯科予防処置

8 歯科医師の指示を受けて，歯科衛生士ができる業務はどれか．1つ選べ．

- a 薬剤の処方
- b 診断書の交付
- c FMC の最終印象
- d アタッチメントロスの測定

歯科診療補助

3. 歯科衛生業務の進め方

🔎 キーワード

9 歯科衛生士が対象者の問題解決のために活用する理論について正しいのどれか．2つ選べ．

- a OHRQL は，QOL に焦点を当てている
- b ICF は「生きることの全体像を示す共通言語」ですべての人に適用できる
- c Darby と Walsh の歯科衛生ヒューマンニーズ概念モデルは，10 領域ある
- d PRECEDE-PROCEED モデルのプリシードは実施，評価に関わる

歯科衛生業務を進めるための理論

10 コミュニケーションの方法でボディランゲージはどれか．2つ選べ．

- a 視線
- b リズム
- c 位置関係
- d 声の抑揚の有無

コミュニケーションスキル

11 歯科衛生過程の構成要素で正しいのはどれか．2つ選べ．

- a アセスメントは対象者の「問題解決のための実行」のプロセスである
- b 歯科衛生診断とは対象者が抱える問題やニーズを明らかにすることである
- c 歯科衛生介入とは問題解決に向けて目標や方法を決めることである
- d 歯科衛生評価とは対象者の「問題解決のための振り返り」のプロセスである

歯科衛生業務の進め方

12 主観的情報で正しいのはどれか．2つ選べ．

- a 患者の主訴
- b 生活習慣
- c 歯周組織検査
- d 歯・歯列の観察

情報収集

13 歯科衛生過程における情報の解釈・分析の各項目を①～④に示す．問題を明確化する正しい手順はどれか．1 つ選べ．

| 問題の明確化

① 何が問題か

② 原因・誘因は何か

③ どんな歯科衛生介入が必要か

④ この状態が続くと何が予測されるか

a ①→②→③→④

b ①→②→④→③

c ②→④→③→①

d ③→②→④→①

14 歯科衛生計画における目標設定の留意点で正しいのはどれか．**2 つ選べ**．

| 計画立案

a 主語は対象者である

b 目標の達成日を明確にする

c 短期目標は問題解決した状態である

d 長期目標は対象者の行動目標となる

15 SOAP について正しいのはどれか．**2 つ選べ**．

| 記録

a S──客観的情報

b O──主観的情報

c A──分析，評価

d P──方針，計画

4. 医療倫理

🔑 キーワード

16 『ヒポクラテスの誓い』について正しいのはどれか．**2 つ選べ**．

| 医の倫理

a 『リスボン宣言』に受け継がれた

b 患者に対する守秘義務について述べている

c ヒポクラテスは古代ローマの医師である

d 医師の職業上の義務について述べている

17 患者の権利を謳っているのはどれか．1 つ選べ．

| 患者の権利

a リスボン宣言

b ジュネーブ宣言

c ヘルシンキ宣言

d アルマ・アタ宣言

18 インフォームド・コンセントで正しいのはどれか．**2 つ選べ**．

| インフォームド・コンセント

a 医師が治療の危険性を説明すること

b 複数の治療法の中から患者が選択する

c 医師の診断に対し，別の医師に意見を求める

d 歯科衛生士が患者の個人的な情報を漏らさないこと

5. 医療安全管理

19 歯科診療所において歯科衛生士が責任者となることが**できない**のはどれか．1つ選べ．

a 医療安全管理者
b 施設管理責任者
c 医薬品安全管理責任者
d 医療機器安全管理責任者

医療危機管理

20 医療法で義務付けられている歯科診療所の医療安全対策で**誤っている**のはどれか．1つ選べ．

a 職員研修の開催
b メタ認知能力の研修
c 医療事故報告書の保管
d 医療安全管理委員会の設置

医療安全対策

21 医療事故に**あたらない**のはどれか．1つ選べ．

a 治療を拒否する子供に指を噛まれ負傷した
b 患者が歯科医院の玄関で転倒し，膝に擦り傷を負った
c スケーラーで患者の口唇を傷つけた
d リーマーが口腔内に落下し，患者が吐き出した

医療事故

22 インシデントの事例に**含まれない**のはどれか．1つ選べ．

a 術者のゴーグルに歯石が付着した
b 患者の衣服に薬剤が付着しそうになった
c 補助者の指先にメスの刃を刺しそうになった
d 車椅子からチェアの移乗時，バランスを崩し倒れた

インシデント

23 スタンダードプリコーションについて正しいのはどれか．1つ選べ．

a HIV ワクチン接種を受けておく
b 治療後はグローブをはずすだけでよい
c すべての患者に適応される概念の下，感染症対策を行う
d 感染の可能性のあるものは血液と排泄物のみである

スタンダードプリコーション

24 スタンダードプリコーションが**適応されない**のはどれか．1つ選べ．

a 血液
b 唾液
c 粘膜
d 汗

スタンダードプリコーション

㉕ バイオハザードマークの色と感染性廃棄物の形態で正しいものはどれか．1 つ選べ．

 a　赤——血液

 b　橙——泥状

 c　黄——固形状

 d　青——注射針

医療廃棄物の取扱い

㉖ 歯科診療で排出する廃棄物の分類で正しい組合せはどれか．2 つ選べ．

 a　エックス線フィルム————特別管理産業廃棄物

 b　現像廃液————————その他の産業廃棄物

 c　血液の付着したガーゼ———特別管理一般廃棄物

 d　使用後の紙コップ————その他の一般廃棄物

医療廃棄物の取扱い

㉗ 産業廃棄物管理票（マニフェスト）の取扱いで正しいのはどれか．2 つ選べ．

 a　5 年間の保存義務がある

 b　電子マニフェストを利用すると報告書の作成が必要である

 c　廃棄物の引き渡し時に A 票を控えとして受け取る

 d　最終処分の写しが 30 日以内に返送されなければ都道府県知事へ報告する

マニフェスト

㉘ 歯科訪問診療における感染予防対策について正しいのはどれか．1 つ選べ．

 a　手洗いは訪問後，帰ってから行う

 b　対応時にはグローブ，マスクを使用する

 c　できるだけ持参した歯ブラシで指導を行う

 d　事前に感染症という情報がなければ，予防対策を行わなくてよい

感染予防対策

6. 保健・医療・福祉におけるチームアプローチ

🔑キーワード

㉙ 医療におけるプロフェショナリズムとは，専門家・専門職集団として，患者・
①
多職種からの信頼を維持するために患者が保つべき資質・能力・価値観・
②　　　　　　　　　　　　　　③
態度である．
④
 下線部分で正しいのはどれか．2 つ選べ．

 a　①

 b　②

 c　③

 d　④

プロフェショナリズム

㉚ 地域包括ケアシステムについて正しいのはどれか．2 つ選べ．

 a　拠点は自宅に限る

 b　システムは地域に関係なく画一である

 c　日常生活圏領域を単位として想定されている

 d　認知症高齢者の地域での生活を支えることも目標となる

地域包括ケアシステム

31 災害発生から初期における避難所での歯科衛生士が行う歯科衛生活動はどれか．**2つ選べ**．

a 気道感染の予防

b 他の支援チームとの連携

c 被災直後からの健康教育開始

d 義歯のペットボトル水での洗い流し

災害支援

32 入院中患者への多職種の関わりで正しいのはどれか．**2つ選べ**．

a 摂食嚥下訓練————看護師

b 車椅子の動作訓練———理学療法士

c リラクセーション———作業療法士

d 発声練習—————言語聴覚士

多職種の関わり

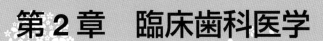

第2章　臨床歯科医学

「令和4年版 歯科衛生士国家試験出題基準」の大項目と本書の該当ページ

1. 全身疾患と歯科治療

1 医療面接について正しいのはどれか. **2つ選べ**.

a 初診時に行う最初の対面行為である

b 診療のすべての期間において行われる対面行為である

c 患者とのラポールの形成に努める

d 治療前にはインフォームドコンセントの必要はない

医療面接

2 医療面接の目的で**ない**のはどれか. **1つ選べ**.

a 信頼関係の確立

b 評価

c 情報収集

d 治療への動機づけ

医療面接

3 医療面接について正しいのはどれか. **1つ選べ**.

a YES/NO で答えられる質問がよい

b 患者を肯定的に尊重することが大切である

c 患者の表現を繰り返すことは失礼にあたる

d 評価的態度で接しなければならない

医療面接

4 バイタルサインのチェックについて正しいのはどれか. **2つ選べ**.

a 脈拍測定は足背動脈でも触知することができる

b 成人の呼吸数は30〜40回/分である

c 血圧測定時, 上腕を腹部と同じ高さにすることが大切である

d 成人の平均体温は35.5〜37.0℃である

バイタルサイン

5 成人で正常値内で**ない**のはどれか. **1つ選べ**.

a 収縮期血圧：115 mmHg

b 脈拍：70 回/分

c SPO_2：86%

d 呼吸数：16 回/分

バイタルサイン

6 60歳男性, 糖尿病で服薬治療を受けている. 中等度の歯周疾患で SRP を実施している最中に低血糖を起こしてしまった. 症状で正しいのはどれか. **2つ選べ**.

a 動悸

b 徐脈

c 発疹

d 発汗

〈状況設定問題〉
低血糖発作

7 糖尿病患者の主要症状で**ない**のはどれか．1つ選べ．

a　多飲
b　多尿
c　口渇
d　頻脈

2. 口腔内検査・顎口腔機能検査

🔑キーワード

8 歯の検査では**ない**のはどれか．1つ選べ．

歯の検査

a　細菌簡易培養検査
b　電気歯髄診断
c　冷温刺激検査
d　咬合時痛検査

9 検体検査はどれか．1つ選べ．

検体検査

a　唾液緩衝能測定
b　歯周ポケット測定
c　根管長測定
d　歯の動揺度測定

10 口腔内診査に使用する器具と用途の組合せで**誤っている**のはどれか．1つ選べ．

口腔内診査

a　エキスプローラー―――歯根面の形態の探査
b　ピンセット――――――根分岐部の幅の測定
c　ポケットプローブ―――アタッチメントレベルの測定
d　コンタクトゲージ―――歯間離開度の測定

11 歯周組織検査について正しいのはどれか．1つ選べ．

歯周組織検査

a　ポケットデプスとはアタッチメントレベルのことである
b　Glickman の根分岐部病変分類による4級は，歯周プローブが貫通するが，根分岐部が歯肉で覆われている
c　BOP はプロービングによるポケット底部からの出血の有無で炎症を評価する
d　Miller の分類による歯の動揺度2度は，近遠心方向と垂直方向に動揺を認める

12 歯周組織の診査について正しいのはどれか．2つ選べ．

歯周組織検査

a　プローブによる歯周ポケット測定は 50 g 程度で行う
b　隣接面の歯肉縁下歯石の診査にはエックス線写真を用いる
c　歯根の長さと形態は歯周プローブで診査する
d　咬合接触の強さは咬合紙を用いて診査する

⓭ 歯周組織診査の値を示す．アタッチメントレベルはどれか．1 つ選べ．　　　アタッチメントレベル

> 歯根露出量：1 mm
> ポケットデプス：3 mm
> 付着歯肉幅：2 mm

- a　1 mm
- b　4 mm
- c　5 mm
- d　6 mm

⓮ 次の検査のうち，口臭検査**でない**のはどれか．1 つ選べ．　　　口臭検査
- a　官能検査
- b　硫化物モニター
- c　濾紙法ディスク法
- d　ガスクロマトグラフィー

⓯ 唾液の採取と取扱いについて正しいのはどれか．**2 つ選べ**．　　　唾液検査
- a　混合唾液採取は，口腔内に貯留した全唾液を採取することである
- b　唾液の採取には，術者などの呼気と触れるのを避ける必要がある
- c　唾液採取は，食事直後がよい
- d　採取した唾液が空気と接触すると，その pH が酸性へ変化する

⓰ 摂食嚥下障害のスクリーニングテストのうち，"むせ"の有無を評価に**用いな　　　摂食・嚥下訓練の検査
い**のはどれか．1 つ選べ．
- a　反復唾液嚥下テスト
- b　咳テスト
- c　フードテスト
- d　改良水飲みテスト

3.　画像検査　　　🔑キーワード

⓱ 物質に吸収された放射線エネルギーの総量を表す単位について正しいのはど　　　放射線量
れか．1 つ選べ．
- a　グレイ
- b　ベクレル
- c　シーベルト
- d　クーロン毎キログラム

⓲ 放射線による確率的影響はどれか．1 つ選べ．　　　放射線の人体への影響
- a　白内障
- b　染色体異常
- c　精子数減少
- d　造血機能低下

⑲ エックス線写真で観察できるのはどれか．**2つ**選べ．　　　エックス線検査

   a　歯髄炎

   b　口蓋側の歯石

   c　歯根膜腔の空隙

   d　歯周組織の病変

⑳ エックス線写真で最も透過像を示すのはどれか．**1つ**選べ．　　エックス線検査

   a　歯髄腔

   b　エナメル質

   c　歯槽骨

   d　象牙質

㉑ 頭部エックス線規格撮影で床面と平行にするのはどれか．**1つ**選べ．　頭部エックス線規格撮影

   a　SN 平面

   b　FH 平面

   c　顔面平面

   d　下顎下縁平面

㉒ エックス線を使用する診断装置はどれか．**1つ**選べ．　　　エックス線検査

   a　内視鏡

   b　MRI

   c　CT

   d　超音波診断装置

㉓ 画像検査法についての組合せで正しいのはどれか．**1つ**選べ．　その他の画像検査法

   a　CT————エコー検査

   b　MRI————コンピュータ断層撮影法

   c　超音波検査——磁気共鳴画像法

   d　デジタルエックス線撮影法——CCD センサー

㉔ エックス線管について正しいのはどれか．**2つ**選べ．　　エックス線画像の形成

   a　内部は真空状態である

   b　エックス線管は発熱する

   c　ターゲットはアルミニウム製である

   d　熱電子は陰極のターゲットに衝突する

㉕ エックス線撮影時に散乱線を除去するものはどれか．**1つ**選べ．　散乱線

   a　グリット

   b　カセッテ

   c　シャウカステン

   d　セファロスタット

4. 一般臨床検査

🔍キーワード

26 検査結果の使用目的に**該当しない**のはどれか．1つ選べ．

臨床検査の目的

a 診断の決定

b 研究の判定

c 予後の判定

d 治療方針の決定

27 次のうち生体検査はどれか．1つ選べ．

生体検査

a 尿検査

b 血液検査

c 微生物検査

d 筋電図検査

28 次のうち検体検査はどれか．1つ選べ．

検体検査

a MRI

b 骨量検査

c 超音波検査

d 血液型検査

29 体温測定について正しいのはどれか．2つ選べ．

体温測定

a 体温測定値が最も低い部位は鼓膜温である

b 飲食や運動直後でも測定値は安定している

c 腋窩温を測定するときは汗を拭き取ってから測定する

d 口腔温を測定するときは検温部を舌下中央にあて軽く口を閉じる

30 触診による脈拍の測定部位で**ない**のはどれか．1つ選べ．

脈拍測定

a 橈骨動脈

b 総頸動脈

c 上腕動脈

d 下歯槽動脈

31 脈拍の検査について正しいのはどれか．2つ選べ．

脈拍測定

a 脈拍数のみでなく，リズム・緊張などについても調べる

b 1分間に60回未満の場合を徐脈という

c 脈拍数は，低年齢ほど少なくなる

d 脈拍は，比較的大きな静脈が体表面近くで走っている場所で触れる

32 血圧の構成因子に**含まれない**ものはどれか．1つ選べ．

血圧測定

a マンシェット圧

b 末梢血管抵抗

c 動脈壁の弾性

d 循環血液量

33 成人における血圧値の分類について正常血圧に該当するのはどれか. 1つ選べ. 血圧測定
（収縮期血圧/拡張期血圧（mmHg））

   a　117/70

   b　125/78

   c　137/80

   d　145/90

34 血液採取時の注意点で**誤っている**のはどれか. 1つ選べ. 検体検査

   a　創傷感染に注意する

   b　神経損傷に注意する

   c　慎重に行い採血に時間をかける

   d　ショックが起こる場合があるので注意する

35 検体検査の項目と症状の組合せで正しいのはどれか. 1つ選べ. 検体検査

   a　白血球数————————膿瘍

   b　血清アルブミン値————————炎症

   c　プロトロンビン時間————————貧血

   d　CRP 値（C 反応性タンパク）——黄疸

36 貧血検査の検査項目はどれか. **2つ選べ**. 貧血検査

   a　白血球数

   b　血小板数

   c　赤血球数

   d　ヘモグロビン（Hb）濃度量

37 肝機能異常を疑う患者に対して必要な検査で正しいのはどれか. **2つ選べ**. 肝機能検査

   a　直接ビリルビン

   b　血中クレアチニン

   c　AST（アスパラギン酸アミノトランスフェラーゼ）

   d　HbA_{1c}（ヘモグロビンエーワンシー）

38 過去1〜2カ月の血糖値の状態を測定するのに有用な検査で正しいのはどれか. 糖尿病の検査
1つ選べ.

   a　尿検査

   b　空腹時血糖

   c　フルクトサミン

   d　グリコヘモグロビン（HbA_{1c}）

39 空腹時に 75 g のブドウ糖を飲ませて血糖値の時間的変化を測った. **誤ってい** 糖尿病の検査
るものはどれか. 1つ選べ.

   a　健康な人では 30 分〜1 時間で血糖値がピークとなる

   b　2 時間経過後の血糖値が 200 mg/dL 以上の場合，糖尿病を疑う

   c　糖尿病患者では 2 時間経過後の血糖値が空腹時血糖値に近づく

   d　この検査はブドウ糖負荷試験である

第2章

臨床歯科医学

40 ABO 式血液型検査について正しいのはどれか．**2 つ選べ**．

a　日本人の血液型出現頻度は A-O-B-AB の順でおよそ 4：3：2：1 である

b　A，B 抗原の存在の有無を判定する

c　おもて検査は患者の血清を用いて行う検査である

d　うら検査は患者の血球を用いて行う検査である

> 血液検査；うら検査・おもて検査

41 輸血前検査における交差適合試験を以下に示す．輸血可能なものはどれか．
1 つ選べ．

判定	主試験	副試験	自己対象
①	（−）	（−）	（−）
②	（＋）	（−）	（−）
③	（＋）	（＋）	（−）
④	（−）	（＋）	（−）

a　①

b　②

c　③

d　④

> 血液検査；輸血；交差適合試験

42 22 歳，女性．血液検査の結果，ヘモグロビン値 13 g/dL，白血球数 12,000/μL，HBs 抗体陽性，HBs 抗原陰性，CRP 陽性，間接ビリルビン正常値，空腹時血糖 80 mg/dL であった．疑われる疾患はどれか．1 つ選べ．

a　B 型肝炎

b　貧血

c　細菌感染症

d　糖尿病

> 〈状況設定問題〉
> 感染症の検査

43 スケーリングの術中に歯科衛生士が誤ってスケーラーを自分の左手母指に刺し出血した．歯科医師に報告し患者の了解を得てスケーリングは応急処置に留め，直ちに流水下で傷口から血液をしぼり出し内科を受診した．患者の協力を得て臨床検査を実施した結果，下の表に示すとおりであった．
説明文で正しいのはどれか．1 つ選べ．

HBs 抗原	＋
HBs 抗体	−
HBe 抗原	＋
HBe 抗体	−

a　患者は B 型肝炎ワクチンの接種で抗体は産生されている

b　患者は現在 HBV に感染しており，高い感染性を示す

c　患者は過去に HBV に感染しているが，現在の感染性は低い

d　歯科衛生士の対応は正しいので，感染の危険性は全くない

> 〈状況設定問題〉
> 感染症の検査；B 型肝炎

44 出血時間に影響を与える因子で**ない**ものはどれか．１つ選べ．

出血性素因の検査；出血性素因の分類

    a   血管壁の異常

    b   血小板機能異常

    c   白血球数の減少

    d   血小板数の異常

45 出血性素因のスクリーニング検査について正しい組合せはどれか．**2つ選べ**．

出血性素因のスクリーニング検査

    a   デューク法—————————血小板の機能異常

    b   フィブリン分解産物————線維素溶解系

    c   プロトロンビン時間————内因系の血液凝固

    d   トロンボプラスチン時間——外因系の血液凝固

46 78歳の男性，義歯不適を主訴に来院した．2階にある歯科医院にたどりついたときには顔色が悪く，呼吸をはずませて苦しそうにしていた．最近とみに疲れやすく，階段を昇ると息苦しいと訴えた．糖尿病や高血圧についての検査は受けていないという．

この患者について，診療前に特に検査する**必要がない**のはどれか．１つ選べ．

〈状況設定問題〉
診療前の検査

    a   バイタルサイン

    b   尿検査

    c   心電図

    d   カンジダ菌検出試験

47 口腔領域における病理検査について正しいのはどれか．１つ選べ．

口腔領域の病理検査

    a   ヘマトキシリン・エオジン染色は特殊染色である

    b   健常粘膜に深在性病変が疑われた場合は，切開生検が行われる

    c   細胞診のための材料採取法は，洗浄法が行われる

    d   病理組織標本の固定液には30％ホルマリン溶液を用いる

48 金属パッチテストについて正しいのはどれか．１つ選べ．

金属アレルギー検査

    a   背中などに，原因と思われる物質を貼付し皮膚の反応をみる

    b   テストの絆創膏は7〜10日間貼付する

    c   貼付期間中，痒くなった場合はテストを中止する

    d   貼付期間中でも入浴はできる

第2章

臨床歯科医学

Ⅱ. 歯・歯髄・歯周組織の疾患と治療

1. 保存修復治療

1 ブラックの分類による2級窩洞はどれか. 1つ選べ.

　a　上顎大臼歯の口蓋側・頬側面溝窩洞

　b　犬歯の切縁隅角を含む隣接面窩洞

　c　上顎側切歯の舌面小窩の窩洞

　d　小臼歯の隣接面窩洞

ブラックの窩洞分類

2 窩縁形態の図を示す. 名称の組合せで正しいのはどれか. 1つ選べ.

窩縁形態

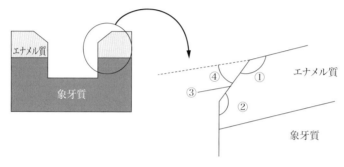

	①	②	③	④
a	窩　底	斜面隅角	側　壁	充填物辺縁の厚さ角
b	窩　底	側面隅角	側　壁	点　角
c	窩縁隅角	斜面隅角	窩縁斜面	充填物辺縁の厚さ角
d	窩縁隅角	側面隅角	窩縁斜面	点　角

3 エナメル質断面を図に示す. う蝕の分類はどれか. 1つ選べ.

う蝕分類

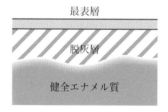

　a　CO

　b　C_1

　c　C_2

　d　C_3

4 う蝕について正しいのはどれか. **2つ選べ**.

　a　慢性う蝕は穿通性に進行する

　b　急性う蝕は黒色の軟化象牙質である

　c　慢性う蝕は軟化象牙質の量が少ない

　d　急性う蝕の発生は若年者に多い

う蝕分類

5 歯間分離の目的で正しいのはどれか．**2つ選べ**.　　　　　　　歯間分離

   a　辺縁歯肉の排除

   b　隣接面の視診

   c　隣接面修復時の接触点回復

   d　唾液の侵入阻止

6 コンポジットレジンに含まれるフィラーの役割で正しいのはどれか．**1つ選べ**.　　フィラーの役割

   a　エックス線造影性の付与

   b　重合収縮の増加

   c　吸水膨張の向上

   d　耐摩耗性の低下

7 光重合型コンポジットレジン修復の特徴で正しいのはどれか．**2つ選べ**.　　光重合型コンポジットレジン修復の特徴

   a　歯質接着性を有する

   b　金属修復物よりも機械的強度が優る

   c　重合に均一性がある

   d　重合収縮を生じる

8 ラミネートベニア修復で正しいのはどれか．**2つ選べ**.　　　　　ベニア修復

   a　ポーセレンラミネートベニア修復の切削は象牙質内まで行う

   b　レジンダイレクトベニア修復は治療が1回で済む

   c　深度が浅くかつ広範囲のう蝕は禁忌症である

   d　エナメル質が喪失している症例はレジンダイレクトベニア修復が適する

9 アンダーカットが必要なのはどれか．**1つ選べ**.　　　　　　　保持形態，アンダーカット

   a　グラスアイオノマー修復

   b　コンポジットレジン修復

   c　アマルガム修復

   d　メタルインレー修復

10 グラスアイオノマーセメント修復の適応症で正しいのはどれか．**1つ選べ**.　　グラスアイオノマーセメント修復

   a　2級窩洞

   b　3級窩洞

   c　4級窩洞

   d　切縁破折

⓫ 上顎左側第二小臼歯にマトリックスバンドを装着した図を下に示す．矢印が
示す器具の目的はどれか．2 つ選べ．

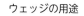

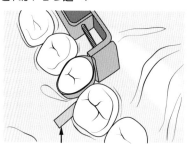

a　歯間分離
b　歯肉排除
c　マトリックスバンドの圧接
d　止血

2.　歯内療法

⓬ 抜髄の適応症はどれか．2 つ選べ．

抜髄の適応症

a　歯髄壊疽
b　急性化膿性歯髄炎
c　歯髄充血
d　慢性潰瘍性歯髄炎

⓭ 急性化膿性根尖性歯周炎の経過進行で正しいのはどれか．1 つ選べ．

急性化膿性根尖性歯周炎の
進行

a　粘膜下期──→骨膜下期──→骨内期──→歯根膜期──→慢性期
b　骨膜下期──→骨内期──→歯根膜期──→粘膜下期──→慢性期
c　歯根膜期──→骨内期──→骨膜下期──→粘膜下期──→慢性期
d　骨内期──→骨膜下期──→粘膜下期──→歯根膜期──→慢性期

⓮ 急性化膿性歯髄炎について正しいのはどれか．2 つ選べ．

急性化膿性歯髄炎

a　温熱刺激に対し誘発痛を生じる
b　軟化象牙質除去後の象牙質は健全である
c　冷熱刺激によって痛みは緩和する
d　エックス線写真で根尖病巣を認める

⓯ 自発痛を生じる歯髄炎はどれか．1 つ選べ．

自発痛

a　慢性増殖性歯髄炎
b　慢性潰瘍性歯髄炎
c　急性化膿性歯髄炎
d　歯髄充血

16 図に示す歯髄保存療法はどれか．1つ選べ．

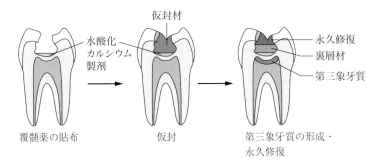

仮封材

水酸化
カルシウム
製剤

永久修復
裏層材
第三象牙質

覆髄薬の貼布　　　　　　　仮封　　　　　　第三象牙質の形成・
　　　　　　　　　　　　　　　　　　　　　　永久修復

a　直接覆髄法

b　歯髄鎮痛消炎療法

c　間接覆髄法

d　暫間的間接覆髄法（IPC法）

17 生活断髄法（生活歯髄切断）について正しいのはどれか．2つ選べ．

a　根未完成歯での歯根発育の継続は予後不良と判定する

b　根未完成歯に用いられる

c　デンティンブリッジの形成は予後良好と判定する

d　生活断髄薬としてフェノールカンフルを用いる

18 天蓋の除去を行うのはどれか．2つ選べ．

a　間接覆髄法

b　生活断髄法

c　暫間的間接覆髄法

d　直接抜髄法

19 裏層材はどれか．2つ選べ．

a　リン酸亜鉛セメント

b　水酸化カルシウム製剤

c　カッパーシールセメント

d　グラスアイオノマーセメント

20 歯髄覆髄剤はどれか．1つ選べ．

a　水酸化カルシウム製剤

b　クレオソート

c　グラスアイオノマーセメント

d　カルボキシレートセメント

21 歯髄鎮静剤はどれか．2つ選べ．

a　フェノールカンフル

b　グアヤコール

c　プロカイン

d　パラホルムセメント

㉒ 根管治療の手順を示す．□□□内に入る語句を選べ．

根管治療の手順

　　ラバーダム防湿→う窩の開拡→天蓋除去→髄室の清掃→ ① → ②
　→ ③ → ④ →仮封→ラバーダム防湿除去

	①	②	③	④

a　根管口拡大──→根管長測定──→根管拡大形成・清掃──→根管消毒

b　根管消毒──→根管拡大形成・清掃──→根管口拡大──→根管長測定

c　根管口拡大──→根管長測定──→根管拡大形成・清掃──→ガッタパーチャ
　　　　　　　　　　　　　　　　　　　　　　　　　　　　ポイントの挿入

d　根管消毒──→根管拡大形成・清掃──→ガッタパーチャ──→根管長測定
　　　　　　　　　　　　　　　　　　　　ポイントの挿入

㉓ 外科的歯内療法はどれか．2 つ選べ．

外科的歯内療法の種類

a　根尖搔爬法

b　ヘミセクション

c　生活断髄法

d　暫間的間接覆髄法（IPC 法）

3.　歯周治療

🔑キーワード

㉔ プラークと全身性因子が関与する歯肉炎はどれか．2 つ選べ．

歯周疾患の分類

a　ヘルペス性歯肉炎

b　妊娠性歯肉炎

c　薬物性歯肉増殖症

d　外傷性歯肉炎

㉕ 歯周疾患のリスクファクターで宿主因子はどれか．1 つ選べ．

歯周疾患のリスクファクター

a　高脂血症

b　喫煙

c　糖尿病

d　歯周病原細菌

㉖ 歯周ポケットについて正しいのはどれか．2 つ選べ．

歯周ポケット

a　歯槽骨頂とポケット底部の垂直的位置関係によって分類が異なる

b　深いポケット底部では嫌気性菌の割合が増加する

c　ポケット底部はセメント─エナメル境より歯冠側に位置する

d　外傷性咬合によって形成される

㉗ プラークに**起因しない**歯肉炎はどれか．1 つ選べ．

歯肉炎の分類

a　妊娠性歯肉炎

b　慢性剝離性歯肉炎

c　思春期性歯肉炎

d　単純性歯肉炎

㉘ 歯周疾患の発症に関与する細菌はどれか．**2つ選べ**. 歯周病原細菌

   a   *Tannerella forsythia*

   b   *Streptococcus sobrinus*

   c   *Streptococcus mutans*

   d   *Porphyromonas gingivalis*

㉙ 歯肉炎でみられるのはどれか．1つ選べ. 歯周疾患の分類

   a   内縁上皮の傷害

   b   セメント質の壊死

   c   歯槽骨の吸収

   d   歯根膜線維の破壊

㉚ 根分岐部の診査をした図を示す．Lindhe & Nymanの分類による2度はどれか． 根分岐部病変の分類
2つ選べ.

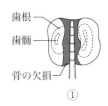 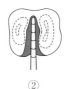 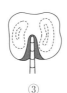 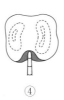

歯根　歯髄　骨の欠損
①　②　③　④

   a   ①

   b   ②

   c   ③

   d   ④

㉛ 歯周基本治療の項目を示す．治療順序が正しいのはどれか．1つ選べ. 歯周基本治療

   ①プラークコントロール

   ②歯周ポケット掻爬

   ③患者教育

   ④スケーリング・ルートプレーニング

   a   ③→①→④→②

   b   ③→④→②→①

   c   ①→③→④→②

   d   ①→④→②→③

㉜ 歯周基本治療に含まれるのはどれか．**2つ選べ**. 歯周基本治療

   a   暫間固定

   b   患者教育

   c   病的歯肉組織の切除

   d   新付着の獲得

㉝ 暫間固定で正しいのはどれか. **2 つ選べ.**

　　a　A―スプリントは内側性固定である

　　b　オクルーザルスプリントは可撤式固定法である

　　c　ワイヤー結紮レジン固定法は内側性固定である

　　d　ホーレー装置は固定式固定法である

歯の固定法，暫間固定

㉞ 咬合調整について正しいのはどれか. **2 つ選べ.**

　　a　側方圧を増強させ，歯軸方向に咬合力を加える

　　b　歯質の削合量は象牙質の範囲内にとどめる

　　c　原則として歯肉炎症が消退してから行う

　　d　予防処置としての咬合調整は行わない

咬合調整

㉟ キュレットスケーラーのポケット内操作角度を図に示す. 正しいのはどれか.
1 つ選べ.

キュレットスケーラーの操作角度

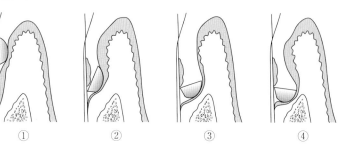

　　　　　①　　　　　　　②　　　　　　　③　　　　　　　④

　　a　①

　　b　②

　　c　③

　　d　④

㊱ 図に示す歯周外科手術の術式はどれか. **1 つ選べ.**

歯周外科手術

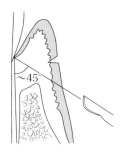

　　a　歯肉切除術

　　b　歯肉剝離搔爬術

　　c　GTR 法

　　d　新付着術

㊲ 図に示すようなポケット底の印記が必要な歯周外科手術はどれか. **2 つ選べ.**

歯周外科手術

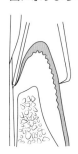

　　a　歯肉切除術

　　b　フラップ手術

　　c　新付着術

　　d　歯周ポケット搔爬術

38 組織再生誘導法（GTR 法）で正しいのはどれか．**2 つ選べ**．　　　　　組織再生誘導法

　　a　骨欠損部への歯肉線維芽細胞の侵入を防ぐ

　　b　水平性の骨吸収に適用される

　　c　エムドゲイン® が使用される

　　d　新付着を伴う歯周組織の再生を目的とする

39 歯周治療について正しい組合せはどれか．**2 つ選べ**．　　　　　　　　歯周治療

　　a　LDDS ——局所薬物配送システム

　　b　ENAP ——歯肉切除術

　　c　GTR 法——組織再生誘導法

　　d　FOP 　——歯周ポケット掻爬術

40 メインテナンスについて正しいのはどれか．**2 つ選べ**．　　　　　　メインテナンスの基本

　　a　ルートプレーニングは行わない

　　b　メインテナンスのリコール間隔は患者の年齢により決定する

　　c　アタッチメントレベルの診査を行う

　　d　口腔清掃指導を行う

41 メインテナンスに移行する際の理想的基準について正しいのはどれか．**2 つ選**　　メインテナンス
　　べ．

　　a　PCR が 10％以下

　　b　歯周ポケットが 4 mm 以内で推移

　　c　BOP が 30％以下

　　d　エックス線像による歯槽硬線の明瞭化

第2章

臨床歯科医学

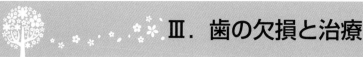

Ⅲ. 歯の欠損と治療

1. 概要

キーワード

1 咬合彎曲について**誤っている**のはどれか．1つ選べ．

咬合彎曲

  a 前後的咬合彎曲は，小臼歯と大臼歯の頰側咬頭頂を連ねた曲線である

  b スピーの彎曲は，上顎の小臼歯と大臼歯の頰側咬頭頂を連ねた曲線である

  c ウィルソンの彎曲は，左右臼歯の頰-舌側咬頭頂を連ねた曲線である

  d モンソンカーブは，前後的咬合彎曲と側方咬合彎曲の双方を含む

2 咬合分析システムで測定できるのはどれか．2つ選べ．

咬合測定

  a 接触部位

  b 接触面積

  c 側方運動

  d 発音

3 平行になる組合せはどれか．1つ選べ．

基準平面

  a 咬合平面————————カンペル平面

  b 咬合平面————————フランクフルト平面

  c フランクフルト平面——カンペル平面

  d フランクフルト平面——矢状面

4 スタディーモデルによる検査で得られる情報はどれか．2つ選べ．

スタディーモデル

  a 歯牙色調

  b 歯肉形態

  c 被蓋関係

  d 接触リズム

5 上顎全部床義歯の印象採得で確認できる解剖学的指標はどれか．2つ選べ．

印象採得

  a 口蓋隆起

  b アーライン

  c オトガイ筋付着部

  d レトロモラーパッド

6 咀嚼サイクルの説明で正しいのはどれか．1つ選べ．

咀嚼

  a 第1相（開口相）は作業側へ偏位した曲線をえがく

  b 第2相（閉口相）は内側へ偏位していく

  c 第3相（咬合相）は咬頭嵌合位に向かって斜めに閉口していく

  d 咀嚼運動路の全体は非作業側に偏った涙滴型になる

7 咬合様式について正しいのはどれか．2つ選べ．

咬合様式

  a バランスドオクルージョンは全部床義歯には適さない

  b カスピッドプロテクテッドオクルージョンとは犬歯誘導咬合のことである

  c グループファンクションは天然歯列に多い

  d 犬歯誘導咬合では，臼歯の咬合接触よりも筋活動量が大きい

8 下顎運動で正しいのはどれか. **2つ選べ**.

 a 側方運動では，作業側の下顎頭がその場で回転運動をする

 b 側方運動では，非作業側の下顎頭が前下内方へ移動する

 c 前方運動では，下顎頭は前上方に回転・移動する

 d 後方運動の運動量は5mm程度である

下顎運動

9 歯の欠損に伴う口腔内の変化はどれか. **2つ選べ**.

 a 対合歯の挺出

 b 隣在歯の傾斜

 c 唾液量の増加

 d 歯の回転

歯の欠損に伴う変化

10 補綴物の構成要素の組合せで**誤っている**のはどれか. **1つ選べ**.

 a 部分床義歯―――――――クラスプ

 b ブリッジ―――――――ポンティック

 c 歯冠継続歯―――――――根面形成

 d 全部床義歯（総義歯）――支台歯形成

補綴歯科治療

11 前歯部の修復方法として可撤性補綴装置の手法はどれか. **1つ選べ**.

 a

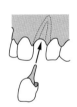

 b

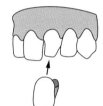

 c

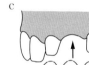

 d

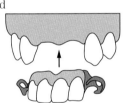

可撤性補綴装置

12 全部床義歯の治療の流れで正しいのはどれか. **1つ選べ**.

 a 人工歯の選択→咬合採得→概形印象採得→精密印象採得→ろう義歯試適→装着

 b 概形印象採得→精密印象採得→咬合採得→人工歯の選択→ろう義歯試適→装着

 c 人工歯の選択→概形印象採得→精密印象採得→ろう義歯試適→咬合採得→装着

 d 概形印象採得→精密印象採得→人工歯の選択→ろう義歯試適→咬合採得→装着

補綴歯科治療の流れ

第2章

臨床歯科医学

⓭ ブリッジの製作過程のうち診療室内で行われるのはどれか．**2つ選べ**.

補綴歯科治療の流れ

- a 印象採得と咬合採得
- b 作業用模型の製作
- c ろう着・研磨・ブリッジ完成
- d 試適・調整

2. 有床義歯（可撤性補綴装置）

🔑キーワード

⓮ クラスプの機能で**ない**のはどれか．1つ選べ．

義歯の維持

- a 維持
- b 支持
- c 把持
- d 審美

⓯ 部分床義歯の構成要素の名称で正しいのはどれか．**2つ選べ**.

部分床義歯

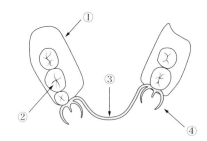

- a ①—義歯床
- b ②—人工歯
- c ③—支台装置
- d ④—連結子

16 図示する部分床義歯の名称で正しいのはどれか．**2つ選べ**．

①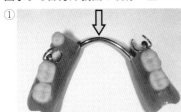

②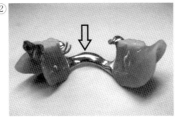

③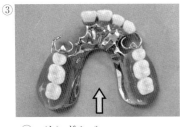

④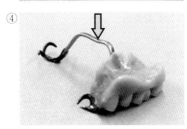

a　①—リンガルバー

b　②—リンガルプレート

c　③—パラタルバー

d　④—パラタルプレート

17 図の示す名称は何か．**1つ選べ**．

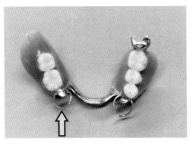

a　アタッチメント

b　リンガルプレート

c　パラタルバー

d　クラスプ

18 全部床義歯の分類で正しいのはどれか．**2つ選べ**．

a　暫間義歯は，最終義歯を装着するまでの間の外見，機能の回複を目的とする

b　即時義歯は，抜歯直後に印象採得して製作する

c　治療用義歯は，咬合治療や床下粘膜治療などを目的とした永久的な義歯である

d　移行義歯は，残存歯抜歯後に最終義歯ができるまでの間に使用する

19 顎間関係の記録と使用する器材の組合せで正しいのはどれか．**2つ選べ**．

a　上下顎の位置関係————フェイスボウ（顔弓）

b　鼻聴道平面と平行関係——咬合平面板

c　基礎床と咬合堤————咬合床

d　下顎の限界運動————咬合器

⑳ クラスプと比較した場合のアタッチメントについて，正しいのはどれか．1つ選べ．

 a　審美性に劣る

 b　感覚・発音障害が多い

 c　支台歯の負担が増加する

 d　製作が煩雑である

アタッチメント

㉑ 義歯製作時に使用する器材と用途の組合せで正しいのはどれか．2つ選べ．

 a　サベイヤー————ろう義歯試適

 b　ウォーター・バス——咬合採得

 c　フラスコ—————埋没

 d　オクルーザルインディケーターワックス——咬合調整

使用器材

3.　支台築造

🔑キーワード

㉒ 支台築造の目的はどれか．1つ選べ．

 a　歯根強度の増加

 b　補綴物脱落の防止

 c　薄くなっている歯質の補強

 d　補綴物適合性の向上

支台築造の目的

㉓ 口腔内で直接支台築造するとき用いる材料で正しいのはどれか．2つ選べ．

 a　ファイバーポスト

 b　接着性レジンセメント

 c　コンポジットレジン

 d　即時重合レジン

支台築造（直接法）

4.　クラウン

🔑キーワード

㉔ クラウンの説明で正しいのはどれか．2つ選べ．

 a　ジャケット冠は，ワックスパターンを埋没，鋳造して製作する

 b　全部鋳造冠は，金属を使わずに製作したものである

 c　前装鋳造冠は，鋳造して製作したクラウンに歯冠色の材料を前装したものである

 d　歯冠継続歯は，歯冠とポストが連結しているものである

クラウンの分類

㉕ 全部被覆冠で**ない**のはどれか．1つ選べ．

 a　全部鋳造冠

 b　前装鋳造冠

 c　ラミネートベニアクラウン

 d　ジャケット冠

全部被覆冠

㉖ オールセラミッククラウンについて正しいのはどれか．1つ選べ．　　　　ジャケット冠

   a　衝撃に弱い

   b　硬度が低い

   c　摩耗しやすい

   d　変色しやすい

㉗ 歯冠継続歯について正しいのはどれか．2つ選べ．　　　　歯冠継続歯

   a　脱離しにくい

   b　無髄歯が対象である

   c　大臼歯部の歯冠補綴に使用される

   d　人工歯冠，合釘（ポスト），根面板から構成される

㉘ テンポラリークラウンの目的で**誤っている**のはどれか．1つ選べ．　　　　テンポラリークラウン

   a　審美性の維持

   b　歯髄への刺激の遮断

   c　歯肉の退縮，出血の防止

   d　暫間的な咬合機能の回復

㉙ CAD/CAMシステムの構成要素のうち作製手順で正しいのはどれか．1つ選べ．　　　　CAD/CAM

   a　CAD→CAM→スキャナー→加工

   b　CAD→加工→スキャナー→CAM

   c　スキャナー→加工→CAD→CAM

   d　スキャナー→CAD→CAM→加工

㉚ CAD/CAM装置を用いて製作できる補綴物はどれか．2つ選べ．　　　　CAD/CAM

   a　レジン前装冠

   b　陶材焼付金属冠

   c　全部陶材冠

   d　全部金属冠

5．ブリッジ（固定性補綴装置）

🔑キーワード

㉛ ブリッジの構造に**ない**ものはどれか．1つ選べ．　　　　ブリッジの構造

   a　ポンティック

   b　支台装置

   c　ポスト

   d　連結部

㉜ ブリッジの特徴はどれか．2つ選べ．　　　　ブリッジの特徴

   a　歯質の削除量が少ない

   b　調整や修理が容易である

   c　部分床義歯よりも咀嚼能率がよい

   d　部分床義歯と比較すると装着時の違和感が少ない

第2章

臨床歯科医学

33 可撤性ブリッジにする必要があるのはどれか．1つ選べ．

ポンティックの型

- a 離底型ポンティック
- b 船底型ポンティック
- c 有床型ポンティック
- d リッジラップ型ポンティック

34 ポンティック基底面形態と適応について正しい組合せはどれか．1つ選べ．

ポンティックの型

- a 離底型ポンティック──審美性に優れている
- b 船底型ポンティック──顎堤粘膜と離れている
- c 偏側型ポンティック──清掃性がよい
- d 鞍状型ポンティック──固定性のブリッジでは使用できない

6. インプラント義歯

🔍 キーワード

35 インプラントの構造に**ない**ものはどれか．1つ選べ．

インプラントの構造

- a フィクスチャー
- b アバットメント
- c 上部構造
- d 支台装置

36 インプラントの埋入の条件の局所検査で**誤っている**ものはどれか．1つ選べ．

インプラントの検査

- a 上顎臼歯部：上顎洞との距離
- b 上下顎：上下的，近遠心的なスペース
- c 下顎臼歯部：下歯槽管（下顎管）との距離
- d 上顎前歯部：舌側骨の吸収度合いとリップラインの位置関係

37 図の処置をした患者へのメインテナンス処置時に必要な準備はどれか．2つ選べ．

インプラントのメインテナンス

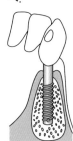

- a 咬合紙と咬合紙ホルダー
- b シリコーン適合試験材料
- c パントモなどエックス線写真
- d ワイヤーベンディングプライヤー

38 インプラント基本構造で顎骨に直接接合するのはどれか．1つ選べ．

インプラントの構造

- a ヒーリングアバットメント
- b アバットメントスクリュー
- c フィクスチャー
- d 上部構造

Ⅳ．顎・口腔領域の疾患と治療

1．顎口腔領域の疾患

1 先天的欠如で頻度が高いのはどれか．**2つ選べ**．

先天的欠如歯

- a　上顎乳側切歯
- b　上顎中切歯
- c　下顎側切歯
- d　下顎第三大臼歯

2 埋伏歯の局所的原因で正しいのはどれか．**2つ選べ**．

埋伏歯の原因

- a　歯内歯の存在
- b　歯胚の位置異常
- c　歯髄炎の発症
- d　歯冠や歯根の形態異常

3 口蓋裂患者に**みられない**のはどれか．**1つ選べ**．

口唇裂・口蓋裂に伴う障害

- a　哺乳障害
- b　上顎劣成長
- c　味覚障害
- d　精神心理学的障害

4 歯の外傷と顎骨骨折の好発部位について正しい組合せはどれか．**2つ選べ**．

歯の外傷・顎骨骨折

- a　歯の破折―――上顎前歯部
- b　歯槽骨骨折――下顎前歯部
- c　上顎骨骨折――歯槽突起基底部
- d　下顎骨骨折――下顎枝部

5 口腔粘膜にみられる症状と疾患の組合せで正しいのはどれか．**2つ選べ**．

口腔粘膜にみられる疾患

- a　水疱形成――口唇ヘルペス
- b　紅斑―――扁平苔癬
- c　潰瘍形成――口腔カンジダ症
- d　白斑　――再発性アフタ

6 口腔の乾燥を主徴とする疾患はどれか．**1つ選べ**．

口腔乾燥症

- a　ハンター舌炎
- b　シェーグレン症候群
- c　白血病
- d　溝状舌

7 炎症性疾患とその症状の組合せで正しいのはどれか．**2つ選べ**．

炎症性疾患の臨床症状

- a　下顎智歯周囲炎――開口障害
- b　急性顎骨骨膜炎――冷水痛
- c　下顎骨骨髄炎―――味覚障害
- d　歯性上顎洞炎―――頭痛

8 顎骨内に発生するのはどれか. 2 つ選べ.　　　　　　　　　　　　囊胞の発生部位

 a 粘液瘤

 b 歯根囊胞

 c 鼻歯槽囊胞

 d 球状上顎囊胞

9 エナメル上皮腫について正しいのはどれか. 2 つ選べ.　　　　　良性腫瘍

 a 非歯原性腫瘍である

 b 20～30 歳代に多い

 c 顎骨を吸収する

 d 下顎前歯部に好発する

10 前癌病変はどれか. 1 つ選べ.　　　　　　　　　　　　　　　　前癌病変

 a 白板症

 b アフタ

 c 黒毛症

 d カンジダ症

11 舌癌の特徴はどれか. 2 つ選べ.　　　　　　　　　　　　　　　悪性腫瘍

 a 扁平上皮癌である

 b ウイルスが原因である

 c カリフラワー状の小突起を伴う

 d 頸部リンパ節に転移しやすい

12 エプーリスについて正しいのはどれか. 2 つ選べ.　　　　　　　腫瘍類似疾患

 a 扁平上皮癌である

 b 転移することがある

 c 女性に多くみられる

 d 歯間乳頭部に形成される

13 顎関節症の症状で正しいのはどれか. 1 つ選べ.　　　　　　　　顎関節疾患

 a 唾液分泌障害

 b 関節部波動

 c 嚥下障害

 d 関節雑音

14 無痛性の腫脹を呈するのはどれか. 1 つ選べ.　　　　　　　　　唾液腺疾患

 a ガマ腫

 b 流行性耳下腺炎

 c 唾石症

 d 唾液腺腫瘍

15 56 歳の女性．歯磨きをすると，突然顔面に電気が走るように激しい痛みが起こると言って来院した．痛みは左側だけ 10 秒間くらい続き，睡眠中などには起こらないという．また，口腔内所見ではう蝕はみられなかった．
考えられる疾患はどれか．1 つ選べ．

a オーラルジスキネジア

b 舌咽神経痛

c 三叉神経痛

d 顔面神経麻痺

〈状況設定問題〉
神経系疾患

16 出血傾向を**示さない**のはどれか．1 つ選べ．

a ビタミン B 欠乏症

b 急性白血病

c 突発性血小板減少性紫斑病

d 血友病

血液疾患

2. 口腔外科治療

🔍 キーワード

17 抜歯後に感染を起こしやすい疾患はどれか．1 つ選べ．

a 脳血管疾患

b 糖尿病

c 鉄欠乏性貧血

d 高血圧症

抜歯後の感染

18 抜歯の治癒過程で正しいのはどれか．1 つ選べ．

a 血餅期──→仮骨期──→肉芽期──→治癒期

b 肉芽期──→血餅期──→仮骨期──→治癒期

c 血餅期──→肉芽期──→仮骨期──→治癒期

d 肉芽期──→仮骨期──→血餅期──→治癒期

抜歯創の治癒過程

19 52 歳の女性．5 日前に下顎右側第一大臼歯を抜歯した．抜歯後一度痛みは治まったが，昨夜から再び痛みだし来院した．抜歯窩は窩壁が露出しドライソケットになっていた．治癒過程のどの時期に問題があったと考えられるか．
1 つ選べ．

a 血餅期

b 肉芽期

c 仮骨期

d 治癒期

〈状況設定問題〉
抜歯創の治癒過程

20 抜歯中の偶発症で**ない**のはどれか．1 つ選べ．

a 顎関節脱臼

b 隣在歯の脱臼

c 小動脈の損傷

d ドライソケット

偶発症の対応

21 歯根端切除術のうち，粘膜切開から術部の洗浄・縫合までの術式で正しいのはどれか．1 つ選べ．

歯根端切除術

- a　歯槽骨削除──→根管充塡──→根尖切断──→根尖および病巣摘出
- b　歯槽骨削除──→根尖切断──→根尖および病巣摘出──→根管充塡
- c　根管充塡──→歯槽骨削除──→根尖切断──→根尖および病巣摘出
- d　歯槽骨削除──→根尖切断──→根管充塡──→根尖および病巣摘出

22 切開・排膿の適応となる化膿性炎で**ない**のはどれか．1 つ選べ．

切開・排膿

- a　歯肉膿瘍
- b　歯冠周囲膿瘍
- c　口底蜂窩織炎
- d　唾石症

3.　麻酔

🔑キーワード

23 下顎埋伏智歯抜歯の時に伝達麻酔を行う部位はどれか．1 つ選べ．

麻酔法

- a　大口蓋孔
- b　切歯孔
- c　オトガイ孔
- d　下顎孔

24 下顎孔伝達麻酔法により麻酔される神経はどれか．1 つ選べ．

下顎孔伝達麻酔

- a　顔面神経
- b　下歯槽神経
- c　舌下神経
- d　舌咽神経

25 局所麻酔薬に血管収縮薬を添加する目的はどれか．2 つ選べ．

血管収縮薬

- a　不整脈の防止
- b　血圧低下の防止
- c　麻酔時間の延長
- d　急性中毒の予防

26 70 歳男性．高血圧症．下顎臼歯部の動揺が著しく，ものが咬めないと来院した．保存処置が困難なため，抜歯することになった．局所麻酔剤として適切なものはどれか．1 つ選べ．

〈状況設定問題〉
局所麻酔と血管収縮薬

- a　歯科用キシロカインカートリッジ®
- b　オーラ注歯科用カートリッジ®
- c　キシレステシン A 注射液®
- d　歯科用シタネスト—オクタプレシン®

27 笑気吸入鎮静法に用いられるのはどれか．2つ**選べ**.

a　二酸化炭素
b　亜酸化窒素
c　水素
d　酸素

吸入鎮静法

28 静脈内鎮静法に用いられる薬剤で**ない**のはどれか．1つ選べ．

a　ミダゾラム
b　ジアゼパム
c　プロポフォール
d　フェリプレシン

静脈内鎮静法

第2章

臨床歯科医学

4. 全身管理とモニタリング

🔑キーワード

29 全身麻酔中の術中管理で正しいのはどれか．2つ**選べ**.

a　麻酔深度——パルスオキシメーター
b　呼吸状態——BIS 値（Bispectral Index）
c　循環動態——心電図
d　体温管理——直腸温

術中管理

30 パルスオキシメーターで測定できるのはどれか．2つ**選べ**.

a　混合静脈血酸素飽和度
b　脈拍数
c　ヘマトクリット値
d　経皮的動脈血酸素飽和度

モニタリング

31 疼痛によるショックの症状で**みられない**のはどれか．1つ選べ．

a　冷汗
b　顔面蒼白
c　悪心
d　四肢硬直

神経性ショック

32 過換気症候群の症状では**ない**のはどれか．1つ選べ．

a　徐脈
b　手足のしびれ感
c　助産師の手つき
d　呼吸困難感

過換気症候群

5. 救命救急処置

「歯科診療補助論」p.203〜で出題しています．

1. 概要

1 Scammon（スキャモン）の臓器発育曲線を示す．①はどれか．1つ選べ．

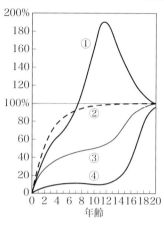

身体の成長

a 神経系型
b 一般系型
c リンパ系型
d 生殖器系型

2 歯の移動様式で，歯軸が移動するのはどれか．1つ選べ．

歯の移動様式

a 圧下
b 回転
c 挺出
d トルク

3 初診時の口腔内写真を示す．上顎犬歯を表すのはどれか．2つ選べ．

歯の位置異常

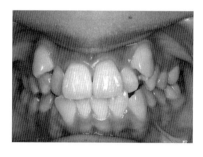

a 低位
b 傾斜
c 捻転
d 転位

4 前歯部開咬を主訴として来院した8歳男児．原因と考えられるのは不良習癖である．原因では**ない**のはどれか．1つ選べ．

〈状況設定問題〉
口腔習癖

a 弄舌癖
b 低位舌
c 母指吸引癖
d 異常嚥下癖

5 母指吸引癖でみられる口腔内症状はどれか．**2つ選べ**． 　　口腔習癖

　　a　下顎前突

　　b　交叉咬合

　　c　前歯部開口

　　d　下顎歯列狭窄

6 アングルの分類で正しいのはどれか．**2つ選べ**． 　　アングルの分類

　　a　正常咬合を含む

　　b　アングルⅢ級は口呼吸を伴う

　　c　上顎第一大臼歯の位置を正しい位置とする

　　d　垂直的な位置関係は分類の対象にならない

7 不正咬合の一般的な原因で，後天的なのはどれか．**2つ選べ**． 　　不正咬合の原因

　　a　過剰歯

　　b　矮小歯

　　c　顎の劣成長

　　d　内分泌障害

8 矮小歯が原因で生じるのはどれか．**1つ選べ**． 　　不正咬合の原因

　　a　叢　生

　　b　空隙歯列

　　c　正中離開

　　d　前歯部開咬

2. 矯正歯科治療の流れ

🔑**キーワード**

9 図は頭部エックス線規格写真のトレーシングを示す．S-N平面はどれか．**1つ** 　　頭部エックス線規格写真の
選べ． 　　基準平面

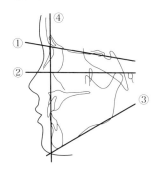

　　　　　　　　　　　　　　　a　①

　　　　　　　　　　　　　　　b　②

　　　　　　　　　　　　　　　c　③

　　　　　　　　　　　　　　　d　④

10 頭部エックス線規格写真のトレースについて正しいのはどれか．**2つ選べ**． 　　頭部エックス線規格写真の
　　 基準点と基準平面

　　a　ナジオン（N）は鼻骨前頭縫合の最前点である

　　b　ポリオン（Po）は外耳道の最上点である

　　c　メントンを通り，下顎下縁に接する平面はSN平面である

　　d　フランクフルト平面は，セラ（S）とオルビターレ（Or）を結んだ平面で
　　　ある

11 上顎骨の前後的な位置を表す角度はどれか. 1つ選べ.

a ANB 角

b SNA 角

c SNB 角

d 上顎中切歯傾斜角

頭部エックス線規格写真分析

12 頭部エックス線規格写真分析に用いる計測点で下顎にあるのはどれか. 1つ選べ.

a セ ラ

b A 点

c ナジオン

d メントン

頭部エックス線規格写真分析

13 図の①は模型分析においてどの計測を行っているか. 1つ選べ.

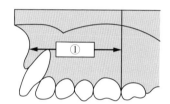

a 歯列弓長径

b 歯列弓幅径

c 歯槽基底弓長径

d 歯槽基底弓幅径

模型分析

14 図に示す歯の移動様式で正しいのはどれか. 1つ選べ.

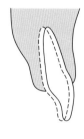

実線:移動前
破線:移動後

a 回 転

b トルク

c 歯体移動

d 傾斜移動

歯の移動様式

15 次に図を示す．使用している顎間ゴムで正しいのはどれか．1つ選べ．

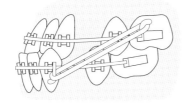

- a　Ⅱ級ゴム
- b　Ⅲ級ゴム
- c　垂直ゴム
- d　交叉ゴム

3. 矯正装置

🔑キーワード

16 可撤式矯正装置はどれか．1つ選べ．

矯正装置

- a　咬合斜面板
- b　舌側弧線装置（リンガルアーチ）
- c　タングクリブ
- d　ナンスのホールディングアーチ

17 矯正装置と用途の組合せで正しいのはどれか．**2つ選べ**．

矯正装置

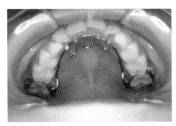

①タングクリブ

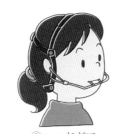

②ヘッドギア

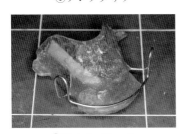

③アクチバトール

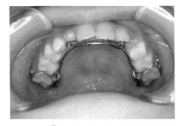

④リンガルアーチ

- a　①───開　　咬
- b　②───下顎前突
- c　③───咬合拳上
- d　④───反対咬合

18 歯に断続的な矯正力で作用する矯正歯科材料はどれか．1つ選べ．

　a　拡大ネジ

　b　補助弾線

　c　アーチワイヤー

　d　コイルスプリング

矯正力

19 写真に示す装置の目的で正しいのはどれか．1つ選べ．

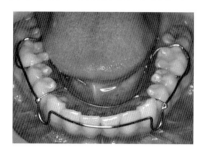

　a　下唇圧の除去

　b　下顎前突の改善

　c　矯正治療時に固定歯の移動防止

　d　矯正治療で得られた咬合状態の維持

保定装置

Ⅵ. 小児の理解と歯科治療

1. 概要

キーワード

1 日本人の出生時で正しいのはどれか. 2つ**選べ**.

    a　呼吸——胸腹式呼吸

    b　脈拍——平均 140/分

    c　身長——女児平均 48 cm

    d　体重——男児平均 3,500 g

年齢と身体発育の特徴

2 カウプ指数が適応するのはどれか. 2つ**選べ**.

    a　1歳児の男児

    b　5歳児の女児

    c　7歳児の女児

    d　9歳児の男児

発育状態の評価

3 運動機能の発達で正しいのはどれか. 2つ**選べ**.

    a　首すわり——3〜4カ月

    b　はいはい——10〜11カ月

    c　一人立ち——12カ月ごろ

    d　走る————1歳6カ月ごろ

運動機能の発達

4 離乳中期ごろの食べ方で当てはまる特徴はどれか. 1つ**選べ**.

    a　モグモグ舌食べ

    b　ゴックン口唇食べ

    c　チュッチュ舌飲み

    d　カミカミ歯ぐき食べ

咀嚼の発達

5 2歳児における身長と頭長の割合で正しいのはどれか. 1つ**選べ**.

    a　3：1

    b　4：1

    c　5：1

    d　7：1

顔面頭蓋の成長

6 乳歯の萌出部位とおよその時期の組合せで正しいのはどれか. 1つ**選べ**.

    a　下顎乳側切歯————1歳0カ月

    b　上顎乳中切歯————1歳2カ月

    c　下顎第一乳臼歯————2歳0カ月

    d　上顎第二乳臼歯————3歳2カ月

歯の萌出

7 下顎第一大臼歯の次に萌出する下顎の永久歯はどれか. 1つ**選べ**.

    a　中切歯

    b　側切歯

    c　犬　歯

    d　第一小臼歯

歯の萌出

8 ターミナルプレーンで正しいのはどれか．1 つ選べ．　　　　　　　　　歯列・咬合の発育

a　乳歯列弓の大きさ

b　顔面頭蓋骨の発育

c　生理的歯間空隙の閉鎖

d　永久歯咬合関係の推測

9 ヘルマンの咬合発育段階で II C はどれか．1 つ選べ．　　　　　　　　歯列・咬合の発育

a　乳歯未萌出である

b　乳歯列は完成している

c　側方歯群交換期である

d　第一大臼歯が萌出中である

10 リーウェイスペースで正しいのはどれか．1 つ選べ．　　　　　　　　　歯列・咬合の発育

a　$(3+4+5)-(C+D+E)$

b　$(2+3+4)-(B+C+D)$

c　$(C+D+E)-(3+4+5)$

d　$(B+C+D)-(2+3+4)$

11 霊長空隙で正しいのはどれか．2 つ選べ．　　　　　　　　　　　　　歯列・咬合の発育

a　上顎乳側切歯と乳犬歯の間

b　上顎乳犬歯と第一乳臼歯の間

c　下顎乳犬歯と第一乳臼歯の間

d　下顎第一乳臼歯と第二乳臼歯の間

12 永久歯と比較して乳歯の特徴はどれか．2 つ選べ．　　　　　　乳歯・幼若永久歯の特徴

a　歯髄腔は狭い

b　エナメル質は厚い

c　セメント質は薄い

d　う蝕の進行度は早い

13 幼若永久歯の特徴はどれか．2 つ選べ．　　　　　　　　　　　乳歯・幼若永久歯の特徴

a　歯髄は小さい

b　象牙質は厚い

c　う蝕に罹患しやすい

d　石灰化が不完全である

2.　小児の疾病異常　　　　　　　　　　　　　　　　　　　　　　　🔑キーワード

14 歯の形態異常と出現する部位で正しいのはどれか．2 つ選べ．　　　　　　歯の形成異常

a　切歯結節―――――上顎中切歯口蓋側

b　中心結節―――――臼歯咬合面中央部

c　臼傍結節―――――大臼歯遠心頬側面

d　カラベリー結節――大臼歯近心口蓋側咬頭の口蓋側

⑮ 上顎乳切歯隣接面にう蝕が好発する年齢はどれか. 1つ選べ.

    a　1歳10カ月

    b　2歳6カ月

    c　3歳2カ月

    d　3歳10カ月

乳歯う蝕の好発部位

⑯ 3歳児の下顎乳中切歯のみにう蝕が認められる. 厚生労働省のう蝕罹患状態の分類はどれか. 1つ選べ.

    a　A型

    b　B型

    c　C_1型

    d　C_2型

乳歯のう蝕

⑰ 哺乳う蝕の好発部位はどれか. 2つ選べ.

    a　上顎乳前歯唇側面

    b　下顎乳臼歯咬合面

    c　上下顎乳臼歯隣接面

    d　上顎乳前歯口蓋側面

乳歯のう蝕

⑱ 若年性歯周炎について正しいのはどれか. 1つ選べ.

    a　男子に多い

    b　好発部位は上顎前歯である

    c　乳歯列完成期から発症する

    d　歯槽骨吸収はゆっくりである

歯周疾患

⑲ ウイルスに起因する疾患はどれか. 2つ選べ.

    a　麻　疹

    b　アフタ性口内炎

    c　ヘルパンギーナ

    d　ベドナーアフタ

口腔粘膜疾患

⑳ 唇顎口蓋裂患児で最も早期に行われるのはどれか. 1つ選べ.

    a　構音指導

    b　口唇形成術

    c　口蓋形成術

    d　口蓋床の装着

唇顎口蓋裂

㉑ 乳歯列期の外傷で正しいのはどれか. 2つ選べ.

    a　5〜6歳で多発する

    b　上顎乳前歯に多い

    c　女児より男児に多い

    d　陥入より破折が多い

乳歯の外傷

第2章

臨床歯科医学

3．小児歯科患者の評価と対応

🔑 キーワード

22 小児の思考・行動の一般的特徴として正しいのはどれか．**2つ選べ**．

   a　具体的
   b　分析的
   c　社会的
   d　直感的

小児期の特徴

23 情動の発達で正しいのはどれか．1つ選べ．

   a　快・不快は新生児で分化する
   b　恐れは生後6カ月で分化する
   c　愛情は2歳で分化する
   d　分化は6歳で完了する

小児期の特徴

24 一般的に大きな音に最も恐怖をもつ年齢はどれか．1つ選べ．

   a　2歳
   b　3歳
   c　4歳
   d　6歳

小児期の特徴

25 全身疾患における口腔内の特徴で**誤っている**のはどれか．1つ選べ．

   a　自閉症―――――不正咬合
   b　ダウン症―――巨　舌
   c　脳性麻痺―――歯の咬耗
   d　唇顎口蓋裂――歯数異常

障害児における歯科的特徴

26 障害をもつ12歳の男子．精神発達遅滞を伴う．顔貌は眼裂斜上，平坦な鼻根部を呈し心疾患を合併していた．口腔内所見は，乳臼歯が残存し，巨舌，反対咬合がみられる．
疑われる障害は次のどれか．1つ選べ．

   a　脳性麻痺
   b　ダウン症候群
   c　筋ジストロフィー症
   d　注意欠陥多動性障害

〈状況設定問題〉
障害児における歯科的特徴

4．小児の歯科治療

🔑 キーワード

27 小児の薬剤投与で適切なのはどれか．**2つ選べ**．

   a　乳幼児は散剤を用いる
   b　薬用量は体重から算定する
   c　有効量と中毒量の幅が広い
   d　薬物の感受性は成人と同じである

小児の薬剤処方

28 応急処置が必要な2歳児．泣きわめいているため，歯科治療が行えない．適切な対応方法はどれか．1つ選べ．

　a　抑制法
　b　母子分離法
　c　笑気吸入鎮静法
　d　Tell Show Do 法

歯科診療時の対応法

29 小児にみられる歯周疾患と特徴の組合せで正しいのはどれか．1つ選べ．

　a　萌出性歯肉炎———骨吸収
　b　単純性歯肉炎———縁下歯石
　c　薬物性歯肉増殖——歯の動揺
　d　前思春期歯周炎——歯肉の炎症

小児の歯周病の処置

30 咬爪癖にみられる歯列への影響はどれか．1つ選べ．

　a　開　咬
　b　正中離開
　c　上顎歯列弓の狭窄
　d　下顎乳前歯部の舌側傾斜

歯列・咬合の異常

31 9歳3カ月の男児．外出先で転倒し，左側中切歯が完全に脱落したと保護者から連絡があった．歯を保存し，直ちに来院することを伝えた．正しい保存液はどれか．2つ選べ．

　a　水道水
　b　冷たい牛乳
　c　生理食塩水
　d　アルコール飲料

〈状況設定問題〉
歯の保存方法

第2章　臨床歯科医学

Ⅶ. 高齢者の理解と歯科治療

1. 高齢社会

1 高齢者の説明として正しいのはどれか. 1つ選べ.

a 60 歳以上を高齢者と呼ぶ

b 80 歳以上を超高齢者と呼ぶ

c 65〜70 歳を前期高齢者と呼ぶ

d 75 歳以上を後期高齢者と呼ぶ

2 高齢化率の説明として**誤っている**ものはどれか. 1つ選べ.

a 65 歳以上の人口が 21% 以上を超高齢社会と呼ぶ

b 65 歳以上の人口が 25% 以上を超高齢社会と呼ぶ

c 65 歳以上の人口が 7% 以上 14% 未満を高齢化社会と呼ぶ

d 65 歳以上の人口が 14% 以上 21% 未満を高齢社会と呼ぶ

3 医療・福祉に携わる専門職について正しいのはどれか. 2つ選べ.

a 言語聴覚士は視能訓練に関わる

b 理学療法士は作業療法に関わる

c 薬剤師は調剤, 服薬指導に関わる

d 歯科衛生士は口腔衛生指導に関わる

4 介護保険で予防給付の対象者となる者はどれか. 1つ選べ.

a 特定高齢者

b 要支援 2 の者

c 要介護 1 の者

d 要介護 2 の者

5 要支援 2 の判定を受けた者が利用できるサービスはどれか. 2つ選べ.

a 介護老人福祉施設

b 介護老人保健施設

c 介護予防訪問リハビリテーション

d 介護予防通所リハビリテーション

6 介護保険について正しいのはどれか. 2つ選べ.

a 介護保険の運営主体は都道府県である

b 介護保険の被保険者は 40 歳以上の者である

c 介護認定審査委員は市町村の事務職員で構成される

d 受給希望者は市町村の介護認定審査会の認定を受ける

キーワード

高齢者の定義

高齢化率

医療・福祉に関わる職種

介護保険制度

高齢者施設

介護保険

2. 加齢変化

🔑キーワード

7 高齢者に多くみられる基礎疾患はどれか. **2つ選べ**.

a 麻疹

b 水痘症

c 糖尿病

d 高血圧症

高齢者の基礎疾患

8 高齢者の転倒による骨折で最も多い部位はどこか. 1つ選べ.

a 尾骨

b 肋骨

c 頭蓋骨

d 大腿骨

高齢者の骨折

9 高齢者の身体的老化でみられるのはどれか. 1つ選べ.

a 免疫機能の上昇

b 皮下脂肪の増加

c 感覚機能の上昇

d 収縮期の血圧上昇

身体機能の老化

10 高齢者に多くみられる精神・心理的状態はどれか. **2つ選べ**.

a 鬱症状

b 躁症状

c 社交的

d 認知症状

高齢者の精神・心理的変化

11 高齢者の歯の加齢変化で正しいのはどれか. **2つ選べ**.

a 歯髄腔の拡大

b 咬耗・摩耗の増加

c 第二象牙質の形成

d 根端セメント質の減少

口腔領域の加齢変化

12 高齢者の口腔状態で正しいのはどれか. 1つ選べ.

a 顎堤の増加

b 歯肉の退縮

c 唾液分泌量の増加

d 味覚識別感度の上昇

口腔領域の加齢変化

13 高齢者にみられる口腔粘膜症状で**ない**ものはどれか. 1つ選べ.

a 舌苔

b アフタ性口内炎

c 剝離上皮の残渣

d 粘膜上皮の肥厚

高齢者にみられる口腔粘膜症状

第2章 臨床歯科医学

14 口渇の原因となる疾病はどれか．2 つ**選べ**．

a　喘息

b　狭心症

c　糖尿病

d　シェーグレン症候群

口渇の原因

3. 高齢者の歯科治療

🔑キーワード

15 加齢に伴う口腔領域の問題点はどれか．2 つ**選べ**．

a　咬合面カリエスの多発

b　歯肉の退縮や根面の露出

c　歯頸部セメント質の肥厚

d　歯の欠損部による骨吸収が著明

加齢に伴う口腔内の問題点

16 高齢者の歯科治療前医療面接の目的はどれか．2 つ**選べ**．

a　病歴などの把握

b　口腔機能の改善

c　治療方針の決定

d　患者との信頼関係の構築

患者とその環境の把握

4. 生活機能を低下させる疾患・症候

🔑キーワード

17 認知症高齢者の日常生活自立度の判定基準として正しいものはどれか．2 つ**選**
べ．

a　Ⅰ度：著しい精神症状や重篤な身体疾患がみられる

b　Ⅲ度：日常生活に支障を来すような症状が時々みられ，介護を必要とする

c　Ⅳ度：日常生活に支障を来すような症状が頻繁にみられ，常に介護を必要
とする

d　M 度：何らかの認知症状はみられるが，日常生活はほぼ自立している

認知症高齢者の日常生活自立度

18 要介護となる原因で最も多いものはどれか．1 つ**選べ**．

a　脳血管疾患

b　関節疾患

c　悪性腫瘍

d　認知症

要介護高齢者

19 フレイル状態を判断する指標で正しいのはどれか．2 つ**選べ**．

a　握力の低下

b　年齢 75 歳以上

c　残存歯数 20 本以上

d　年間体重減少 5% 以上

フレイル

5. 通院困難者の病態と処置法

🔑キーワード

⑳ 脳血管障害で在宅訪問診療を受けている患者. 障害高齢者の日常生活自立度は B2 ランクである.
歯科衛生士が専門的口腔ケアを行うときの患者の体位で適切なのはどれか. 2つ選べ.

〈状況設定問題〉
歯科訪問治療

 a 座位
 b 立位
 c 仰臥位
 d 側臥位

㉑ 在宅歯科治療訪問診療時の歯科衛生士の役割はどれか. 2つ選べ.

在宅歯科治療訪問診療

 a 多職種との連携
 b 内視鏡による検査
 c バイタルサインの確認
 d 嚥下機能訓練計画の立案

6. 高齢者の摂食嚥下障害と口腔機能低下症への対応

🔑キーワード

㉒ 加齢に伴う摂食嚥下の機能低下と**関係がない**のはどれか. 1つ選べ.

加齢に伴う摂食嚥下

 a 脱水・低栄養
 b 誤嚥性肺炎
 c 窒息
 d 骨折

㉓ 摂食嚥下の過程で正しいのはどれか. 1つ選べ.

摂食嚥下

 a 先行期　→　準備期　→　口腔期　→　咽頭期　→　食道期
 b 準備期　→　先行期　→　咽頭期　→　口腔期　→　食道期
 c 口腔期　→　先行期　→　準備期　→　準備期　→　食道期
 d 先行期　→　準備期　→　口腔期　→　食道期　→　咽頭期

㉔ 高齢者が誤嚥を引き起こしやすい原因はどれか. 2つ選べ.

誤嚥の原因

 a 口唇の閉鎖不良
 b 咳嗽反射の亢進
 c 唾液分泌量の増加
 d 咀嚼筋の筋力低下

㉕ 摂食機能訓練のうち, 間接訓練にあたるのはどれか. 2つ選べ.

摂食機能訓練

 a 筋訓練
 b 嚥下訓練
 c 水分摂取訓練
 d 摂食嚥下体操

第2章

臨床歯科医学

26 オーラルフレイルの 4 つのフェーズについて説明した内容で正しいのはどれ
か. 1 つ選べ.

オーラルフレイル

　a　第 1 レベル──咬合力の低下，咀嚼・嚥下機能低下よりサルコペニア

　b　第 2 レベル──自発性の低下，口腔健康に対する無関心，歯の喪失リスク

　c　第 3 レベル──滑舌低下や食べこぼし・軽いむせより食欲低下

　d　第 4 レベル──咀嚼障害，摂食嚥下障害により要介護

27 終末期高齢者の口腔内で見られるのはどれか. 2 つ選べ.

終末期高齢者の口腔

　a　褥瘡

　b　口内炎

　c　唾液量増加

　d　口腔カンジダ

1. 基礎知識

1 示す図は何を表すロゴか. 1つ選べ.

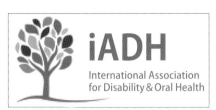

障害の概念

a　ノーマライゼーション
b　国際障害者歯科学会
c　完全参加と平等のシンボル
d　障害者の権利宣言

2 ノーマライゼーションで正しいのはどれか. **2つ選べ**.

ノーマライゼーション

a　障害者に自助努力を促す
b　障害者の社会的自立を促す
c　障害者に施設中心の生活を促す
d　地域社会のバリアフリー化を促す

3 WHOの「国際生活機能分類」(ICF) の背景因子として分類されるのはどれか.
1つ選べ.

障害の分類

a　活動
b　参加
c　環境
d　心身機能

4 在宅身体障害者 (18歳以上) の障害種類別の推移を図に示す.「ア」に示す障
害は何か.

障害者数の推移

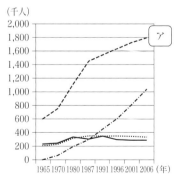

（厚生労働省平成18年「身体障害児・
　　　者実態調査」より）

a　内部障害
b　聴覚・言語障害
c　肢体不自由
d　視覚障害

2.　障害の種類と歯科的特徴

キーワード

5 自閉性障害の診断基準で**誤っている**のはどれか．1 つ選べ．

　a　IQ70 以下である
　b　限局した反復的な行動
　c　相互的社会関係の障害
　d　コミュニケーションの障害

自閉症

6 自閉性障害の特徴で正しいのはどれか．**2 つ選べ**．

　a　友達と遊んだり感情を共有できない
　b　特定の習慣や儀式にこだわる
　c　21 番目の常染色体が異常である
　d　巨舌や舌突出の特徴がみられる

自閉症

7 染色体異常に伴う障害のダウン症候群でよくみられるのはどれか．1 つ選べ．

　a　下顎の劣成長
　b　歯の先天欠如
　c　永久歯の早期萌出
　d　口腔周囲筋の緊張

ダウン症候群

3.　障害児者の歯科治療

キーワード

8 下に示す口腔内写真は薬の服用に伴う症状である．この薬はどれか．1 つ選べ．

障害児者と薬剤

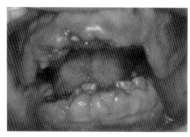

　a　ワルファリン
　b　フェニトイン
　c　インシュリン
　d　アスピリン

9 障害児者の歯科治療で適切なのはどれか．**2 つ選べ**．

　a　開口器と抑制器具は必須である
　b　笑気吸入鎮静法は一般診療所でも使用される
　c　リコールを通して予後管理を行う
　d　障害によって対応を変えることはない

障害児者の歯科治療

10 心身障害児者の歯科治療において，通常の治療ができない場合に用いられる 療法では**ない**ものはどれか．1つ選べ．

a　鎮静法

b　行動療法

c　局所麻酔法

d　体動コントロール

11 18歳の男性．歯科治療中にてんかん発作を起こし，全身がけいれんした．意 識はもうろうとしているが，呼びかけには反応がある． この時の最初の対応として正しいのはどれか．1つ選べ．

a　身の回りの安全を確認し見守る

b　すぐに救急車を手配する

c　身体をたたいて反応を確認する

d　抑制具で身体を固定する

4. 障害児者に対する口腔衛生管理

12 介護者が障害のある患者の口腔ケアを行うための指導で正しいのはどれか． **2つ選べ**．

a　介護者の負担軽減につながる方法を伝える

b　患者の口腔ケアにかかわるすべての人と情報共有をする

c　使用する道具は歯ブラシのみで実施できるよう指導する

d　どのような障害においても口腔ケアの実施は患者仰臥位で行うのがよい

13 脳性麻痺の患者に対する専門的口腔ケアで注意するのはどれか．**2つ選べ**．

a　多動症状があるため頭部の固定が必要となる

b　不随意運動があるため軽減させる姿勢を取る

c　パニック症状がみられることがあるため環境を整える

d　開口と閉口のコントロールが困難なため開口器などを用いる

5. 障害児者の摂食嚥下障害と口腔機能管理

「歯科保健指導論」p.132と「歯科診療補助論」p.208～で出題しています．

第3章　歯科予防処置論

「令和4年版 歯科衛生士国家試験出題基準」の大項目と本書の該当ページ

1. 概要

1 歯科医師の指示により歯科衛生士が行える歯科予防処置はどれか．**2つ選べ**．

a 初期う蝕の充塡
b 予防的歯石除去
c フッ化物の歯面塗布
d ブラッシング指導

歯科衛生士の業務

2 予防処置施術における機械的操作として**誤っている**のはどれか．**1つ選べ**．

a 超音波スケーラー
b エアフロー
c 研磨用ディスク
d 手用スケーラー

付着物および沈着物の除去

3 歯科衛生士の行ううう蝕予防処置はどれか．**2つ選べ**．

a う蝕活動性試験
b 小窩裂溝塡塞
c 初期う蝕の充塡
d フッ化物歯面塗布

薬剤の塗布

4 Leavell and Clarkの予防の概念による位置づけで正しいのはどれか．**2つ選べ**．

a フッ化ジアンミン銀塗布は，早期発見・即時処置である
b フッ化物歯面塗布は，特異的防御である
c 小窩裂溝塡塞は，機能喪失防止である
d MI Dentistryは，リハビリテーションである

予防の概念

5 歯周病予防レベルの第一次予防にあたるのはどれか．**2つ選べ**．

a ルートプレーニング
b スケーリング
c PMTC
d 咬合調整

予防の概念

6 う蝕予防処置に**使用されない**薬剤はどれか．**1つ選べ**．

a 8%フッ化第一スズ溶液
b 2%フッ化ナトリウム溶液
c フッ化カルシウム溶液
d 0.05〜0.1%フッ化ナトリウム溶液

薬剤の塗布

7 う蝕予防レベルの第一次予防にあたるのはどれか．**1つ選べ**．

a フッ化ジアンミン銀塗布
b フッ化物歯面塗布
c 摂食嚥下訓練
d MI Dentistry

予防の概念

8 歯科衛生士が関与するう蝕の予防レベルはどれか. 1つ選べ.

　a　第一次予防

　b　第二次予防

　c　第三次予防

　d　すべての予防

2. 対象者の把握

9 全身疾患を持つ患者で超音波スケーラーの使用禁忌はどれか. **2つ選べ**.

　a　糖尿病患者

　b　心臓ペースメーカー装着者

　c　感染症疾患患者

　d　骨粗鬆症患者

10 歯周病に関連**しない**生活習慣はどれか. 1つ選べ.

　a　食生活

　b　喫煙

　c　運動習慣

　d　飲酒

11 各ライフステージの口腔保健管理で**誤っている**のはどれか. 1つ選べ.

　a　妊娠期————妊娠性エプーリス

　b　思春期————思春期性歯肉炎

　c　学齢期————咀嚼機能の低下

　d　老年期————口腔乾燥症

12 対象者と歯科的特徴の組合せで正しいのはどれか. **2つ選べ**.

　a　永久歯列の完成————歯周病急増——　——12歳

　b　歯周組織の脆弱期———歯周組織の過敏期———30歳

　c　歯の喪失開始時期———咀嚼機能の低下———50歳

　d　歯の喪失急増期—　——咀嚼機能の低下———65歳

3. 歯・口腔の健康状態の把握

13 歯周疾患の指標で正しいのはどれか. **2つ選べ**.

　a　PMA 指数

　b　PI

　c　OHI

　d　PHP

14 口腔の機能についての組合せで正しいのはどれか．1つ選べ．

$\qquad$ 口腔の機能

a　呼気・吸気の通り道——歯根膜

b　笑う・会話をする———口腔周囲筋

c　食べる・飲み込む———分泌器官

d　味わう———————摂食嚥下

15 口腔内の分泌機能で**誤っている**のはどれか．1つ選べ．

口腔の機能

a　分泌器官は汗腺と大唾液腺である

b　分泌の障害により炎症や潰瘍を起こしやすくなる

c　分泌機能が低下すると口腔乾燥症になりやすい

d　唾液は味を感じるための重要な働きをする

16 歯科衛生士が口腔機能の維持やリハビリテーションを行う場合の注意点で**誤っている**のはどれか．1つ選べ．

口腔の機能

a　事前に口腔機能を評価・診断する

b　口腔の機能を果たす役割を理解する

c　摂食嚥下能力に応じた指導をする

d　口から食べることの重要性を理解する

17 摂食嚥下運動における準備期の内容で正しいのはどれか．2つ選べ．

口腔の機能

a　食物を唾液と混和する

b　食物が気管に入るのを防止する

c　食物を咀嚼し嚥下しやすい大きさにする

d　食物が鼻腔に流れないようにする

18 正常な歯肉の状態はどれか．2つ選べ．

歯・口腔の把握

a　表面にスティップリングが認められる

b　色調は赤色ないし暗赤色である

c　外形は歯頸部に沿っていて薄い

d　硬さは少し軟らかめである

19 歯肉の炎症の症状はどれか．2つ選べ．

歯・口腔の把握

a　水平方向 0.2 mm 程度の歯の動揺

b　歯肉滲出液の増加

c　仮性ポケットの形成

d　スティップリングの出現

20 歯肉の状態の組合せで正しいのはどれか．2つ選べ．

歯肉

a　フェストゥーン———付着歯肉部の肥厚

b　クレフト—————歯肉辺縁部の裂溝

c　スティップリング——遊離歯肉部の正常像

d　コル———————非角化層

㉑ 歯肉の形態異常と関連する主な要因との組合せで正しいのはどれか．**2つ選べ**．

a　ブラックトライアングル――色素沈着
b　クレフト――――――――不適切なブラッシング
c　フェストゥーン――――――慢性の細菌感染
d　テンションリッジ――――口呼吸や喫煙

㉒ 歯周組織の模式図で矢印が示すのはどこか．1つ選べ．

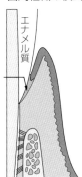

a　辺縁歯肉
b　付着歯肉
c　歯肉溝
d　付着上皮

㉓ 歯肉について正しいのはどれか．1つ選べ．

a　スティップリングは遊離歯肉にみられる
b　歯の接触点直下歯肉はコルという
c　大臼歯の近遠心側歯間乳頭はピラミッド状である
d　付着歯肉では遊離歯肉溝が存在する

㉔ 歯周組織についての組合せで正しいのはどれか．1つ選べ．

a　歯槽骨――――歯頸部を囲む骨組織
b　歯肉――――歯頸部を囲む軟組織
c　セメント質――歯根を覆う結合組織
d　歯根膜――――歯根を覆う硬組織

㉕ 歯を直接**支持していない**ものはどれか．1つ選べ．

a　セメント質
b　歯根膜
c　歯肉
d　歯槽骨

㉖ 歯の付着物・沈着物で**誤っている**のはどれか．1つ選べ．

a　プラークは，生体に存在するバイオフィルムである
b　歯石は，重要なプラークリテンションファクターである
c　マテリアアルバは，口腔内細菌の産生物が増殖したものである
d　内因性色素着色は，歯面研磨では除去できない

㉗ ペリクルについて**誤っている**のはどれか．1つ選べ．

a　歯の表面の薄い膜である
b　唾液由来の糖アミラーゼである
c　細菌は含まない
d　酸から歯面を保護する

28 歯の外因性着色沈着物について正しいのはどれか．2つ選べ．　　　　　口腔内の付着物・沈着物

   a　クロルヘキシジン洗口剤の長期使用で着色を起こす

   b　喫煙による着色の程度は，喫煙量に一致する

   c　お茶やワインはマテリアアルバを介して付着する

   d　金属性沈着物は職域における原因がある

29 付着物・沈着物の組合せで正しいのはどれか．2つ選べ．　　　　　　　口腔内の付着物・沈着物

   a　舌苔————疾病に対する防御

   b　歯石————プラーク付着の母体

   c　プラーク——コラーゲン分解酵素の産生

   d　ペリクル——揮発性硫黄化合物の産生

30 プラークについて**誤っている**のはどれか．1つ選べ．　　　　　　　　プラーク

   a　口腔細菌とその生産物からなり，歯に付着推積する

   b　嫌気性菌の増加により，厚みのあるプラークになる

   c　非付着性プラークは付着性プラークより病原性がある

   d　スプレー洗浄によって除去する

31 歯肉縁下プラークについて**誤っている**のはどれか．1つ選べ．　　　　プラーク

   a　歯肉溝内，歯周ポケット内に存在する

   b　歯石形成，根面う蝕の原因になる

   c　付着性プラークは，グラム陰性菌が主体である

   d　非付着性プラークは，グラム陽性菌が主体である

32 歯石について**誤っている**のはどれか．1つ選べ．　　　　　　　　　　歯石

   a　唾液由来の成分（カルシウム）で形成されている

   b　成分は，無機成分が約20％である

   c　唾液腺開口部に形成される

   d　プラークが石灰化したものである

33 歯肉縁下歯石について正しいのはどれか．2つ選べ．　　　　　　　　　歯石

   a　唾液腺開口部付近に好発する

   b　灰色，暗褐色である

   c　歯面に強く付着する

   d　歯肉溝は広げない

34 歯石について正しいのはどれか．1つ選べ．　　　　　　　　　　　　　歯石

   a　エックス線透過性がある

   b　縁上歯石と縁下歯石では成分が異なる

   c　縁下歯石は縁上歯石に連続して形成される

   d　プラーク増加因子である

4. プラークコントロール

35 付着物・沈着物の除去の際，プロフェッショナルケアを必要とするのはどれか．**2つ選べ**．

a プラーク
b 歯石
c 外因性ステイン
d 舌苔

36 機械的プラークコントロールに使用するのはどれか．**2つ選べ**．

a 歯磨剤
b 洗口剤
c 歯ブラシ
d 歯間ブラシ

37 ブラッシングで除去できる付着物・沈着物はどれか．**2つ選べ**．

a 歯垢
b 獲得被膜
c 食物残渣
d 外来性色素沈着

1. 基礎知識

🔑キーワード

1 歯周病の原因となる環境因子はどれか．2つ**選べ**．

 a 外傷性咬合

 b ストレス

 c 職業的習慣

 d 喫煙

リスクファクター

2 歯周病と関係する生活習慣はどれか．2つ**選べ**．

 a 食生活

 b 運動習慣

 c 喫煙

 d 休養

生活習慣病

3 プラーク付着抑制のための食生活指導ポイントはどれか．2つ**選べ**．

 a 代用甘味料の提示

 b 間食の頻度

 c 動物性食品を多く摂取

 d 唾液分泌を促す薬を処方

生活習慣

4 免疫力強化についての食生活指導ポイントで**誤っている**のはどれか．1つ選べ．

 a 三大栄養素を摂る

 b ビタミンE，マグネシウムを十分に摂る

 c 1日3回規則正しい食事をする

 d ゆっくりよく噛む

生活習慣

5 歯周病に関係の深い栄養素で**誤っている**のはどれか．1つ選べ．

 a タンパク質

 b ビタミンB_{12}

 c リン

 d カルシウム

生活習慣

6 歯周治療により，病態が改善する全身疾患はどれか．2つ**選べ**．

 a 糖尿病

 b 白血病

 c アテローム性動脈硬化症

 d 後天性免疫不全症候群

ペリオドンタルメディシン

7 歯周病がリスクファクターとなり得る疾患はどれか．2つ**選べ**．

 a 糖尿病

 b ブラキシズム

 c 心臓血管障害

 d 顎関節症

全身疾患

8 糖尿病患者の歯周炎の臨床的特徴で**誤っている**のはどれか．1つ選べ．

    a　歯肉の炎症が著しい

    b　深いポケットがある

    c　歯槽骨吸収が少ない

    d　歯肉膿瘍が多発する

全身疾患

9 薬物の作用で歯肉増殖亢進の症状が**表われない**のはどれか．1つ選べ．

    a　シクロスポリン

    b　ニフェジピン

    c　フェニトイン

    d　ミノサイクリン

薬物性歯肉増殖症

10 歯周病のリスクファクターで**誤っている**のはどれか．1つ選べ．

    a　細菌因子

    b　宿主因子

    c　環境因子

    d　時間因子

リスクファクター

11 口腔内環境を悪化させるプラークリテンションファクターはどれか．**2つ選べ**．

    a　外傷性咬合

    b　歯肉縁上歯石

    c　咬頭干渉

    d　歯列不正

プラークリテンションファクター

2．情報収集と評価

🔑 キーワード

12 プロービングによって得られる情報はどれか．**2つ選べ**．

    a　歯の動揺

    b　歯周ポケットの深さ

    c　歯槽骨の吸収

    d　アタッチメントレベル

歯周組織

13 ポケットの深さが4mmで，歯肉辺縁から歯肉歯槽粘膜境までの距離が8mmの場合，付着歯肉幅はどれか．1つ選べ．

    a　1mm

    b　2mm

    c　3mm

    d　4mm

付着歯肉幅

第3章

歯科予防処置論

14 図の付着歯肉幅はどれか．1つ選べ．

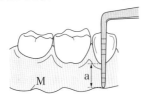 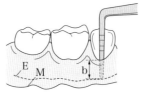

M＝歯肉歯槽粘膜境, E＝ポケット底, a＝6 mm, b＝3 mm

a 1 mm
b 2 mm
c 3 mm
d 4 mm

付着歯肉幅

15 プローブの操作方法で正しいのはどれか．2つ選べ．

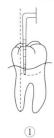 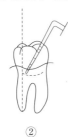 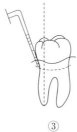 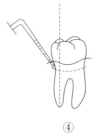

① ② ③ ④

a ①
b ②
c ③
d ④

プロービング

16 4点法, 6点法によるプロービング時の記載部位で**誤っている**のはどれか．1つ選べ．

① ② ③ ④

a ①
b ②
c ③
d ④

プロービング

17 骨縁下ポケットはどれか．1つ選べ．

骨縁下ポケット

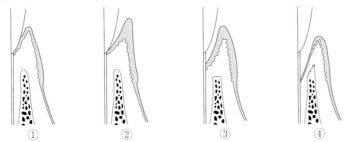

a ①
b ②
c ③
d ④

18 アタッチメントレベルについて正しいのはどれか．2つ選べ．

アタッチメントレベル

a セメント―エナメル境から歯周ポケット底部までの値である
b 歯周ポケットの深さに歯肉退縮量を加えたものである
c 歯肉辺縁からエナメル―セメント境までの値である
d 歯周ポケットの深さと同じである

19 歯周ポケットの模式図を示す．クリニカルアタッチメントレベルは何mmか．1つ選べ．

クリニカルアタッチメントレベル

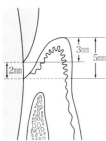

a 1 mm
b 2 mm
c 3 mm
d 5 mm

20 術前・術後のアタッチメントレベルの変化で正しいのはどれか．1つ選べ．

アタッチメントレベル

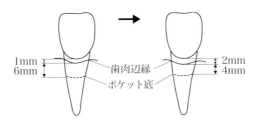

a 2 mm のアタッチメントロス
b 1 mm のアタッチメントロス
c 2 mm のアタッチメントゲイン
d 1 mm のアタッチメントゲイン

第3章

歯科予防処置論

21 プローブを使用する検査はどれか. 2 つ選べ.　　　　　　　　　　プロービング
- a　出血の有無
- b　根面の形態
- c　動揺度
- d　接触点の状態

22 根分岐部でのプロービングで正しいのはどれか. 2 つ選べ.　　　根分岐部のプロービング
- a　プロービング圧は 100 g 程度で行う
- b　検査にはファーケーションプローブを用いる
- c　プローブは根分岐部に水平方向に挿入する
- d　下顎第一小臼歯に用いる

23 歯肉炎で正しいのはどれか. 2 つ選べ.　　　　　　　　　　　　歯肉炎
- a　歯肉の腫脹
- b　仮性ポケット
- c　歯槽骨の吸収
- d　アタッチメントロス

24 歯周炎で**誤っている**のはどれか. 1 つ選べ.　　　　　　　　　歯周炎
- a　スティップリングの増加
- b　深い歯周ポケット
- c　歯槽骨の吸収
- d　歯肉の炎症

25 PMA 指数について正しいのはどれか. 2 つ選べ.　　　　　　　歯周疾患の指数
- a　歯肉炎の重症度を表す指数である
- b　一般的には，上下顎前歯部の歯肉を観察する
- c　この指数の前歯部での最高点は 34 である
- d　P とは歯間乳頭部，M は付着歯肉，A は辺縁歯肉をいう

26 PMA 指数について正しいのはどれか. 2 つ選べ.　　　　　　　歯周疾患の指数
- a　集団を対象に歯周治療の必要度を調査したものである
- b　各歯肉部を P，M，A の 3 部位に分け，各々の部位の炎症について 1 点を
　　与える
- c　臨床的には前歯唇面歯肉を対象とする場合が多い
- d　P は付着歯肉に炎症があるもので，歯槽粘膜に移行するものをいう

27 CPI プローブで測定している図を示す. 歯周ポケットスコアの判定はどれか.　　歯・口腔状態の把握
　　1 つ選べ.

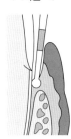

- a　コード 0
- b　コード 1
- c　コード 2
- d　コード 9

28 CPI（地域歯周疾患指標）について正しいのはどれか．**2つ選べ**.

歯周疾患の指数

- a　BOP と PD は全歯を測定する
- b　歯石がある場合はコード 2 である
- c　ポケットの測定には WHO 指定のプローブを用いる
- d　PD が 6 mm 以上で BOP ありはコード 9 である

29 歯周疾患の指標で正しいのはどれか．**2つ選べ**.

歯周疾患の指数

- a　O'Leary の PCR
- b　PMA
- c　PI
- d　PHP

30 40 歳を対象に歯周病検診を行った．判定結果を表に示す．歯周ポケット 0 の者の割合はどれか．**1つ選べ**.

〈状況設定問題〉
歯周疾患の指数

判定結果	該当者数
①異常なし	30
②要指導	60
③要精密検査	60
合計	150

- a　20%
- b　40%
- c　60%
- d　80%

31 デンタルミラーの用途で**誤っている**のはどれか．**1つ選べ**.

歯・口腔観察に使用する器具

- a　投影
- b　圧接
- c　反射
- d　排除

32 エキスプローラーの使用目的で**誤っている**のはどれか．**1つ選べ**.

歯・口腔観察に使用する器具

- a　う蝕の診査
- b　根面の診査
- c　歯肉縁上歯石の探知
- d　歯髄炎の診査

33 プロービングの基本原則で正しいのはどれか．**2つ選べ**.

歯・口腔観察に使用する器具

- a　把持部はしっかりと握る
- b　フィンガーレストを設ける
- c　作業端部の側面を歯面に適合する
- d　作業端部を歯軸に向ける

第3章

歯科予防処置論

34 プローブの使い方で**誤っている**のはどれか．1つ選べ．

歯・口腔観察に使用する器具

 a ウォーキングプロービングで行う

 b プローブ圧は 30〜35 g である

 c 作業端はポケット内にとどめる

 d 隣接面は傾け挿入が必要である

35 歯垢（プラーク）の特徴で正しいのはどれか．1つ選べ．

プラーク

 a 洗口により除去できる

 b ペリクル上に形成される

 c 非付着性プラークは歯肉縁上にみられる

 d 食事直後は歯垢の pH が上昇する

36 プラークの説明で正しいのはどれか．2つ選べ．

プラーク

 a プラークは，歯石の表面には付着しない

 b プラークの有機成分の約 50％は微生物である

 c プラークの形成初期には，グラム陽性菌が多い

 d プラーク 1 mg 中には約 10^8 の微生物が含まれている

37 歯石で正しいのはどれか．2つ選べ．

歯石

 a おもな無機成分はリン酸カルシウムである

 b プラークが石灰化し，表面に沈着したものである

 c 歯石には為害性はない

 d 修復物の表面には沈着しない

38 歯石について**誤っている**のはどれか．1つ選べ．

歯石

 a 歯肉縁上歯石は黄白色で軟らかい

 b 臼歯咬合面の小窩裂溝には沈着しない

 c 主成分はヒドロキシアパタイトである

 d 唾液の pH が高くなると形成されやすい

39 エキスプローラーの使用目的で正しいのはどれか．2つ選べ．

エキスプローラー

 a 歯石の探査

 b 歯根面の形態探査

 c 歯肉の形態診査

 d 出血部位の診査

40 エキスプローリングの基本的操作で正しいのはどれか．2つ選べ．

エキスプローリング

 a 執筆状変法にて軽く把持する

 b 歯肉溝内に圧を加えながら挿入する

 c 歯面から離さず適合させ操作する

 d 歯面に対し一方向にストロークをする

41 エキスプローリング操作上の注意点で**誤っている**のはどれか．1つ選べ． エキスプローリング

a 挿入は歯面に沿って行う

b 強く把持すると感触が鈍る

c ストロークは3〜4mmが適当である

d 遠心隅角部から進むと歯石を見落としにくい

42 歯石・歯根面の診査時にプローブで確認するものはどれか．2つ選べ． プロービングの診査

a 歯肉縁下歯石の位置と量

b 修復物の適合

c ポケット底の形態

d 歯槽骨のレベル

43 CPIプローブの特徴で正しいのはどれか．2つ選べ． WHO指定の歯周プローブ

a 集団検診時に使用する

b 操作圧は20g以下である

c 先端は0.8mmの球状である

d 作業部は彎曲している

44 インプラント用プローブの説明で正しいのはどれか．1つ選べ． インプラント用プローブ

a 作業部が彎曲している

b 作業部が合成樹脂で覆われている

c 作業部がハンドルに対して90度になっている

d 作業部の先端が球状になっている

45 図（歯周プローブ）の中で，最も臼歯部での操作性があるプローブはどれか．
1つ選べ． 歯周プローブ

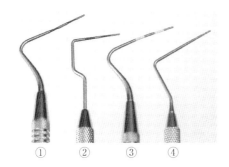

① ② ③ ④

a ①

b ②

c ③

d ④

46 プローブの操作方法で正しいのはどれか．**2 つ選べ**.

　　プローブは，先端を歯軸に垂直に挿入し，ゆっくりポケット底部まで到達さ
　　　　　　　　　　　　　①
せる．プローブ先端を 1〜2 mm の感覚で上下運動によるウォーキングプロー
　　　　　　　　　　　　　　　②　　　　　　　　　③
ビングで操作する．その際のプローブの操作圧は 50 g である．
　　　　　　　　　　　　　　　　　　　　　　④

a　①
b　②
c　③
d　④

プロービング

47 口腔内写真から読み取れるもので正しいのはどれか．**2 つ選べ**.

a　歯冠と歯根の比
b　隣接面の歯石沈着の状態
c　付着歯肉の幅の程度
d　歯肉の形態

画像（口腔内写真）

48 エックス線写真から読み取れるもので正しいのはどれか．**2 つ選べ**.

a　歯列の状態
b　歯槽骨吸収の程度と吸収の形
c　根間の離開度とルートトランクの長さ
d　歯肉の硬さと緊張度

画像（エックス線写真）

49 口腔内写真を示す．矢印で示したのはどれか．**1 つ選べ**.

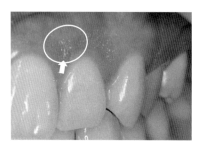

a　スティップリング
b　スキャフォールド
c　フレミタス
d　フェストゥーン

歯・口腔状態の把握

50 下の口腔内写真から読み取れる歯肉の形状はどれか．1つ選べ．

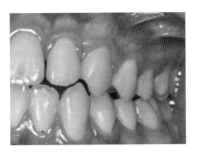

a　スティップリング
b　クレーター
c　クレフト
d　フェストゥーン

51 上顎右側の審美障害を主訴に来院．犬歯，第一小臼歯歯頸部の実質欠損が認められる．欠損表面は硬く，滑沢である．冷水痛などの痛みはない．この欠損は何か．1つ選べ．

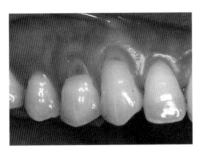

a　摩耗症
b　う蝕症
c　酸蝕症
d　咬耗症

52 65歳女性．下顎前歯の動揺を主訴として来院した．唇舌方向にわずかに動揺がみられた．Millerの分類はどれか．1つ選べ．

a　0度
b　1度
c　2度
d　3度

53 歯周炎のリスク評価に利用できるものはどれか．2つ選べ．

a　カンジダ菌数
b　RDテスト®
c　PMAインデックス
d　プロービング後の出血

54 歯周組織の破壊の程度を調べる検査で**誤っている**のはどれか．1つ選べ．

歯周組織の検査

a　エックス線写真検査

b　臨床的アタッチメントレベル測定

c　歯の動揺の測定

d　付着歯肉の幅の測定

55 歯科衛生士が行うことのできる歯周疾患の検査はどれか．2つ**選べ**．

歯周組織の検査

a　習癖の検査

b　ポケットデプスの測定

c　口腔内エックス線写真の撮影

d　研究用模型の印象採得

56 治療計画で考慮すべきもので**誤っている**のはどれか．1つ選べ．

治療計画

a　他院での診断と対応

b　実行するための時間の有無

c　全身疾患の服薬の有無

d　プラークリテンションファクター

57 歯周治療計画について正しいのはどれか．2つ**選べ**．

治療計画

a　歯科医師と歯科衛生士のみで計画を立てる

b　患者の生活習慣を把握する

c　行動変容を支援する

d　患者の理解度は考慮する必要はない

3. スケーリング・ルートプレーニング

🔑キーワード

58 グレーシータイプキュレットスケーラーの刃部断面図はどれか．1つ選べ．

スケーラー断面図

①　　　　②　　　　③　　　　④

a　①

b　②

c　③

d　④

59 グレーシータイプキュレットスケーラー（臼歯部遠心隣接面用）の構造を示す．第一シャンクに対する刃部内面の角度で正しいのはどれか．1つ選べ．

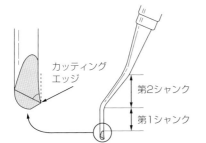

a 10 度
b 30 度
c 45 度
d 70 度

グレーシータイプキュレットスケーラーの刃部内面角度

60 ＃ 11/12 のグレーシータイプキュレットスケーラーの使用部位はどれか．1つ選べ．

a 前歯部
b 臼歯部舌側面
c 臼歯部遠心隣接面
d 臼歯部近心隣接面

グレーシータイプキュレットスケーラーの使用部位

61 下顎歯列弓の図において，各番号で示された部位をグレーシータイプキュレットスケーラーを用いるとき，使用スケーラー番号の**誤っている**のはどれか．1つ選べ．

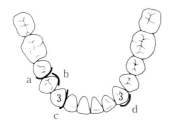

a ＃11/12
b ＃7/8
c ＃13/14
d ＃5/6

グレーシータイプキュレットスケーラーの使用部位

62 ユニバーサルタイプキュレットスケーラーの特徴で**誤っている**のはどれか．1つ選べ．

a 刃部側面両側に切縁がある
b 第 1 シャンクに対して刃部内面は 90° である
c オフセットブレードがある
d 全部位で使用が可能である

ユニバーサルタイプキュレットスケーラー

63 スケーラーと用途の組合せで正しいのはどれか．**2つ選べ**．

a ミニファイブ—————根分岐部，深く狭い頰舌側のポケットに使用する
b アフターファイブ———非常に硬い歯肉縁下歯石の除去に用いる
c フィニッシングタイプ—繊細な感覚で仕上げに用いる
d リジットタイプ————5 mm 以上の深いポケットに使用する

グレーシータイプキュレットスケーラーの種類

64 超音波スケーラーについて正しいのはどれか. **2 つ選べ**.

超音波スケーラー

  a　手用スケーラーに比べると術者と患者の疲労は増す

  b　手用スケーラーに比べて歯質の削除量は多い

  c　エアスケーラーに比べて機械的振動からくる刺激は大きい

  d　インサートチップと歯面の基本角度は 15 度前後がよい

65 超音波スケーラーのインサートチップのあて方で正しいのはどれか. **1 つ選べ**.

超音波スケーラーの操作方法

  a　歯面へは 150〜250 g の操作圧で使用する

  b　先端は歯面に対して垂直にあてる

  c　上下，左右，斜めの方向に使用する

  d　歯面の 1 点に集中的にあてる

66 超音波スケーラー基本的操作の注意事項で正しいのはどれか. **2 つ選べ**.

超音波スケーラーのスケーリング操作

  a　術前のキャビテーションチェックは，口腔内で行う

  b　インサートチップの使用角度は，20〜25° である

  c　ストロークは，歯面に対して垂直，斜め，水平操作で行う

  d　インサートチップの歯面への操作圧は，40〜80 g である

67 超音波スケーラーによる歯周ポケット洗浄時の注意点で**誤っている**のはどれか. **1 つ選べ**.

超音波スケーラーの歯周ポケット洗浄

  a　パワーを最小にして使用する

  b　ポケット底を確認後，フェザータッチで使用する

  c　インサートチップは，軽い側方圧で微振動にて行う

  d　5〜10 秒間歯根表面で，超音波振動を与える

68 エアスケーラーについて正しいのはどれか. **2 つ選べ**.

エアスケーラー

  a　エアタービンの圧縮空気を利用するものである

  b　超音波スケーラーより歯石の除去率は高い

  c　周波数は 30 kHz 前後である

  d　超音波スケーラーに比べて安価である

69 エアスケーラーの操作方法で正しいのはどれか. **1 つ選べ**.

エアスケーラーの操作方法

  a　1 点に加圧して，歯石にあてて押す

  b　振動が強く先端がすべりやすいので固定には十分力を入れる

  c　インサートチップは歯面に対し 45 度前後の角度であてる

  d　インサートチップは常に移動させて使用する

70 スケーリング中におけるキュレット刃部の操作角度を示す．正しいのはどれか．1つ選べ．

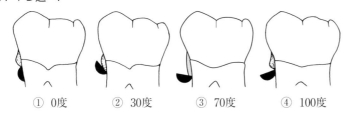

① 0度　　② 30度　　③ 70度　　④ 100度

● キュレット　　歯石

a　①
b　②
c　③
d　④

71 刃部の適正操作角度の組合せで正しいのはどれか．2つ選べ．

a　シックルタイプスケーラー―――――――70〜85度
b　グレーシータイプキュレットスケーラー――100〜110度
c　超音波スケーラー――――――――――――15度
d　エアスケーラー――――――――――――――45度

72 後方位（バックポジション）で手用スケーラーの操作がしやすい部位はどれか．2つ選べ．

a　|4―7　口蓋側面
b　7―4|　舌側面
c　3+3　唇側面・舌側面の左半分面
d　7―4|　頰側面

73 シックルタイプスケーラーの操作で正しいのはどれか．2つ選べ．

a　刃部の動く距離（ストローク）を大きくする
b　歯肉縁下には，挿入してはいけない
c　歯石の除去はスケーラーを引き上げる操作で行う
d　スケーラー刃部先端1〜2mmを歯面に密着させて操作する

適正操作角度

適正操作角度

術者のポジション

シックルタイプスケーラー
の操作方法

第3章

歯科予防処置論

74 この図の部位でのシックルタイプスケーラーの操作方法で正しいのはどれか. **2つ選べ.**

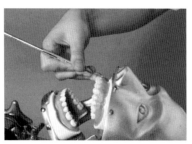

a　スケーラーの固定は歯の切縁に置く
b　前腕回転運動で行う
c　歯面に対して, 50度の操作角度を保って操作する
d　歯軸と垂直の方向に操作する

75 上顎前歯唇側面（左半分）のキュレット操作で正しいのはどれか. **2つ選べ.**

a　キュレットスケーラーは＃5/6を使用する
b　固定歯は施術歯または1歯左隣の歯にとる
c　近心面は切縁に向かう垂直ストロークで操作する
d　唇舌側中央は水平ストロークで操作する

76 キュレットタイプスケーラーの操作で正しいのはどれか. **1つ選べ.**

a　刃部は必ず歯軸に平行に動かす
b　知覚過敏のある歯にも使用してかまわない
c　キュレットタイプスケーラーは刃の先端を使用して引き上げる
d　ルートプレーニング時の操作角度は, 45〜90度である

77 スケーリング・ルートプレーニングの手順で**誤っている**のはどれか. 1つ選べ.

　　口腔概診→①染め出し→TBI→②超音波スケーリング→手用スケーリング→
ルートプレーニング→③歯面研磨→洗浄→④有機性沈着物の除去→防湿→乾
燥→貼薬

a　①
b　②
c　③
d　④

78 56歳男性. 上顎臼歯部の歯肉の腫脹を主訴として来院した. 歯周ポケットの深さは3〜5mm, 縁下歯石の沈着が認められ, スケーリング・ルートプレーニングの指示があった.
このときの対処で正しいのはどれか. **2つ選べ.**

a　上顎左側口蓋側では, 患者の頭部を左に向ける
b　ルートプレーニングをするときはキュレットを強く把持する
c　上顎左側頬側歯頸部は＃7を使用する
d　術者の右手第2指で固定する

79 スケーリング後の歯周ポケットに使用する消毒薬で**ない**のはどれか．1つ選べ．

 a イソジン
 b オキシドール
 c アクリノール
 d ヨウ化銀

80 シャープニング時の留意点で正しいのはどれか．**2つ選べ**．

 a 刃部側面と砥石の角度を一定にする
 b 砥石に潤滑剤をつける
 c できるだけ力を入れて，かつ一定の力で研ぐ
 d 粒子の細かい砥石から粗い砥石の順に使用する

81 次の砥石で最もきめが細かいのはどれか．1つ選べ．

 a アーカンサスストーン
 b ルビーストーン
 c インディアストーン
 d セラミックストーン

82 砥石の潤滑剤と用途の組合せで正しいのはどれか．1つ選べ．

 a インディア砥石————鉱物油——切れ味の鈍くなった器具の形態修正，研磨
 b アーカンサス砥石————水————日常のシャープニング，仕上げ
 c セラミック砥石————水————切れ味の鈍くなった器具の形態修正
 d カーボランダム砥石——鉱物油——日常のシャープニング，仕上げ

83 シックルタイプスケーラーをシャープニングしている図を示す．スケーラー側面は砥石から何度傾ければよいか．1つ選べ．

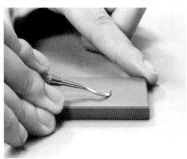

 a 10～20度
 b 20～30度
 c 30～40度
 d 70～80度

第3章

歯科予防処置論

84 グレーシータイプキュレットスケーラーのシャープニングをしている図を示 ┆ シャープニング
す．正しいのはどれか．2つ選べ．

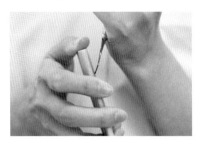

a　右利の場合キュレットは左手で掌握状に把持する

b　キュレットの刃部内面を床と平行に保つ

c　側面に適合するように砥石を30〜50度傾けて研ぐ

d　砥石を2cm程度左右に動かして研ぐ

85 グレーシータイプキュレットスケーラーの刃部側面のシャープニング時の角 ┆ シャープニング
度で**誤っている**のはどれか．1つ選べ．

a　刃部内面と砥石の成す角度が90°になるように砥石を合わせる

b　刃部側面に砥石が適合するように10〜20°傾ける

c　刃部内面と砥石の成す角度が100〜110°になるようにする

d　刃部内面に砥石が適合するように45°傾ける

86 グレーシータイプキュレットスケーラーの刃部先端と砥石の角度を示す．矢 ┆ シャープニング
印の角度で正しいのはどれか．1つ選べ．

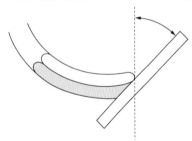

a　10度

b　15度

c　30度

d　45度

87 シャープニングの鋭利さ確認で**誤っている**のはどれか．1つ選べ． ┆ シャープニング

a　プラスチックテスト棒で抵抗性をみる

b　光反射による切縁のラインをみる

c　砥石の潤滑剤の流れをみる

d　ルーペによる面の粗糙さをみる

4. 歯面清掃・研磨

88 歯面研磨の目的で正しいのはどれか．**2つ選べ**．

a 色素沈着物の除去
b 不良肉芽の除去
c 根面の滑沢化
d 歯石の再沈着防止

歯面研磨の目的

89 歯面研磨で隣接面に用いるのはどれか．**2つ選べ**．

a デンタルテープ
b 研磨用ストリップス
c ポリッシングブラシ
d ラバーカップ

歯面研磨の器材

90 歯面研磨剤の主な構成成分で正しいのはどれか．**2つ選べ**．

a シリカ
b グリセリン
c 水酸化カルシウム
d ヨウ化カリウム

歯面研磨剤

91 20歳女性．喫煙歴あり．色素沈着が気になり来院したので，写真の処置を行った．正しいのはどれか．**2つ選べ**．

〈状況設定問題〉
歯面研磨方法

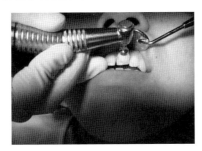

a ハンドピースは低速回転で操作する
b 1か所に強く押しあてて行う
c 研磨剤はフッ化物が含有されているものを選ぶ
d 操作中は十分な乾燥状態で実施する

92 ラバーカップの操作について正しいのはどれか．**2つ選べ**．

a ラバーカップ辺縁は，歯面に平行にあてる
b 歯面を3分割以上して処置を行う
c ラバーカップは歯冠側から歯肉側方向に動かす
d 軽い力で，1か所に1〜2秒程度の使用とする

歯面研磨方法

93 歯面清掃器（エアポリッシャー）について**誤っている**のはどれか．1つ選べ．　歯面清掃器

   a　有機性沈着物の除去に有効である

   b　鼻呼吸のできない患者にも使用できる

   c　ポケット内にチップの先を直接入れて使用する

   d　研磨剤として炭酸水素ナトリウムが使用される

94 プロフェッショナル メカニカル トゥース クリーニングの術式で**誤っている**　PMTC
のはどれか．1つ選べ．

   a　プラークの染め出し

   b　研磨剤の注入

   c　隣接面の清掃・研磨

   d　歯肉圧排

95 インプラント体のプロフェッショナル トゥース クリーニングで**誤っている**　PTC
のはどれか．1つ選べ．

   a　補綴物は柔らかくフィット性に優れたラバーカップや円錐形のラバーチップを用いて清掃する

   b　研磨剤を使用するときは粒子の粗いものを使用する

   c　超音波スケーラーはプラスチックチップを使用する

   d　エアスケーラーを用いた清掃を行う場合はナイロン製ブラシチップを装着し，注水下でプラークを洗い流す

96 歯面研磨・歯面清掃の方法と目的の組合せで**誤っている**のはどれか．1つ選べ．　歯面研磨・歯面清掃

   a　PMTC——————プラークの機械的除去

   b　歯面清掃器————根分岐部の歯石除去

   c　超音波スケーラー——ルートプレーニング

   d　エアスケーラー———色素沈着の除去

97 プロフェッショナル メカニカル トゥース クリーニングの定義内容で**誤って**　PMTC
いるのはどれか．1つ選べ．

   往復運動式のエバチップハンドピースとホワイトニングペーストを用いて，
①②
歯間隣接面も含め，すべての歯面の歯肉縁上および歯肉縁下1〜3 mmのプ
③④
ラークを機械的に選択除去する方法である．

   a　①

   b　②

   c　③

   d　④

5．メインテナンス

98 歯周病治療後のメインテナンスで**誤っている**のはどれか．1つ選べ．

a　ホワイトニングを行う
b　クリーニング（PMTC）を行う
c　スケーリング・ルートプレーニングを行う
d　口腔清掃状態を確認する

99 SPT（サポーティブ ペリオドンタル セラピー）で歯科衛生士が行うのはどれか．2つ選べ．

a　プラークコントロール
b　暫間固定
c　咬合調整
d　SRP

100 SPT（サポーティブ ペリオドンタル セラピー）について正しいのはどれか．2つ選べ．

a　歯周サポート治療のことである
b　初期治療終了後も継続して，3〜6カ月ごとに歯周病の再評価を行う
c　予防的歯石除去を希望する一般の患者が対象となる
d　歯周外科を行うことである

101 メインテナンス移行の歯周組織の状態で正しいのはどれか．2つ選べ．

a　歯周ポケットは3mm以下である
b　歯肉出血（BOP）は30％以下である
c　口腔清掃状態PCRは20％以下である
d　歯の動揺は1度である

102 メインテナンス時の検査と評価の組合せで正しいのはどれか．2つ選べ．

a　全身状態の問診——糖尿病——————口腔乾燥症の発現
b　口腔内一般検査——歯肉退縮————プラークコントロールの評価
c　歯周組織の検査——口腔衛生状態————根面う蝕の有無
d　歯周組織の検査——ポケット内細菌叢——唾液検査によるリスク評価

1. 基礎知識

🔑キーワード

1 う蝕の発生要因とその予防法の組合せで正しいのはどれか．1つ選べ．

a 宿主要因──フッ化物の応用
b 糖質要因──PMTC
c 細菌要因──代用甘味料の利用
d 時間因子──小窩裂溝填塞

う蝕の原因と予防法

2 6歳の男児の口腔内写真である．下顎右側第一大臼歯の処置で適切なのはどれか．1つ選べ．

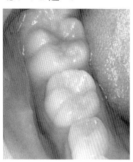

a フッ化ジアンミン銀塗布
b Bis-GMA系シーラント填塞
c APFゲル塗布
d コンポジットレジン充塡

〈状況設定問題〉
未完全萌出歯への対応

3 成人や高齢者へのフッ化物の応用として**誤っている**のはどれか．1つ選べ．

a 根面露出に伴う象牙質知覚過敏症の予防
b 口腔清掃が困難な高齢者や障害者に対するプラーク形成の抑制
c 歯頸部および歯根面う蝕の予防
d 初期の歯周炎の進行抑制

フッ化物の応用

4 永臼歯のう蝕の程度と処置について正しいのはどれか．1つ選べ．

a C_3────レジン充塡
b C_2────小窩裂溝填塞
c C_1────フッ化ジアンミン銀塗布
d CO────フッ化物歯面塗布

う蝕予防処置の所要条件

5 1歳6カ月健診で，う蝕罹患型がO_1の幼児に対する予防法はどれか．1つ選べ．

a 小窩裂溝填塞
b フッ化ジアンミン銀塗布
c フッ化物洗口
d 歯ブラシ法でのフッ化物歯面塗布

う蝕予防処置の選択

6 う蝕のリスクを高める全身疾患はどれか．2つ選べ．

a 骨粗鬆症
b がんによる放射線治療
c シェーグレン症候群
d C型肝炎

う蝕と全身疾患の関連

7 老年期のう蝕で特徴的なのはどれか．1つ選べ．　　　　　　　　　　　　う蝕と全身疾患の関連

    a　小窩裂溝

    b　上顎最後臼歯遠心面

    c　歯根面

    d　隣接面

8 下線部で正しいのはどれか．**2つ選べ**．　　　　　　　　　　　　　　　う蝕と全身疾患の関連

    経口摂取されたフッ化物は，胃・小腸から吸収されるが，大部分は腎臓に移
    行する．フッ化物は，硬組織に沈着するもの以外は，ほとんどが唾液や汗と
    して排泄される．

    a　①

    b　②

    c　③

    d　④

9 体重 20 kg の女児にフッ化物応用を実施する場合の見込み中毒量はどれか．1　　う蝕予防処置の安全性
つ選べ．

    a　4 mgF

    b　10 mgF

    c　40 mgF

    d　100 mgF

10 わが国で市販されている歯磨剤に含まれるフッ化物はどれか．**2つ選べ**．　　う蝕予防処置の安全性

    a　フッ化ジアンミン銀

    b　リン酸酸性フッ化ナトリウム

    c　モノフルオロリン酸ナトリウム

    d　フッ化第1スズ

11 フッ化物の歯に対する作用**でない**のはどれか．1つ選べ．　　　　　　　う蝕予防処置の安全性

    a　フルオロアパタイトの生成

    b　細菌の酸産生の抑制

    c　グルカン合成の促進

    d　再石灰化の促進

第3章

歯科予防処置論

2. 情報収集と評価

キーワード

12 う蝕活動性試験の目的で正しいのはどれか. **2つ選べ**.

a　禁煙指導プログラムの立案

b　う蝕予防プログラムの立案

c　リコール間隔の決定

d　カルシウム摂取量の判断

う蝕活動性試験
意義と目的

13 う蝕活動性試験の条件として適切なのはどれか. **2つ選べ**.

a　う蝕病因論に基づいていること

b　操作時間が短く, 高度な技術を要すること

c　時間をかけて判定できること

d　安価であること

う蝕活動性試験
具備すべき条件

14 う蝕活動性試験と特徴の組合せで正しいのはどれか. **2つ選べ**.

a　スワブテスト————————歯垢中の細菌による酸産生能

b　スナイダーテスト——————レサズリン還元性菌の活性測定

c　RDテスト®——————————唾液中の主として乳酸菌の酸産生能

d　グルコースクリアランステスト——グルコースが消失するまでの時間

う蝕活動性試験
種類と特徴

15 う蝕活動性試験のうち唾液を検体として用いるのはどれか. **2つ選べ**.

a　エナメル生検法

b　スワブテスト

c　ミューカウント®

d　グルコースクリアランステスト

う蝕活動性試験
種類と特徴

16 う蝕活動性試験のうちプラークを検体として用いるのはどれか. **1つ選べ**.

a　スワブテスト

b　ミューカウント®

c　デントカルト®-SM

d　RDテスト®

う蝕活動性試験
種類と特徴

17 う蝕活動性試験のうち唾液の緩衝能を測定するのはどれか. **1つ選べ**.

a　スナイダーテスト

b　ドライゼンテスト

c　ミューカウント®

d　RDテスト®

う蝕活動性試験
種類と特徴

18 唾液中のミュータンスレンサ球菌数を測定するのはどれか. **1つ選べ**.

a　デントカルト®-LB

b　ミューカウント®

c　スワブテスト

d　ドライゼンテスト

う蝕活動性試験
種類と特徴

19 24 時間以上の培養を必要とするう蝕活動性試験はどれか．**2つ選べ**．

   a　スナイダーテスト

   b　グルコースクリアランステスト

   c　デントカルト®-SM

   d　RD テスト®

う蝕活動性試験
種類と特徴

20 次の写真は，う蝕活動性試験に用いられる器材である．この検査は何を判定するものか．**1つ選べ**．

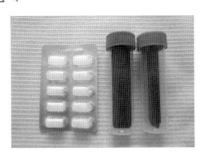

   a　唾液中の乳酸菌数

   b　レサズリン還元性細菌の活性度

   c　ミュータンスレンサ球菌数

   d　唾液の緩衝能

う蝕活動性試験
種類と特徴

21 う蝕活動性試験のうち微生物因子の試験法はどれか．**2つ選べ**．

   a　スナイダーテスト

   b　グルコースクリアランステスト

   c　スワブテスト

   d　ドライゼンテスト

う蝕活動性試験
種類と特徴

22 う蝕活動性試験と評価の組合せで正しいのはどれか．**2つ選べ**．

   a　ドライゼンテスト――唾液緩衝能

   b　デントカルト®-LB――歯垢中の乳酸菌数

   c　スワブテスト――――唾液中の酸産生能

   d　*S. mutans* スクリーニングテスト――唾液中の *S. mutans* 数の算定

う蝕活動性試験
種類と特徴

㉓　次の写真は，う蝕活動性試験に用いられる器材である．この器材の術式で正しいのはどれか．**2つ選べ.**

う蝕活動性試験
術式

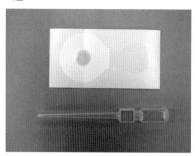

a　混合唾液を採取する
b　採取した唾液をレサズリンディスクより少し多めに滴下する
c　透明フィルムで両側からおさえこみ，嫌気状態にする
d　透明ディスクは恒温装置を用い，24 時間培養する

㉔　う蝕活動性が低いのはどれか．**1つ選べ.**

う蝕のリスク評価

a　デントカルト®-LB：培養 96 時間後で Class 3 である
b　グルコースクリアランステスト：グルコース消失時間は 15 分である
c　RD テスト®：試験 15 分後にピンク色である
d　スナイダーテスト：培養 72 時間後で，青緑色である

㉕　図が表しているものは何か．**2つ選べ.**

う蝕のリスク評価

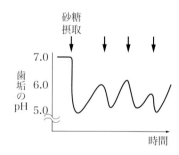

a　グルコースクリアランス
b　唾液の緩衝能
c　ステファンカーブ
d　歯垢の pH の経時的変化

㉖　う蝕のリスクが高くなるのはどれか．**2つ選べ.**

う蝕のリスク評価

a　唾液緩衝能の低下
b　口腔自浄作用の向上
c　歯磨き回数の増加
d　歯垢 pH の低下

27 唾液の測定について正しいのはどれか．**2つ選べ．**

a 唾液は安静時唾液と刺激唾液に分けて測定する必要がある
b 唾液の性状は，唾液腺の種類によって異なる
c 唾液流出量は加齢とともに多くなる
d 一般に唾液流出量とう蝕発生との相関はみられない

28 う蝕活動性試験のうち，う蝕のリスクを色調変化で評価するものはどれか．**2つ選べ．**

a RD テスト®
b スナイダーテスト
c ハードレーテスト
d デントカルト®-SM

29 う蝕のリスク評価に利用できるのはどれか．**1つ選べ．**

a 唾液中の潜血濃度
b 乳酸桿菌数
c PMA 指数
d プロービングデプス

30 A小学校で週1回のフッ化物洗口を実施することとなった．実施計画内容で正しいのはどれか．**1つ選べ．**

a 洗口液は 0.05％ フッ化ナトリウム溶液を準備する
b 洗口液の量は一人1回につき 30 mL とする
c 残ったフッ化ナトリウム溶液は冷蔵庫に保管する
d 洗口時間は 30 秒間とする

31 3歳児歯科健診でO型と判定された女児に対し，APF ゲルによるフッ化物歯面塗布を実施した．次回の塗布時期の計画で適切なのはどれか．**1つ選べ．**

a 1週間後
b 1カ月後
c 3カ月後
d 6カ月後

32 1歳6カ月の男児がう蝕予防を希望して母親と来院した．口腔診査の結果う蝕は認められなかった．この男児に対する適切なう蝕予防法はどれか．**2つ選べ．**

a フッ化物洗口
b フッ化物配合歯磨剤の使用
c フッ化物歯面塗布
d 小窩裂溝塡塞

3.　フッ化物応用によるう蝕予防

33 フッ化物歯面塗布で正しいのはどれか．**2つ選べ**.

　a　1回の塗布に約10 mL 使用する
　b　2%NaF 1 mL 中に含まれるフッ素量は9 mg である
　c　フッ化カルシウム（CaF_2）が形成される
　d　塗布液はガラス容器を使用する

34 歯面塗布に用いるフッ化物製剤とpHの組合せで正しいのはどれか．1つ選べ．

　a　2%NaF 溶液……5.0
　b　SnF_2……7.0
　c　APF 溶液（2法）……3.5
　d　APF ゲル（2法）……2.5

35 APF 歯面塗布後の注意事項として正しいのはどれか．1つ選べ．

　a　溜まった唾液は飲み込んでください
　b　次回は6カ月後にフッ化物を塗布しましょう
　c　塗布後10分は飲食を控えましょう
　d　歯が黒ずんでくるかもしれません

36 フッ化物歯面塗布に用いられるのはどれか．**2つ選べ**.

　a　フッ化ナトリウム
　b　ケイフッ化ナトリウム
　c　モノフルオロリン酸ナトリウム
　d　リン酸酸性フッ化ナトリウム

37 フッ化物応用法とフッ化物イオン濃度との組合せで正しいのはどれか．**2つ選べ**.

　a　歯面塗布——————9,000 ppm
　b　歯磨剤——————1,500 ppm
　c　洗口（週1回法）——500 ppm
　d　洗口（毎日法）———100 ppm

38 フッ化物歯面塗布に**用いられない**のはどれか．1つ選べ．

　a　SnF_2
　b　APF
　c　NaF
　d　MFP

㊴ 1〜4の薬液についてフッ化物イオン濃度の高い順に示されているのはどれか．1つ選べ．

  1．0.2%フッ化ナトリウム洗口液
  2．フッ化ジアンミン銀塗布溶液
  3．リン酸酸性フッ化ナトリウム溶液（第2法）
  4．0.05%フッ化ナトリウム洗口液

 a 1—3—2—4
 b 2—3—1—4
 c 2—1—3—4
 d 1—2—4—3

使用製剤とその濃度

㊵ フッ化物（F）を利用したう蝕予防法のうち，その濃度が低い順になっているのはどれか．1つ選べ．

 a F 配合歯磨剤＜F 毎日法洗口＜F 歯面塗布法＜F 上水道添加
 b F 上水道添加＜F 配合歯磨剤＜F 歯面塗布法＜F 毎日法洗口
 c F 上水道添加＜F 配合歯磨剤＜F 毎日法洗口＜F 歯面塗布法
 d F 上水道添加＜F 毎日法洗口＜F 配合歯磨剤＜F 歯面塗布法

使用製剤とその濃度

㊶ フッ化物溶液1mL 中のフッ化物量で正しいのはどれか．1つ選べ．

 a 2%フッ化ナトリウム溶液————————6.0 mg/mL
 b リン酸酸性フッ化ナトリウム溶液（第2法）——0.9 mg/mL
 c 0.2%フッ化ナトリウム溶液————————0.9 mg/mL
 d 0.05%フッ化ナトリウム溶液———————0.5 mg/mL

使用製剤とその濃度

㊷ フッ化物について正しいのはどれか．2つ選べ．

 a 悪心・嘔吐の発現は，体重1kg 当たりフッ化物量が2mg 以上とされる
 b 致死量は体重1kg 当たりフッ化物量が45 mg 以上とされる
 c 慢性中毒として臨床的に現れるのは，ハッチンソンの歯である
 d 急性中毒として斑状歯が生じる

安全性

㊸ フッ化物の急性中毒について正しいのはどれか．2つ選べ．

 a フッ化物を一度に多量に摂取した場合に急性中毒を生じ，斑状歯が現れる
 b 悪心・嘔吐は，体重1kg 当たり1mg 以上のフッ化物を摂取した場合に生じる
 c 悪心・嘔吐がある時，歯科衛生士は歯科医に指示を求めなければならない
 d 悪心・嘔吐がある時，カルシウム剤を与え，2〜3時間様子をみる

安全性

㊹ 3歳女児（体重 15 kg）．悪心・嘔吐を引き起こす2%フッ化ナトリウム溶液の最小量はどれか．1つ選べ．

 a 0.03 mL
 b 0.3 mL
 c 3.3 mL
 d 33.3 mL

安全性

45 フッ化物応用時において悪心・嘔吐発現のフッ化物溶液量を求める簡便法として正しいのはどれか．**2つ選べ**．

安全性

a　2%フッ化ナトリウム溶液―――――――――体重÷4.5（mL）

b　リン酸酸性フッ化ナトリウム溶液（第2法）――体重÷6.15（mL）

c　0.2%フッ化ナトリウム溶液――――――――体重÷2.2（mL）

d　0.05%フッ化ナトリウム溶液―――――――体重×8.9（mL）

46 体重20kgの5歳児に2%フッ化ナトリウム溶液を歯面塗布する場合，悪心・嘔吐を起こす可能性のあるフッ化ナトリウム溶液最低量はどれか．**1つ選べ**．

安全性

a　3.3 mL

b　4.4 mL

c　33 mL

d　44 mL

47 フッ化物の長期にわたる過剰摂取で生じる慢性中毒について正しいのはどれか．**2つ選べ**．

安全性

a　2 ppm を超えると骨硬化症が生じる

b　8 ppm を超えると歯のフッ素症が生じる

c　50 ppm を超えると甲状腺に変化がみられる

d　125 ppm を超えると腎障害を起こす

48 フッ化物の急性中毒の対処法として**誤っている**のはどれか．**1つ選べ**．

安全性

a　摂取量が5 mgF/kg（体重）未満の場合は経口でカルシウム剤を与える

b　摂取量が5 mgF/kg（体重）以上の場合は利尿剤を用いて排尿させる

c　摂取量が15 mgF/kg（体重）以上の場合は緊急入院させ，救急処置を行う

d　摂取量が15 mgF/kg（体重）以上の場合は10%グルコン酸カルシウム液を静注する

49 フッ化物局所応用に用いられる薬液のフッ化物イオン濃度で正しいのはどれか．**1つ選べ**．

使用製剤の種類と取扱い

a　リン酸酸性フッ化ナトリウム溶液（第2法）――6,000 ppm

b　上水道フッ化物添加――――――――――――6～10 ppm 以下

c　フッ化物配合歯磨剤――――――――――――2,000 ppm 以下

d　フッ化物洗口――――――――――――――――225～900 ppm

50 フッ化物歯面塗布に用いられる薬液のうち正しいのはどれか．**2つ選べ**．

使用製剤の種類と取扱い

a　フッ化カルシウム溶液

b　リン酸酸性フッ化ナトリウム溶液

c　フッ化ナトリウム溶液

d　リン酸ナトリウム溶液

51 フッ化物歯面塗布の薬剤について正しいのはどれか．**2つ選べ**． 使用製剤の種類と取扱い

　a　2％フッ化ナトリウム溶液は歯への取り込みが多い

　b　リン酸酸性フッ化ナトリウムゲル（APFゲル）は，歯面への停滞性がよい

　c　フッ化物フォームは誤飲の心配が少なく，安全性が高い

　d　フッ化第一スズ溶液は，歯表面や修復物を白濁させる

52 フッ化物の取扱いで正しいのはどれか．**1つ選べ**． 使用製剤の種類と取扱い

　a　家庭で使用するフッ化物洗口液は冷凍庫で保存する

　b　集団フッ化物洗口で余った洗口液は保管せずに処分する

　c　リン酸酸性フッ化ナトリウムゲルは常温で6カ月以上放置するとpHが変化する

　d　フッ化ナトリウム溶液はガラス容器に保存する

53 フッ化物の応用において正しいのはどれか．**1つ選べ**． 使用製剤の種類と取扱い

　a　2％フッ化ナトリウム溶液は無味で，歯への取り込みが多い

　b　1回の歯面塗布に用いる薬液の量は4mL以内が望ましい

　c　リン酸酸性フッ化ナトリウム溶液を用いた歯面塗布は，年に2回の塗布を行う

　d　萌出直後の歯は反応性が低く，フッ素の取り込みが少ない

54 フッ化物歯面塗布を希望する4歳児（体重18kg）が母親に付き添われて来院した．フッ化物ゲル（F：0.9％）綿球（1個0.25mL）を用いてフッ化物塗布を行う際，誤って綿球を1個飲み込んでしまった．このときの歯科衛生士の対応として正しいのはどれか．**2つ選べ**． 〈状況設定問題〉
安全性

　a　担当歯科医師に報告する

　b　悪心・嘔吐が生じる可能性があると判断する

　c　直ちに牛乳を飲ませる

　d　誤飲したフッ素量とその安全性について患児と母親に説明する

55 リン酸酸性フッ化ナトリウム溶液（第2法）について正しいのはどれか．**1つ選べ**． 使用製剤の種類と取扱い

　a　2％フッ化ナトリウム溶液とフッ素イオン濃度は同じである

　b　無色透明で，味もない

　c　通常，2週間以内に4回塗布を行う

　d　フッ化物塗布イオン導入法の薬液として用いられる

56 フッ化物とう蝕抑制率の組合せで正しいのはどれか．**2つ選べ**． 使用製剤の種類と取扱い

　a　フッ化物歯面塗布（APF溶液）―――20〜50％

　b　水道水フロリデーション―――――10〜20％

　c　フッ化物錠剤の内服――――――20〜40％

　d　フッ化物配合歯磨剤―――――――10〜20％

57 フッ化物歯面塗布で溶液でなくゲルを用いる場合の利点はどれか．2つ選べ．　使用製剤の種類と取扱い

 a　歯面への停滞性がよく，繰り返し塗布する必要がない
 b　フッ素の取り込み時間が速い
 c　塗布状況が明瞭である
 d　安価である

58 インプラントを3歯装着している患者にプロフェッショナルケアを行うことになり，歯科医師よりフッ化物歯面塗布を行うよう指示された．適するフッ化物はどれか．1つ選べ．　〈状況設定問題〉使用製剤の種類と取扱い

 a　フッ化ジアンミン銀
 b　リン酸酸性フッ化ナトリウム溶液
 c　フッ化第一スズ溶液
 d　フッ化ナトリウム溶液

59 フッ化物の歯面塗布の術式について正しいのはどれか．1つ選べ．　種類と術式

 a　防湿乾燥——→歯面清掃——→薬液塗布——→防湿除去
 b　防湿乾燥——→薬液塗布——→歯面清掃——→防湿除去
 c　薬液塗布——→防湿乾燥——→歯面清掃——→防湿除去
 d　歯面清掃——→防湿乾燥——→薬液塗布——→防湿除去

60 イオン導入法について正しいのはどれか．2つ選べ．　種類と術式

 a　リン酸酸性フッ化ナトリウム溶液を用いる
 b　下顎を先に行い，次に上顎を行う
 c　電極とトレーをイオン導入装置に接続して2～3分間通電を行う
 d　唾液が溜まっている場合は排唾を指示する

61 フッ化物を用いてう蝕予防処置を行う場合正しいのはどれか．2つ選べ．　実施上の注意

 a　トレー法では20～30秒間，トレーを保持する必要がある
 b　3歳児の多くは乳歯列が完成するためフッ化物塗布を行ったほうがよい
 c　6歳児は，まず第一大臼歯を中心として行ったほうがよい
 d　12歳以上の人に塗布してもあまり効果は期待できない

62 フッ化物歯面塗布について正しいのはどれか．2つ選べ．　実施上の注意

 a　溶液またはゲル状のフッ化物が用いられている
 b　溶液の使用量は1人の対象者に平均10 mL程度である
 c　塗布時間は1分間とする
 d　塗布後30分間は洗口や飲食を禁止する

63 8歳の女児に対して，リン酸酸性フッ化ナトリウムゲルを用いて歯面塗布法を行った．正しいのはどれか．1つ選べ．　〈状況設定問題〉使用製剤の種類と取扱い

 a　2週間以内に4回塗布を行う
 b　3～4分間，歯面に塗り続ける
 c　溜まった唾液は飲み込ませる
 d　フッ化物の効果や限界を保護者に説明する

64 フッ化物洗口（フッ化物イオン濃度：225 ppm）のう蝕抑制機序で**誤っている**のはどれか．1つ選べ．

a　フルオロアパタイト形成
b　フッ化カルシウム形成
c　ヒドロキシアパタイトの結晶性改善
d　再石灰化促進

作用機序

65 0.2%NaF 溶液 10 mL で洗口法を行った場合に，使用量の10%が口腔内に残存した場合のフッ素量はどれか．1つ選べ．

a　0.09 mg
b　0.9 mg
c　9 mg
d　90 mg

安全性

66 週1回法のフッ化物洗口溶液に用いられるのはどれか．1つ選べ．

a　0.05%フッ化ナトリウム溶液
b　0.2%フッ化ナトリウム溶液
c　2%フッ化ナトリウム溶液
d　4%フッ化第一スズ溶液

使用製剤の種類と取扱い

67 集団応用に用いられるう蝕予防処置法に適するのはどれか．2つ選べ．

a　小窩裂溝塡塞
b　フッ化物歯面塗布
c　フッ化ジアンミン銀塗布
d　フッ化物洗口

使用製剤の種類と取扱い

68 フッ化物洗口について正しいのはどれか．2つ選べ．

a　毎日法は 0.05%フッ化ナトリウム溶液が用いられる
b　週1回法は 0.2%フッ化ナトリウム溶液が用いられる
c　洗口は1人1mLで3分間とする
d　洗口の時期は 14〜20歳までが最も効果がある

使用製剤の種類と取扱い
対象年齢と洗口方法

69 フッ化物洗口法について正しいのはどれか．2つ選べ．

a　平滑面より小窩裂溝のほうが効果が高い
b　フッ化物歯面塗布やフッ化物配合歯磨剤とも併用できる
c　効果的にうがいができる2歳児ころから応用する
d　成人から高齢者にも効果がある

使用製剤の種類と取扱い
対象年齢と洗口方法

70 一般的なフッ化物洗口法で正しいのはどれか．2つ選べ．

a　週1回法に用いるフッ化物イオン濃度は 900 ppm である
b　30〜60秒間ガラガラうがいを行う
c　洗口後，直ちに飲食しても差し支えない
d　6〜8歳の1回量は 5〜10 mL である

対象年齢と洗口方法

71 フッ化物洗口法について**誤っている**のはどれか．1つ選べ．

実施上の注意

a　洗口の時期は歯磨きの後に行うのがよい

b　1回に5〜10 mL を用い，うがいする

c　うがいはややあお向きかげんにして行う

d　30 秒ほどブクブクうがいをする

72 一般的なフッ化物洗口で**誤っている組合せ**はどれか．1つ選べ．

実施上の注意

a　洗口時間―――――30〜60 秒

b　未就学児使用量――5 mL

c　洗口後の残存量――30〜40％

d　洗口後飲食禁止――30〜60 分

73 フッ化物洗口法の特徴について正しいのはどれか．2つ選べ．

実施上の注意
対象年齢と洗口方法

a　フッ化物イオン濃度が塗布法より高い

b　同時に多くの対象者にできる

c　14〜18 歳ごろまで継続して行うと効果的である

d　反復洗口すると効果がある

74 体重 18 kg の小児にフッ化物洗口法（225 ppmF）を実施させる際の注意事項で，正しいのはどれか．1つ選べ．

実施上の注意

a　1回分の使用量を誤って飲みこんでしまうと急性中毒の恐れがある

b　洗口時間は 30 秒〜1 分が適当である

c　洗口できない場合は，ガラガラうがいの練習をしてから行う

d　洗口の前にワックスタイプのフロスを使用し，歯間部清掃を十分行う

75 次の文で　　　に入る語句の組合せで正しいのはどれか．1つ選べ．

実施上の注意

体重20 kg の小児がフッ化物洗口液を誤飲して急性中毒を起こすフッ素量は　①　mg で，毎日法（250 ppm）のフッ化物洗口液を　②　mL 以上誤飲した場合に中毒症状を呈する．

	①	②
a	4	16
b	40	16
c	40	160
d	4	160

76 フッ化物集団応用で事前に検討すべき事項で**誤っている**のはどれか．1つ選べ．

実施上の注意

a　対象歯の選択

b　応用術式の選択

c　事前調査

d　個人のブラッシング習熟度

77 フッ化物集団応用の特徴として正しいのはどれか．2つ選べ．

実施上の注意

a　特定の年齢層を対象として行う

b　計画後すぐに実施しやすい

c　効果判定がむずかしい

d　用具や用法を一定にできる

78 フッ化物洗口薬剤の保管・管理について正しいのはどれか．1つ選べ．

  a 洗口液の調整は専門家の指導を受ければ誰が行ってもよい

  b 洗口液は常温保管する

  c 洗口液は溶解後2カ月程度で使い切る

  d 洗口用顆粒剤は劇薬扱いのため厳重に管理する

79 5歳児にフッ化物洗口法を毎日法で実施してもらうこととなった．保護者への説明で正しいのはどれか．1つ選べ．

  a 洗口法とフッ化物配合歯磨剤の使用は併用してはならない

  b ブクブクうがいの練習をしてから実施する

  c 洗口時間は2分である

  d 洗口液量は1回15 mLである

80 フッ化物配合歯磨剤に**配合されないもの**はどれか．1つ選べ．

  a フッ化第一スズ（SnF_2）

  b モノフルオロリン酸ナトリウム（MFP）

  c フッ化ナトリウム（NaF）

  d リン酸酸性フッ化ナトリウム（APF）

81 フッ化物配合歯磨剤の応用で適切なのはどれか．**2つ選べ**．

  a 乳歯が萌出したら使用を開始する

  b 2歳以下は225 ppmの歯磨剤を1 cm程度使用する

  c う蝕抑制率は50％程度である

  d 歯磨剤に含まれるフッ化物イオン濃度の上限は1,500 ppmである

82 フッ化物配合歯磨剤の使用について正しいのはどれか．**2つ選べ**．

  a 磨く前に歯磨剤を歯面全体に広げる

  b 2～3分間泡立ちを保つように磨く

  c うがいは30 mLの水で30秒間ブクブクうがいをする

  d うがいは3回行う

83 フッ化物配合歯磨剤はどれか．1つ選べ．

  a 医療用医薬品

  b 一般用医薬品

  c 医薬部外品

  d 化粧品

84 5歳児に適したフッ化ナトリウム配合歯磨剤のフッ化物イオン濃度はどれか．1つ選べ．

  a 225 ppm

  b 500 ppm

  c 1,000 ppm

  d 1,500 ppm

85 次の図で示される歯の萌出状況の男児が来院した．口腔内はカリエスはないが臼歯咬合面の裂溝が深く複雑な形態である．この男児の年齢と予防処置の組合せで正しいのはどれか．1 つ選べ．

〈状況設定問題〉
対象年齢と予防法

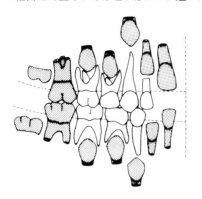

a　2 歳——フッ化物歯面塗布
b　4 歳——フッ化物歯面塗布
c　6 歳——シーラント
d　10 歳——フッ化ジアンミン銀塗布

86 1 歳 6 カ月児歯科健康診査で O_2 型と判定された女児が，母親とともにう蝕予防を希望して来院した．適切な対応はどれか．**2 つ選べ**．

〈状況設定問題〉
対象年齢と予防法

a　フッ化物洗口
b　フッ化物歯面塗布
c　フッ化ジアンミン銀塗布
d　母親への口腔管理に関する指導

87 13 歳の女子．う蝕予防処置を希望し歯科医院に来院した．口腔内は第三大臼歯を除く 28 本萌出している．フッ化物歯面塗布を行うことになった．この時期にフッ化物の効果が最も高いのはどれか．1 つ選べ．

〈状況設定問題〉
ライフステージに応じたフッ化物応用

a　側切歯
b　犬歯
c　第一大臼歯
d　第二大臼歯

4. 小窩裂溝塡塞

88 小窩裂溝塡塞法について正しいのはどれか．1つ選べ．

a エッチング材は十分残して塡塞を行う

b 通常は咬合面小窩裂溝が対象である

c 対象歯は完全萌出していなければならない

d 摩耗しやすいので塡塞後の咬合の点検は必要としない

塡塞材の種類・特徴

89 次の写真は小窩裂溝塡塞した歯の縦断面である．正しいのはどれか．1つ選べ．

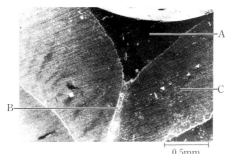

0.5mm

a A：エナメル質 B：塡塞材 C：エナメル質

b A：塡塞材 B：裂溝内容物 C：エナメル質

c A：裂溝内容物 B：塡塞材 C：エナメル質

d A：塡塞材 B：エッチング材 C：象牙質

塡塞材の種類・特徴

90 小窩裂溝塡塞材について正しいのはどれか．2つ選べ．

a 主として Bis-GMA 系のレジンが用いられる

b エッチングに用いるリン酸の濃度は，30％よりも 70％のほうがタッグ形成が強い

c エッチングの目的は歯質と塡塞材の物理的な結合をさせることである

d 永久歯には応用できない

塡塞材の種類・特徴
適応症

91 小窩裂溝塡塞法について正しいのはどれか．2つ選べ．

a 乳歯，永久歯とも深い小窩裂溝のある歯は適応症でない

b 簡易防湿で十分である

c 塡塞時期は，萌出直後より，3~4 年までの間がよい

d 6 カ月程度ごとのリコールが必要である

塡塞材の種類・特徴
適応症

92 小窩裂溝塡塞法について正しいのはどれか．1つ選べ．

a グラスアイオノマー系はエッチングを必要とする

b エッチング時の脱灰の深さは 10~30 μm が適当である

c 乳歯は無小柱エナメル質が薄いため脱落要因となる

d フッ素を徐放する塡塞材はない

塡塞材の種類・特徴
適応症

93 小窩裂溝填塞について正しいのはどれか．1つ選べ．

　a　酸処理時間は長い方がよい

　b　萌出直後の健全歯，特に裂溝が深く複雑なものが適応症である

　c　酸処理する前にフッ化物を塗布すると接着効果がよくなる

　d　小窩裂溝填塞に用いられる材料にはBis-GMA系レジン，グラスアイオノマーセメント，エポキシ系接着剤がある

填塞材の種類・特徴
適応症

94 小窩裂溝填塞の適応症として正しいのはどれか．2つ選べ．

　a　裂溝が浅く癒着している咬合面をもつ第一大臼歯

　b　萌出途中であるが，頰面小窩が深い第一大臼歯

　c　咬合面に深い裂溝がある第一大臼歯

　d　隣接面にう蝕があるが，複雑な裂溝を咬合面にもつ第一大臼歯

適応症

95 小窩裂溝填塞法の対象歯として**誤っている**のはどれか．1つ選べ．

　a　萌出後間もない永久歯の臼歯の深い小窩裂溝

　b　乳歯は生え変わるので対象としない

　c　大臼歯の頰側面小窩裂溝

　d　癒合歯の裂溝

適応症

96 エッチング（酸処理）に関する事項として正しいのはどれか．1つ選べ．

　a　エッチングの前にフッ化物で前処理をすると，接着力は増加する

　b　エッチングに用いるリン酸は濃度が高いほど，タッグ形成能は高い

　c　エッチングする時間が長いほど，接着力は増加する

　d　永久歯より乳歯の方が無小柱エナメル質が多いので，注意が必要である

術式

97 小窩裂溝填塞法について正しいのはどれか．1つ選べ．

　a　小窩裂溝が深いと技術的に填塞が難しいため，適応症ではない

　b　エッチングには，一般に30〜50％前後のリン酸溶液が用いられる

　c　エッチング時間は，1分間より5分間のほうがよい

　d　エッチングは，歯質と填塞材のイオン結合を期待するものである

術式

98 小窩裂溝填塞時の酸処理について正しいのはどれか．2つ選べ．

　a　エッチングによってエナメル質表面には微小な孔ができる

　b　エナメル小柱の周縁部に侵入した樹脂部をタグという

　c　エッチングを行うことによってシーラントの接着力は低下する

　d　酸処理の濃度は15〜25％のリン酸溶液である

術式

99 小窩裂溝填塞を行う際**必要ない**器材はどれか．1つ選べ．

　a　フッ素入り歯面研磨材

　b　フッ素徐放性シーラント

　c　咬合紙

　d　ラバーダム用具

術式

100 器具の写真を下に示す．う蝕のない下顎右側第一大臼歯の小窩裂溝填塞法に**使用しない**のはどれか．1つ選べ．

填塞材の種類・特徴

①
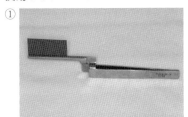

②
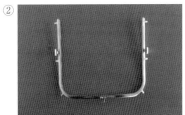

③
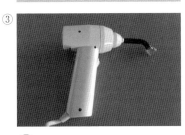

④
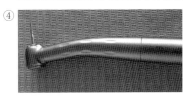

a ①
b ②
c ③
d ④

101 小窩裂溝填塞法術式のステップで正しい手順はどれか．1つ選べ．

術式

① 酸処理（30～60秒），水洗，乾燥
② ラバーダム防湿
③ 小窩裂溝の清掃，乾燥
④ 咬合のチェック
⑤ 填塞，重合

a ③→②→①→⑤→④
b ②→③→①→⑤→④
c ①→③→②→⑤→④
d ③→①→②→⑤→④

102 小窩裂溝填塞について正しいのはどれか．1つ選べ．

実施上の注意

a 他のう蝕予防手段と併用すると，より効果が上がる
b 術者の熟練度に関係なく，一定の効果が得られる
c リコールを必要としない
d 応用は臨床より公衆衛生の方が適している

5. メインテナンス

103 う蝕予防に関するメインテナンスについて，**誤っている**のはどれか．1つ選べ．

a　ライフステージに応じた予防手段の選択とリスクの管理が必要である

b　リスク評価は初診時に行い，その後は再評価の必要はない

c　処置終了後はリスク評価を行い，個人のリスクに応じたメインテナンスプログラムを作成する

d　メインテナンスプログラムは，セルフケアとプロフェッショナルケアの両面から考えて作成する

104 う蝕活動性試験の結果を表に示す．評価で正しいのはどれか．1つ選べ．

RD テスト	ピンク色
S. mutans コロニー数	10^6 CFU/mL 以上
グルコースクリアランステスト	5分
刺激時唾液分泌量	1.5 mL/分

a　微生物因子のう蝕活動性が高い

b　宿主因子のう蝕活動性が高い

c　微生物因子，宿主因子ともにう蝕活動性が高い

d　微生物因子，宿主因子ともにう蝕活動性が低い

第4章　歯科保健指導論

「令和4年版 歯科衛生士国家試験出題基準」の大項目と本書の該当ページ

1．概要

🔑キーワード

1 歯科保健指導で正しいのはどれか．**2つ選べ**.

 a 個人や集団を対象に行う

 b 患者の生活習慣の改善を支援する

 c 患者の望み通りの保健行動の変容を行う

 d 口腔疾患の予防を行う

歯科保健指導の定義

2 WHOの健康の定義である．文章に当てはまるものはどれか．**1つ選べ**.
「健康は肉体的，精神的ならびに（ ① ）に完全に良好な状態であって，単に（ ② ）がないとか，（ ③ ）でないというだけではない」

	①	②	③
a	社会的	疾病	元気
b	現実的	障害	知的
c	社会的	疾病	虚弱
d	理論的	精神	幸せ

健康の概念；健康の定義

3 健康の概念についての組合せで正しいのはどれか．**2つ選べ**.

 a オタワ憲章————ヘルスプロモーション

 b ジュネーブ宣言——インフォームドコンセント

 c ヘルシンキ宣言——ノーマライゼーション

 d アルマ・アタ宣言——プライマリヘルスケア

健康の概念

4 プライマリヘルスケアで正しいのはどれか．**2つ選べ**.

 a 経済支援国健康戦略

 b 発展途上国健康戦略

 c 健康推進活動

 d 地域保健活動

健康の概念；プライマリヘルスケア

5 ヘルスプロモーションで正しいのはどれか．**2つ選べ**.

 a 発展途上国向けの健康戦略である

 b 健康日本21の基盤である

 c 健康のコントロールができる

 d 目標値が具体的に示されている

健康の概念；ヘルスプロモーション

6 ヘルスプロモーションの活動原則で正しいのはどれか．**2つ選べ**.

 a 健康のための政策づくり

 b 健康を支援する環境づくり

 c 地域活動の脆弱化

 d 個人技術の安定

健康の概念；ヘルスプロモーション

7 健康対策で**ない**ものはどれか．1つ選べ． 健康の概念

a 新ゴールドプラン

b ノーマライゼーション

c 健康日本21

d 新健康フロンティア戦略

8 車椅子の人のために，病院のエレベーターに鏡を取り付けた．この対応はどんな概念に基づいたものか．1つ選べ． 健康の概念

a ヘルスプロモーション

b プライマリーヘルスケア

c ノーマライゼーション

d トータルヘルスプロモーション

9 健康日本21で**誤っている**のはどれか．1つ選べ． 健康の概念

a プライマリヘルスケアを取り入れている

b フィードバックシステムを取り入れている

c ハイリスクアプローチを取り入れている

d EBPHを取り入れている

10 WHOが示した開発発展途上国における口腔保健対策で**誤っている**のはどれか．1つ選べ． 健康の概念

a 緊急治療

b 口腔健康教育

c フッ化物配合歯磨剤の普及

d 侵襲性修復治療

11 歯科衛生士の立場で行う歯科衛生過程で**誤っている**のはどれか．1つ選べ． 歯科保健指導の考え方

a 患者から情報を収集し分析を行う

b 問題解決のために歯科診断を行う

c 臨床技術や行動変容の歯科衛生介入を行う

d 目標達成度の歯科衛生評価を行う

12 歯科保健指導で正しいのはどれか．2つ選べ． 歯科保健指導の位置づけ

a 歯科予防処置の前処置に行う

b 歯科衛生士の名称を用いて行う

c 口腔機能の保持増進を行う

d 豊かな人生を送るための介護を行う

13 生活習慣の指導で**誤っている**のはどれか．1つ選べ． 歯科保健指導の内容

a 発症リスクを発見し自覚を促す

b 各ライフステージの健康基準を理解する

c 成人期が対象である

d 励ましと賞賛で支援する

14 個人に対する歯科保健指導で**誤っている**のはどれか．1つ選べ．　　歯科保健指導の内容

    a　自己効力感を高める技術が必要である

    b　ポピュレーションアプローチが大切である

    c　情報収集，分析，観察が重要である

    d　ハイリスクアプローチが大切である

2. 基礎知識

🔑キーワード

15 健康に関連した行動に影響を及ぼすもののうち，最も影響があるのはどれか．行動変容
1つ選べ．

    a　問題の起こりやすさ

    b　問題の重大性

    c　行動の利益

    d　行動の障害

16 生活習慣で**誤っている**のはどれか．1つ選べ．　　行動変容

    a　幼少期から身につけた習慣は，永久に不変である

    b　周りからのサポートで行動に変化がみられる

    c　継続する意欲があれば必ず継続できる

    d　行動の継続で QOL の向上につながる

17 プリシード・プロシードモデルで正しいのはどれか．1つ選べ．　　行動変容

    a　健康を疾病の有無で捉えたものである

    b　準備因子，強化因子，実現因子がある

    c　疾病をコントロールする方法である

    d　健康信念モデルである

18 自己効力感で**誤っている**のはどれか．1つ選べ．　　行動変容

    a　自分はできるという自信

    b　自分なら叶うという期待

    c　自分から行うという動機

    d　自分が守るという正義感

19 自分がある行動をできると思うことを示すのはどれか．1つ選べ．　　生活行動

    a　セルフコントロール

    b　セルフエスティーム

    c　セルフエフィカシー

    d　セルフモニタリング

20 行動変容の段階的変化モデルで**誤っている**のはどれか．1つ選べ．　　行動変容

    a　対象者の段階による働きかけをする

    b　3つのステージを通るプロセスである

    c　行動変容＋健康教育プログラムである

    d　個別指導を行う

21 行動変容の段階的変化モデルの組合せで**誤っている**のはどれか．１つ選べ．

- a 無関心期——6カ月以内に生活習慣を変える気がない
- b 関心期——6カ月以内に生活習慣を変える気がある
- c 準備期——1カ月以内に生活習慣を変える気がある
- d 行動期——生活習慣を変えて6カ月以上である

22 患者の言葉を以下に示す．行動変容のステージで準備期はどれか．１つ選べ．

- a 「お菓子を食べることをやめたらかえってストレスになりそう」
- b 「間食にお菓子を食べることをやめたいと思う」
- c 「お菓子は昼食後すぐに一日1回だけとることにしている」
- d 「間食をやめたら口の中が粘つかなくなった」

23 行動変容に関する理論で**誤っている**のはどれか．１つ選べ．

- a ストレッサーとなる環境や状況に働きかける
- b 行動変容することでプラス面だけを考える
- c 小さなステップでレベルを上げていく
- d その人を取り巻く環境とライフスタイルを理解する

24 コーピングで正しいのはどれか．１つ選べ．

- a 相手に向かって自分を表現すること
- b ストレスを評価し，対処しようとすること
- c 人間関係の問題を解決しようとすること
- d 自分の意見や判断，権利を相手に伝えること

25 セルフケアで**誤っている**のはどれか．１つ選べ．

- a 幼児期は，本人による積極的な口腔清掃が大切である
- b 学齢期は，歯周病予防の口腔清掃を実施する
- c 青年期は，自立的な生活習慣の形成が大切である
- d 成人期は，予防に対する姿勢を身につけることが重要である

26 老年期のセルフケアで正しいのはどれか．２つ選べ．

- a リコール間隔を短くして来院回数を増やす
- b 根面う蝕の治療を早くする
- c 歯を喪失しないように予防する
- d 舌の清掃を行い楽しい食事をする

27 ハイリスクアプローチで**誤っている**のはどれか．１つ選べ．

- a 病気に罹りやすい人への予防方法
- b 援助の必要な集団へのサービス提供
- c 健康診査後の早期治療活動
- d ポピュレーションアプローチとの併用により効果があがる

第4章 歯科保健指導論

28 ポピュレーションアプローチで**誤っている**のはどれか．1つ選べ．

a　分煙のための施設づくり

b　健康に関する仲間づくり

c　メタボリックシンドローム対策の運動支援情報

d　歯周病高リスク対象者の歯科保健指導

歯科保健指導の内容；ポ
ピュレーションアプローチ

1. 個人

🔑キーワード

1 日常生活動作（ADL）の判定基準項目はどれか. **2つ選べ**.

a うがい

b 食 事

c 義歯清掃

d 移 動

対象把握

2 85歳の女性. 骨粗鬆症で骨折を繰り返し, 1日の大半をベッドで過ごしている. 車いすへの移乗と身体保清に介助を要する.
日常生活自立度のランクはどれか. 1つ選べ.

a A-2

b B-1

c B-2

d C-1

〈状況設定問題〉
対象把握

3 95歳の男性. ひとりで外出すると帰宅できなくなることがあり, 以前できていた買い物にミスが目立ってきている. 誰かが注意していれば自宅での生活は可能である.
認知症高齢者の日常生活自立度判定基準のランクはどれか. 1つ選べ.

a Ⅰ

b Ⅱ

c Ⅲ

d Ⅳ

〈状況設定問題〉
対象把握

4 糖尿病について正しいのはどれか. **2つ選べ**.

a HCV抗体が+である

b 代謝異常である

c 空腹時血糖値が126mg/dL以上である

d 白血球数（WBC）の上昇が認められる

器質的問題の把握

5 脳血管障害について正しいのはどれか. **2つ選べ**.

a 診断方法としてCT検査を行う

b 血圧管理を行う必要はない

c 嚥下障害が認められることがある

d 構音障害は認められない

器質的問題の把握

6 身体的・精神神経的・社会的側面をも含む広い概念で, 加齢とともに心身の活力が低下し虚弱になっている状態を示すのはどれか. 1つ選べ.

a ロコモ

b フレイル

c サルコペニア

d サルコイドーシス

全身状態の把握

第4章 歯科保健指導論

7 対象の個性（パーソナリティ）の把握で正しいのはどれか．**2つ選べ**.
　　a　年齢，性は個性の形成に関係がある
　　b　子どもの嗜好の発達は，性格の違いにも影響される
　　c　家族構成や住居の状態には関係がない
　　d　保護者の関わりは個人の性格形成に関係がない

対象の把握法

8 対象の態度を把握する方法で正しいのはどれか．**2つ選べ**.
　　a　質問票に答えてもらうのが最もよい
　　b　観察によって把握するように努める
　　c　自分がいつも平静な態度を保つように努める
　　d　あらかじめ年齢，職業などから見当をつけておく

対象の把握法

9 臨床における対象の把握法で正しいのはどれか．**2つ選べ**.
　　a　日常生活のすべてのことについて詳しく聞きとる
　　b　歯科保健指導に関わりのありそうなことを聞く
　　c　生活の態度を特に気をつけて聞く
　　d　初診のときに全部がわかるようにする

対象の把握法

10 児童虐待を発見した場合の通告先で，児童虐待の防止等に関する法律で定められているのはどれか．**1つ選べ**.
　　a　保健所
　　b　児童館
　　c　警察署
　　d　福祉事務所

児童虐待

11 質問票を作成するときの注意点で正しいのはどれか．**2つ選べ**.
　　a　1つの質問文に複数の項目を入れる
　　b　誘導する言葉は避ける
　　c　専門用語を多用する
　　d　質問文は短くする

口腔保健に関する情報と収集

12 患者から収集する情報収集の内で，主観的情報としてあげられるものはどれか．**1つ選べ**.
　　a　現病歴
　　b　口腔内写真
　　c　唾液検査
　　d　バイタルサイン

口腔保健に関する情報と収集

13 48歳の女性．今回で5回目の歯科保健指導である．会話を以下に示す．

歯科衛生士：ご自宅での歯磨きはいかがですか．

患　　　者：教えていただいたように鏡を見ながら，歯にあたっているか確認して磨いています．

歯科衛生士：歯間ブラシは毎日使っていますか．

患　　　者：はい．昼食後と夕食後に使用しています．使うとさっぱりします．

歯科衛生士：そうですか．このまま続けて行けそうですね．

患　　　者：はい．気持ちがよいので続けられると思います．

保健行動変容の段階はどれか．1つ選べ．

a　無関心期

b　関心期

c　準備期

d　行動期

〈状況設定問題〉
生活習慣の把握

14 質問紙法，面接法および観察記録法を用いて効率よく個人の歯科保健情報を得ようとするとき正しいのはどれか．2つ選べ．

a　う蝕の成因についての知識――質問紙法

b　デンタルフロスの使用法―――質問紙法

c　歯科的健康に関する知識――――面接法

d　歯口清掃の習慣――――――――観察記録法

口腔保健に関する情報と
収集

15 歯科疾患実態調査における歯ブラシの使用状況の推移を図に示す．①に該当するのはどれか．1つ選べ．

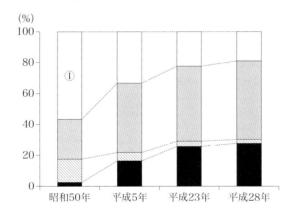

a　「毎日3回以上磨く者」

b　「毎日2回磨く者」

c　「毎日1回磨く者」

d　「磨かない者」または「ときどき磨く者」

口腔保健に関する情報と
収集

第4章

歯科保健指導論

16 18歳の高校生. 診査の結果, 歯肉に炎症があるため TBI を行うよう指示があった.
この患者に対する動機づけに用いる方法で正しいのはどれか. **2つ選べ**.
a　プラークコントロールレコードをとり, 清掃度の到達目標を決める
b　健康歯肉のスライドを見せ, 自分の歯肉との相異点を観察させる
c　プラークを位相差顕微鏡で観察し, 専門用語も理解させる
d　歯磨きの大切さを説明し, 毎日必ず 10 分以上は磨くように指導する

〈状況設定問題〉
対象の把握法

17 78 歳男性. 口腔清掃について家族から相談された. BDR 指標での評価を下に示す.
適切な指導内容はどれか. **2つ選べ**.

B	□自立	☑一部介助が必要	□全介助が必要	□不能
D	□自立	□一部介助が必要	☑全介助が必要	□不能
R	☑自立	□一部介助が必要	□全介助が必要	□不能

a　唾液の吸引装置を準備する
b　清掃前に介助者が義歯を外す
c　介助者が常に歯ブラシを把持する
d　最後に介助者が磨き残しの部分を清掃する

〈状況設定問題〉
対象把握

18 現病歴の説明で正しいのはどれか. **1つ選べ**.
a　具体的な来院動機
b　過去における健康状態
c　発症から現在までの進行状況
d　家族および近親者の健康状態

情報収集

19 ネグレクトの場合, 口腔内に認められることがある所見はどれか. **2つ選べ**.
a　扼痕
b　索状痕
c　強い口臭
d　ランパウントカリエス

全身状態の把握

20 OHI について正しいのはどれか. **2つ選べ**.
a　最小値は 0, 最高値は 16 である
b　歯肉縁下歯石は評価対象とならない
c　6 歯群に分けて判定する
d　歯垢指数と歯石指数に分けられる

プラーク・歯石の指数

21 OHI-S の診査部位について正しいのはどれか. **2つ選べ**.
a　上顎臼歯部は通常, 第一大臼歯頬側を観察する
b　特定歯として $\frac{6\ |\ 6}{1\ |\ 1}$ の 4 歯を観察する
c　中切歯が欠損の場合は順次遠心位にある歯を観察する
d　第一大臼歯が存在しない場合は順次遠心位にある歯を観察する

プラーク・歯石の指数

22 OHI と OHI-S について正しいのはどれか．**2つ選べ**.

プラーク・歯石の指数

  a OHI は，Debris Index と Calculus Index の和をいう

  b OHI は $\dfrac{6\ 1\ |\ 6}{1\ |\ 6\ 6}$（唇頬側）$\overline{6\,|\,6}$（舌側）を測定する

  c OHI の最高値は 12 であり，OHI-S の最高値は 8 である

  d OHI-S は短時間で実施できるので，集団調査に適している

23 OHI と OHI-S について正しいのはどれか．**2つ選べ**.

プラーク・歯石の指数

  a OHI は全歯面の得点の平均で表現される

  b OHI-S は 6 歯を対象とし，その唇頬側のみを観察する

  c ともに歯垢指数と歯石指数に分けられる

  d 歯面における歯垢や歯石のつき方のひろがりを観察する

24 口腔清掃状態を評価する指標と結果の最高点の値の組合せで正しいのはどれか．**2つ選べ**.

プラーク・歯石の指数

      指標   最高点

  a PHP   6 点

  b OHI-S   6 点

  c OHI   10 点

  d PℓI   3 点

25 O'Leary の PCR について正しいのはどれか．**2つ選べ**.

プラーク・歯石の指数

  a 歯肉炎の状態を表すものである

  b 1 歯につき 5 面のプラークを観察する

  c すべての歯について，プラークを観察する

  d 歯頸部のプラークの有無で判定する

26 O'Leary の PCR について正しいのはどれか．**2つ選べ**.

プラーク・歯石の指数

  a 咬合面の歯垢の有無も評価する

  b 歯肉に接している歯垢の有無を調べる

  c 個人の動機づけに適する

  d 指数 $= \dfrac{歯垢の付着している歯面の合計}{被検歯数の合計} \times 100$（％）

27 O'Leary の PCR のチャートを示す．必要な指導はどれか．**2つ選べ**.

プラーク・歯石の指数

  a 舌ブラシについて

  b 歯磨剤の選択について

  c デンタルフロスについて

  d 歯間ブラシについて

第4章

歯科保健指導論

28 ある人の歯垢付着量を OHI の基準で評価したものである．下記の表を用いて OHI-S を求めよ．1 つ選べ．

〈状況設定問題〉
プラーク・歯石の指数

Debris Index（歯垢付着状況指数）

上顎	唇頬側	2	2	2	1	1	1	1	1	1	1	1	1	2	2
	口蓋側	3	2	2	2	1	1	1	1	1	1	1	2	2	3
	歯種	7	6	5	4	3	2	1	1	2	3	4	5	6	7
下顎	舌側	2	2	2	2	3	3	3	3	3	3	1	1	1	2
	唇頬側	1	1	1	1	1	1	1	1	2	2	1	1	2	2

Calculus Index（歯石付着状況指数）

上顎	唇頬側	2	2	1	1	1	1	1	1	1	1	2	1	1	2
	口蓋側	2	2	1	1	2	3	3	3	3	3	2	2	2	2
	歯種	7	6	5	4	3	2	1	1	2	3	4	5	6	7
下顎	舌側	2	2	2	1	2	3	3	3	3	2	2	2	3	3
	唇頬側	1	1	1	1	1	1	1	1	1	1	1	2	1	1

a　2.8

b　4.8

c　3.3

d　5.4

29 下記の OHI 検出個票から OHI を算出した場合正しいのはどれか．1 つ選べ．

プラーク・歯石の指数

		歯　垢			歯　石		
		右臼歯部	前歯部	左臼歯部	右臼歯部	前歯部	左臼歯部
上顎	唇頬側	2	1	1	1	0	1
	口蓋側	2	2	1	2	3	2
下顎	舌側			1			1
	唇頬側			2			2

a　4

b　6

c　8

d　12

30 口腔清掃の自立度を表す指標はどれか．1 つ選べ．

その他の指標

a　TBI

b　RSST

c　ADL

d　BDR

2. 集団・組織・地域

キーワード

31 プリシード・プロシードモデルで，まず行うのはどれか．1つ選べ．

プリシード・プロシードモデル

  a 行動・環境診断

  b 社会診断

  c 参与観察

  d 疫学診断

32 大規模災害が発生した．支援活動をはじめるにあたり，まず行うことはどれか．1つ選べ．

災害支援

  a 口腔ケアの実施

  b 歯科相談窓口の設置

  c 歯口清掃用具の配布

  d 被災者に関する情報収集

第4章

歯科保健指導論

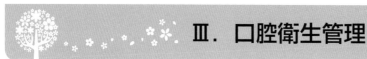

1. 基礎知識

🔑キーワード

1 次のうち正しいのはどれか. 1つ選べ.

  a 歯ブラシの規格は JAS 規格による

  b 使用感による歯ブラシの毛の硬さと表示は一致する

  c 歯ブラシの刷毛の硬さは毛の太さに反比例し,毛の長さに比例する

  d 歯ブラシの刷毛部は,一般的にやや小さめで薄めのものが望ましい

歯ブラシ

2 歯ブラシの保管と管理方法について正しいのはどれか.1つ選べ.

  a 1週間に1度,熱湯消毒を行う

  b 歯ブラシは,毛先を傷めないように弱い水流で水洗する

  c 洗浄後は,よく水切りをして風通しのよい場所に保管する

  d 歯ブラシの交換は,少なくとも6カ月に1回は必要である

歯ブラシ

3 歯ブラシの毛先が最も細いのはどれか.1つ選べ.

  a 平滑カット

  b ラウンド毛

  c テーパード毛

  d スーパーテーパード毛

歯ブラシ

4 音波歯ブラシについて正しいのはどれか.1つ選べ.

  a 補綴歯周辺には使用できない

  b 振動数は電動歯ブラシより少ない

  c 歯周ポケット内の清掃効果が期待できる

  d 手用歯ブラシのように毛先を歯面に当てて軽く動かして使用する

歯ブラシ

5 各種デンタルフロスの特徴について正しいのはどれか.2つ選べ.

  a ワックスタイプはフッ化物塗布時に使用する

  b アンワックスタイプはフィラメントが広がりやすい

  c スポンジ状フロスは唾液に触れるとスポンジ状になる

  d スーパーフロスはフロススレッダーにつけて使用する

デンタルフロス

6 空隙が小さい歯間部隣接面で清掃効果の高い歯間部清掃用具はどれか.1つ選べ.

  a タフトブラシ

  b ラバーチップ

  c トゥースピック

  d デンタルフロス

歯間部清掃用具

7 歯間ブラシの毛の形態を図に示す．シリンダータイプはどれか．1つ選べ．

歯間ブラシ

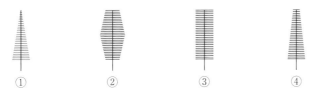

① ② ③ ④

a ①

b ②

c ③

d ④

8 タフトブラシの特徴について正しいのはどれか．2つ選べ．

タフトブラシ

a 植毛は複数束のものが多い

b 毛の硬さを選ぶことができる

c ブラシ先端が山型と平型のものがある

d 歯間空隙の広さに合わせたサイズがある

9 口腔粘膜用ブラシの特徴について正しいのはどれか．2つ選べ．

口腔粘膜用ブラシ

a 密毛である

b プラーク除去効果が高い

c 硬い毛が植毛されている

d 孤立歯とその周辺の使用に適している

10 歯磨剤の基本成分とその作用について正しいのはどれか．1つ選べ．

歯磨剤

a リン酸水素カルシウム―――研磨剤

b ラウリル硫酸ナトリウム――粘結剤

c グリセリン――――――――発泡剤

d アルギン酸ナトリウム―――湿潤剤

11 歯磨剤に含まれている薬効成分でう蝕予防を目的とするものはどれか．1つ選べ．

歯磨剤

a 塩化ナトリウム

b 乳酸アルミニウム

c グリチルリチン酸

d モノフルオロリン酸ナトリウム

12 洗口液について正しいのはどれか．1つ選べ．

洗口液

a 歯磨きの代わりになる

b 研磨剤が含まれている

c 医療法の規制を受けている

d 洗口液使用後は水でうがいをしない

2. 指導の要点

13 口腔清掃自立度（BDR 指標）について正しいのはどれか．1 つ選べ．

   a　BDR 指標の項目は，歯磨きと義歯着脱の 2 項目である

   b　歯磨き状況としては，有効性と習慣性の 2 つで判定する

   c　日常生活での口腔清掃のアセスメント評価に用いられる

   d　自立度は，自立か全介助かで判定する

14 TCI（Tongue Coating Index）による口腔衛生状態不良の検査について正しいのはどれか．2 つ選べ．

   a　専用測定器を使用する

   b　舌表面を 6 分割して評価する

   c　舌苔の付着程度を 3 段階で評価する

   d　合計スコア 10 点の評価は，口腔衛生状態不良である

15 歯周病のリスクが高い患者への指導で，セルフケアの技術獲得を目的とするのはどれか．2 つ選べ．

   a　禁煙指導

   b　食生活の改善指導

   c　口腔清掃用具の使用法

   d　適切な口腔清掃用具の選択

16 歯周ポケット内の清掃を目的として行うブラッシング法はどれか．1 つ選べ．

   a　バス法

   b　フォーンズ法

   c　チャーターズ法

   d　スティルマン改良法

17 歯ブラシの毛先を用いるブラッシング法はどれか．2 つ選べ．

   a　バス法

   b　フォーンズ法

   c　チャーターズ法

   d　スティルマン法

18 スティルマン改良法を示す図はどれか．１つ選べ．

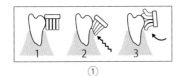
①

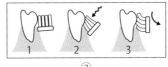
②

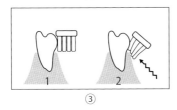
③

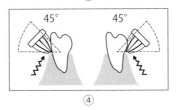
④

a ①

b ②

c ③

d ④

19 誤ったブラッシングにより生じる症状はどれか．２つ選べ．

a スティップリング

b ステッキー・フィッシャー

c スティルマンのクレフト

d マッコールのフェストゥーン

20 歯ブラシのネックの形態について正しいのはどれか．２つ選べ．

a 基本形態はカーブネックである

b ブラッシング圧の伝わり方に影響する

c ロングネックは最後臼歯部への到達性を高める

d ストレートネックはブラッシング圧を緩和する

21 口腔清掃用具と用途の組合せで正しいのはどれか．１つ選べ．

a 電動歯ブラシ————ベンチュリー効果————歯周ポケット

b 歯間ブラシ————歯冠部の清掃————ブリッジ

c ラバーチップ————マッサージ効果————歯間乳頭部

d ワンタフトブラシ——キーリスク部位の清掃——ブリッジ基底面

22 口腔清掃用具について正しいのはどれか．１つ選べ．

a スポンジブラシは，主に舌苔除去に使用する

b タフトブラシは，歯間空隙が小さい場合に用いる

c 舌ブラシは，口臭の予防や味覚の亢進に効果がある

d ジェット水流洗口器は，歯周ポケット内の付着性プラークの除去に有効である

㉓ 挿入方法が正しいのはどれか. **2 つ選べ**.

その他の清掃方法

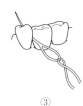
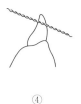

①　　　　　②　　　　　③　　　　　④

歯間ブラシ　　ラバーチップ　　フロススレッダー　　デンタルフロス

a　①
b　②
c　③
d　④

㉔ フロッシングについて正しいのはどれか. **2 つ選べ**.

デンタルフロス

a　コル部位のプラーク除去に使用する
b　フロスは歯肉溝内まで挿入して使用する
c　フッ化物歯面塗布前には, ワックスタイプを使用する
d　接触点への挿入は, フロスを近遠心方向にスライドさせながら行う

㉕ 歯間ブラシの使い方で正しいのはどれか. **1 つ選べ**.

歯間ブラシ

a　矯正装置の周囲には使用しない
b　爪楊子と同様に使用するよう伝える
c　歯間空隙の大きさに合わせて選択する
d　マッサージも兼ねているので少し力を加える方が有効である

㉖ 舌の清掃について正しいのはどれか. **1 つ選べ**.

舌ブラシ

a　舌苔はなるべく一度に取る
b　舌尖から舌根方向にブラシを移動させる
c　硬めの歯ブラシでやさしく擦り取る
d　舌が乾燥している場合は, 水や保湿剤などで湿らせた後に行う

㉗ 口腔粘膜用ブラシの使用目的について正しいのはどれか. **2 つ選べ**.

口腔粘膜ブラシ

a　ステイン除去
b　口腔粘膜のマッサージ
c　歯肉の炎症部位の清掃
d　歯面に付着したプラークの除去

㉘ フッ化物配合歯磨剤の使用について正しいのはどれか. **1 つ選べ**.

フッ化物配合歯磨剤

a　1 日 1 回使用すればよい
b　洗口は 2 回行う
c　磨く前に歯磨剤を歯面全体に広げる
d　フッ化物配合歯磨剤を使用後にすぐ飲食をしてもよい

㉙ 保湿剤の使用法の指導で正しいのはどれか．2つ選べ．

    a　対象者に風味の嗜好を確認する

    b　ジェルタイプは口腔内に厚く塗布する

    c　液体タイプは適量を口に含み，1分間すすぎ吐き出す

    d　スプレータイプはうがいができないときに効果的である

保湿剤

㉚ 義歯洗浄剤使用の指導について正しいのはどれか．2つ選べ．

    a　1週間に1度の使用

    b　超音波洗浄器の推奨

    c　使用前後の機械的清掃の必要性

    d　どの種類も使用方法の指導は一定にする

義歯洗浄剤

3. 対象別の指導

🔑キーワード

㉛ 乳幼児のブラッシング指導で正しいのはどれか．1つ選べ．

    a　力を入れて短時間で磨くよう指導する

    b　保護者が磨く場合は，対面磨きをする

    c　下顎乳臼歯部の咬合面や隣接面の清掃法を指導する

    d　3，4歳児は自分では十分に磨けないので，最初から保護者が磨くよう指導する

乳幼児期の歯科保健指導

㉜ 2歳児へのブラッシング指導上の留意点で正しいのはどれか．1つ選べ．

    a　後半には乳歯の萌出が完了し，前歯のう蝕が増加する

    b　後半には乳歯の萌出が完了し，臼歯のう蝕が増加する

    c　指しゃぶりを行っている場合には中止するように指導する

    d　う蝕予防のための積極的な口腔衛生管理は3歳以降でよい

幼児期の歯科保健指導

㉝ 3歳児への歯科保健指導上の留意点で正しいのはどれか．2つ選べ．

    a　乳前歯のう蝕が増加しはじめる時期である

    b　食事において十分よくかんで食べるように努めさせる

    c　歯口清掃は自分でやりたがるので，保護者は関与しない

    d　摂取量が多くなり食べ物の種類が増えてくるが，偏食を起こしやすい

幼児期の歯科保健指導

㉞ 学齢期の歯科保健指導について正しいのはどれか．1つ選べ．

    a　歯間ブラシの使い方を指導する

    b　硬い食品，繊維性の食品は避けるよう指導する

    c　う蝕を予防するために規則正しい生活を送るよう指導する

    d　デンタルフロスの使用方法は，歯肉を傷つけるため指導しない

学齢期の歯科保健指導

㉟ 56 歳の男性．定期検診で来院．前歯部唇側の歯肉が肥厚し，プロービング時に出血，小臼歯舌側から排膿がある．臼歯部や舌側にプラークが残存．電動歯ブラシを毎日使用しているのできれいになったと電動歯ブラシを持参している．指導する内容はどれか．2 つ選べ．

〈状況設定問題〉
成人期の歯科保健指導

  a　歯肉肥厚の原因
  b　電動歯ブラシ操作の確認
  c　電動歯ブラシの使用中止
  d　手用歯ブラシだけでのプラーク除去

㊱ 75 歳の女性．下顎に部分床義歯が入っている．鉤歯付近から出血があると来院した．毎食後，義歯と自分の歯を磨いているということである．この患者への口腔清掃指導で正しいのはどれか．2 つ選べ．

〈状況設定問題〉
老年期の歯科保健指導

  a　クラスプの磨き方を指導する
  b　歯頸部や粘膜の清掃法を指導する
  c　食後のブラッシングの必要性を指導する
  d　歯ブラシの毛は硬めのものを選ぶよう指導する

㊲ 18 歳の女性．口腔内の観察で，歯肉退縮の傾向があり|2　3 部歯肉にフェストゥーンやクレフトがみられる．一部，歯面の摩耗も始まっている．この患者へのブラッシング指導で正しいのはどれか．2 つ選べ．

〈状況設定問題〉
誤ったブラッシングに対する指導

  a　歯ブラシの選択
  b　歯磨剤使用の継続
  c　歯ブラシの保管方法
  d　歯磨き圧の調整（毛先磨きの理解）

㊳ 義歯の手入れ方法について正しいのはどれか．1 つ選べ．

義歯の清掃

  a　清掃時には，研磨剤の入った歯磨剤で磨く
  b　洗うときは水を張った洗面器などの上でていねいに取り扱う
  c　沈着物付着物がつきやすいので，硬いブラシで力を入れて磨く
  d　クラスプの周辺は清掃が難しいので化学洗浄のみで清掃を行う

㊴ 口臭改善のために行う指導で適切なのはどれか．2 つ選べ．

口臭に関する指導

  a　嚥下訓練
  b　舌ブラシの使用法
  c　洗口液の選択方法
  d　歯面清掃のみの指導

㊵ 口腔乾燥症の方への指導で適切なのはどれか．2 つ選べ．

口腔乾燥に関する指導

  a　保湿剤の説明
  b　口呼吸の推進
  c　内服薬の把握
  d　食事摂取時間の短縮

41 妊産婦へのブラッシング指導上の留意点で正しいのはどれか．1つ選べ．

 a 決まった時間にブラッシングするよう指導する

 b つわりの時期には，口腔清掃をしないように指導を行う

 c 生まれてくる子どもの歯科保健指導は，出産後に行うのがよい

 d 妊娠中は体調や精神状況が変化しやすいため，状況に応じた指導を行う

妊産婦期の歯科保健指導

42 脳卒中で片麻痺となった人へのブラッシング指導で適切なのはどれか．1つ選べ．

 a 介助者主体の指導をする

 b 顎関節の病変に気をつける

 c 機能訓練の1つとして行ってもらう

 d 麻痺側への口腔清掃は指導しなくてよい

要介護高齢者の歯科保健
指導

43 肢体不自由者へのブラッシング指導で正しいのはどれか．1つ選べ．

 a 介助者や指導員への指導は必要ない

 b がんばって歯磨きをするように指導する

 c できるだけ緊張のない姿勢を選んで行う

 d 歯ブラシは執筆状に把持するよう指導する

障害者の歯科保健指導

44 長期に寝たきり状態にある要介護高齢者の口腔ケアで正しいのはどれか．2つ選べ．

 a 片麻痺がある場合は，麻痺側を下にする

 b 歯ブラシの把持力低下には，把柄部を細めにする

 c 歯磨き・洗口・洗浄が困難な場合は，口腔清拭を行う

 d 食物残渣が多い場合は，摂食・嚥下機能の障害を疑う

要介護高齢者の歯科保健
指導

45 天災・事故・戦争などの命が脅かされるような出来事が原因で生じる精神疾患はどれか．1つ選べ．

 a PTSD

 b 自閉症

 c 精神遅滞

 d アルツハイマー型認知症

大規模災害被災者

第4章

歯科保健指導論

1．基礎知識

🔑キーワード

1 喫煙の害について正しいのはどれか．2つ選べ．

生活習慣の把握，喫煙習慣

a　口腔疾患の罹患率は低い

b　ニコチンは依存性をつくりだす物質である

c　全身の健康には影響がない

d　歯周病の発症にも関係が深い

2 ①～④は離乳期に摂食嚥下機能を獲得する段階の特徴的な動きである．成長に伴い観察される順序はどれか．1つ選べ．

摂食時の口腔周囲の動き

　　①嚥下時に下唇が内転する

　　②口唇の形を意識的に変える

　　③左右の口角が交互に伸縮する

　　④口唇を随意に閉鎖する

a　①──→④──→②──→③

b　①──→④──→③──→②

c　④──→①──→②──→③

d　④──→①──→③──→②

3 唾液分泌量の減少を伴う非感染性疾患（NCDs）はどれか．1つ選べ．

非感染性疾患　NCDs

a　肺炎

b　糖尿病

c　白血病

d　オーラルジスキネジア

4 健康寿命を縮める原因となる生活習慣病はどれか．2つ選べ．

生活習慣病

a　C型肝炎

b　AIDS

c　肥満

d　高血圧

2．指導の要点

🔑キーワード

5 喫煙者の歯周組織について非喫煙者と比較して正しいのはどれか．1つ選べ．

生活習慣病

a　歯肉出血は少ない

b　歯槽骨の吸収度は小さい

c　アタッチメントの喪失は小さい

d　歯周治療の予後がよい

6 45歳男性．半年に一度の定期歯科健診のため来院した．通院開始から3年間，喫煙による悪影響と禁煙によるメリットについて説明してきた．今回初めて禁煙を考え，1カ月以内に開始したいという．現在は1日20本吸っており25年間の喫煙経験がある．
この男性への禁煙支援で**適切でない**のはどれか．1つ選べ．

a　喫煙関連品の処分を勧める
b　禁煙開始日を本人に決めさせる
c　タバコによる歯面の着色を除去する
d　ニコチン濃度の低いタバコを紹介する

〈状況設定問題〉
禁煙支援

7 禁煙支援について正しいのはどれか．**2つ選べ**．

a　喫煙をやめるように説得する
b　喫煙の健康影響について説明する
c　他職種とのチームアプローチで行う
d　日本では，薬物治療は認められていない

禁煙支援

8 禁煙ステージとその支援との関係で正しいのはどれか．1つ選べ．

a　無関心期──灰皿，ライターなどの処分を促す
b　関心期───具体的方法を提示し，禁煙の実行を促す
c　準備期───動機づけの強化を行う
d　実行期───禁煙開始日を決定し，禁煙宣言など決意を示させる

禁煙指導

9 喫煙を習慣とする40歳男性．今は禁煙を考えていないという．初回の指導で適切なのはどれか．1つ選べ．

a　喫煙関連用品の処分を促す
b　禁煙開始日を一緒に決定する
c　禁煙後の離脱症状を説明する
d　歯周病と喫煙との関連性を説明する

〈状況設定問題〉
禁煙指導

10 禁煙支援における喫煙者の行動変容を下に示す．正しい組合せはどれか．1つ選べ．

禁煙ステージ

①期──→関心期──→②期──→実行期──→③期

	①	②	③
a	準備	維持	無関心
b	維持	無関心	準備
c	無関心	準備	維持
d	無関心	維持	準備

禁煙指導

第4章

歯科保健指導論

3. 対象別の指導

⓫ 栄養指導のすすめかたについて正しいのはどれか．**2つ選べ**．

a　日常生活での食事の記録をとって分析する

b　甘味食品の摂取回数や食べ方を調べる

c　食品の硬さの要素には注意しなくてもよい

d　フィードバックする必要はない

食生活指針

⓬ 5歳児．保護者とともに，う蝕の進行と甘味嗜好を心配して来院．口腔内診査の結果プラークが多量に付着している．間食はキャンディーやチョコレートなどのお菓子が多く食事全体に対する総エネルギー量の割合が30％を占めている．

本人と保護者への食生活指導として正しいのはどれか．**2つ選べ**．

a　プラークの付着が多いので繊維性豊富な野菜の摂取をすすめる

b　間食の選び方を食品模型を使用して指導する

c　甘味嗜好を改善するために糖質をすべて代用甘味料に替える

d　間食が占めるエネルギー量は適正であると伝える

〈状況設定問題〉
食生活指針

⓭ 76歳の女性．在宅歯科治療で上下総義歯を作り替えた．介護者より，最近，食欲がおちていると相談があった．義歯は合っており，口腔内に問題はない．義歯にはプラークや食物残渣もほとんどなく，粘膜もきれいであった．現在の食形態は，普通食である．

食生活指導で正しいのはどれか．**2つ選べ**．

a　食欲が戻るまで，すべてミキサー食にするとよい

b　間食に甘味食品をとりすぎていないか質問する

c　良質のタンパク質を十分摂取できるメニューをすすめる

d　栄養の摂取が第一であるので季節感にはとらわれなくてよい

〈状況設定問題〉
食生活指針

V．食生活指導

1．基礎知識

🔑キーワード

1 炭水化物はどれか．1つ選べ．

a　クロム

b　グアニン

c　グルコース

d　グリセロール

栄養素

2 不飽和脂肪酸はどれか．2つ**選べ**．

a　ラウリン酸

b　ステアリン酸

c　アラキドン酸

d　エイコサペンタエン酸

栄養素

3 特定保健用食品の説明で**誤っている**ものはどれか．1つ選べ．

a　消費者庁が認可した食品に表示される

b　国際トゥースフレンドリー協会が認可した食品に表示される

c　特定の保健の効果が科学的に証明されている

d　う蝕予防のための食品の選択に役立つ

う蝕予防のための食品の選択方法

4 食品に使用されているう蝕抑制の効果のあるものはどれか．2つ**選べ**．

a　スクロース

b　スクラロース

c　トレハロース

d　マルチトール

う蝕予防のための食品の選択方法

5 歯に関する「トクホ」マークの許可内容で**誤っている**のはどれか．1つ選べ．

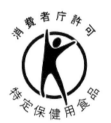

a　消費者庁が認めた特定保健用食品である

b　歯を丈夫で健康にする食品である

c　むし歯の原因になりにくい食品である

d　pHを5.7以下に低下させない食品である

う蝕予防のための食品の選択方法

6 保健機能食品につけられる表示やマークで，う蝕予防に**関係しない**のはどれか．1つ選べ．

a　トクホマーク

b　歯に信頼マーク

c　ヘルスクレーム

d　特別用途食品マーク

う蝕予防のための食品の選択方法

7 特定保健用食品（トクホ）で正しいのはどれか. **2 つ選べ**.

   a　おなかの調子を整える食品

   b　コレステロールが低めの人向けの食品

   c　ビタミンの吸収を助ける食品

   d　血圧が高めの人向けの食品

う蝕予防のための食品の選択方法

8 食生活の問題とその対策との組合せで正しいのはどれか. **1 つ選べ**.

   a　カルシウムの不足──チーズ，小魚の摂取

   b　食物繊維の不足───酢，レモンの旨味

   c　食塩摂取量の増加──野菜飲料の摂取

   d　運動量の低下────甘味料の摂取

食生活指導

9 子どもの朝食欠食について正しいのはどれか. **2 つ選べ**.

   a　ビタミン，ミネラルが不足傾向になる

   b　朝食欠食の背景の 1 つには夜型生活習慣がある

   c　集中力や記憶力の低下などとは関連しない

   d　家庭環境や社会環境などの変化は影響しない

食生活の把握

10 間食について正しいのはどれか. **2 つ選べ**.

   a　間食＝おやつ＝菓子である

   b　幼児食は，一般に 1 日主食 3 回，間食 1〜2 回が必要とされている

   c　含糖清涼飲料水の摂取頻度を少なくする

   d　間食は，食事全体の総摂取カロリーの 30％程度にする

食生活の把握

11 国民健康・栄養調査について正しいのはどれか. **2 つ選べ**.

   a　食事バランスガイドを用いて調査を行う

   b　厚生労働省が行う全国調査である

   c　調査周期は 6 年に 1 回である

   d　調査項目に国民の身体状況調査がある

食生活指針

12 食事摂取基準について正しいのはどれか. **1 つ選べ**.

   a　脂肪エネルギー比率は，年齢が高いほど低い傾向にある

   b　食塩摂取量の年次推移は，ここ 10 年来増加傾向にある

   c　食塩摂取量は年齢とともに減少する傾向にある

   d　動物性脂肪と植物性脂肪の摂取量の比は 2：1 が望ましい

食生活の把握

13 食事摂取基準について正しいのはどれか. **2 つ選べ**.

   a　健康な個人のみを対象とする

   b　個人のエネルギー摂取量の適否は BMI で評価する

   c　脂肪エネルギー比率は 10〜15％程度が望ましい

   d　エネルギーおよび各栄養素の摂取量の基本を示す

食生活の把握

14 食物摂取に関する日本人の健康目標で正しいのはどれか．1つ選べ．

a　適正体重を維持している人の増加

b　脂肪エネルギー比率の増加

c　食塩摂取量の増加

d　サプリメントの摂取量の減少

15 対象別食生活指針において**誤っている**のはどれか．1つ選べ．

a　乳児期は，食事を通してスキンシップを大切にする

b　幼児期は，食事のリズムを規則的にする

c　学童期は，1日3食バランスのよい食事をする

d　思春期は，ダイエットによい食事をする

16 食事バランスガイドにおける主菜はどれか．1つ選べ．

a　ごはん

b　きのこ

c　チーズ

d　卵，大豆料理

17 ビタミン欠乏と疾患の組合せで正しいのはどれか．2つ**選べ**．

a　ビタミン A――出血傾向

b　ビタミン B_1――悪性貧血

c　ビタミン C――壊血病

d　ビタミン D――歯の成長障害

18 低栄養状態の指標となるのはどれか．2つ**選べ**．

a　血糖値

b　BMI

c　HbA1c 値

d　血清アルブミン値

2. 指導の要点

19 物理的食感（テクスチャー）に影響する食品の性質はどれか．2つ**選べ**．

a　硬さ

b　旨み

c　粘着性

d　香り

20 咀嚼の目的で正しいのはどれか．2つ**選べ**．

a　食物の消化・吸収を助ける

b　生命維持に必要な栄養素を摂取する

c　義歯による食感を支援する

d　歯根膜センサーの働きをみる

21　「よくかむこと」の効用で**誤っている**のはどれか．1 つ選べ．

　　a　栄養素の吸収を助ける

　　b　胃腸の働きを促進する

　　c　食物の良し悪しがわかる

　　d　唾液の分泌を促進する

22　代用甘味料について**誤っている**のはどれか．1 つ選べ．

　　a　う蝕予防効果がある

　　b　砂糖に比べてかなり安価である

　　c　加熱により甘味が減少するものもある

　　d　肥満や糖尿病の予防・治療になる

23　代用甘味料の目的で**誤っている**のはどれか．1 つ選べ．

　　a　う蝕予防

　　b　糖尿病患者のインスリン節約

　　c　タンパク質の欠乏防止

　　d　肥満防止

24　代用甘味料の組合せで正しいのはどれか．1 つ選べ．

　　a　パラチノース―――糖アルコールの中で最も甘い

　　b　ソルビトール―――りんごの蜜

　　c　アスパルテーム――化学合成系甘味料

　　d　サッカリン――――日本で開発された糖質系甘味料

25　栄養と口腔保健の関係で正しいのはどれか．2 つ選べ．

　　a　ビタミンＣの欠乏は，歯肉の腫脹，出血などを引き起こす

　　b　野菜類や粗繊維の摂取が少ないと歯周疾患の発生率が高い

　　c　耐酸性の強い歯の形成はリンの摂取量によって決定される

　　d　カルシウム・リン・マグネシウムは軟組織の構成材料である

26　食品の潜在脱灰能を求める要素はどれか．2 つ選べ．

　　a　口腔内残留時間

　　b　食品の糖質量

　　c　プラーク形成能

　　d　摂取中の作用時間

27　食品のう蝕誘発能指数（CPI）を求める要素で**ない**ものはどれか．1 つ選べ．

　　a　プラーク形成能

　　b　酸産生能

　　c　細菌数

　　d　摂取中の作用時間

28 キシリトールの特徴で正しいのはどれか．2つ**選べ**.

   a　非糖質系甘味料である

   b　砂糖とほぼ同じ甘味度である

   c　エネルギー値は 8 kcal/g である

   d　大量に摂取すると下痢を起こしやすい

29 糖アルコールの性質で**誤っている**のはどれか．1つ**選べ**.

   a　不溶性グルカンが生成されずプラークでの酸産生の材料にもならない

   b　消化管での吸収が早く低カロリーである

   c　多量に摂取すると一過性の下痢を起こす

   d　水に溶けると吸熱反応を起こし口の中でひんやりとした清涼感を与える

3. 対象別の指導

30 幼児期の食生活について正しいのはどれか．2つ**選べ**.

   a　甘味嗜好に偏らないためにできるだけ "うす味" の食べ物を与える

   b　間食回数はむし歯の発生や進行とは関係がない

   c　幼児期の食生活と顎の発達に関連はない

   d　夕食後は水分補給のほかは飲食物を与えないようにするとよい

31 乳幼児の保健指導で正しいのはどれか．2つ**選べ**.

   a　離乳をできるだけ遅らせ母乳を与えるよう指導する

   b　糖質は絶対に控えるよう指導する

   c　タンパク質とカルシウムの不足に注意する

   d　離乳食は食物の形態・物性に注意する

32 離乳について適切なものはどれか．2つ**選べ**.

   a　離乳開始時期は生後 3 カ月になったころからである

   b　離乳食は，子どもの様子をみながら 1 さじずつ与える

   c　離乳の開始条件は，上下の AB が萌出完了後である

   d　離乳の完了は生後 12 カ月から 18 カ月ころである

33 幼児のう蝕予防のための食生活指導で好ましいのはどれか．2つ**選べ**.

   a　糖分はできるだけ食事の時にとるようにする

   b　間食の摂取回数は，う蝕罹患状況に影響があることを指導する

   c　食品のもつ潜在脱灰能は，おやつの選定の指標とはならない

   d　就寝前に甘味食品をとることとう蝕罹患とは関係がないと伝える

代用甘味料

代用甘味料

🔎キーワード

食生活の把握

ライフステージと食育

ライフステージと食育

ライフステージと食育

第4章

歯科保健指導論

34 1歳6カ月児健診で，ボトルカリエスのある子どもの母親に保健指導をするようにいわれた．現在でも就寝前に哺乳ビンで含糖飲料を飲みながら寝るとのことである．
母親への食生活指導で正しいのはどれか．2つ選べ．
a　哺乳ビンによる含糖飲料摂取はう蝕と関係がないと説明する
b　甘味飲食物の摂取回数とう蝕の関係について指導する
c　哺乳ビンの含糖飲料水を水やお茶にするようすすめる
d　含糖飲料でも甘みが弱ければう蝕の心配はないと伝える

〈状況設定問題〉
ライフステージと食育

35 要介護高齢者の望ましい食生活について正しいのはどれか．2つ選べ．
a　季節感を取り入れて，食べる意欲をもたせるようにする
b　タンパク質・カルシウム・ビタミン類は十分にとる
c　咀嚼により脳の働きを活発にするので，すべて普通食にする
d　食事の形態は，きざみ食，ミキサー食，ソフト食がよい

障害者・要介助者の
食事介助

36 心身障害児の食事指導について正しいのはどれか．2つ選べ．
a　食事指導は本人だけでなくその保護者にも行うようにする
b　摂食機能の状態に合った調理法を工夫する
c　できるだけ好きな物を好きなだけ与えるようにする
d　食がすすまないときは，無理にでも食べさせるべきである

障害者・要介助者の
食事介助

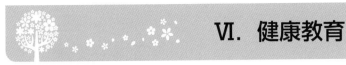

1. 健康教育の要点

1 健康教育について正しいのはどれか．1つ選べ．

　a　講話を主体とする

　b　討論は効果的な方法ではない

　c　参加者相互のグループワークも効果的である

　d　参加者の強制的な参加を促すことが重要である

2 健康教育について正しいのはどれか．1つ選べ．

　a　無関心群は含まれていない

　b　集団を対象にする場合は具体的な内容は入れない

　c　動機づけが大切である

　d　講演会は健康教育に含まれない

3 集団指導の取り組みとして正しいのはどれか．1つ選べ．

　a　個々の問題点を見つけ出して動機づけを行う

　b　個々にバス法やスクラビング法の術式を詳しく説明する

　c　治療の必要性や予防の大切さを理解させることは不可能である

　d　講演会の聞き手に歯周組織の健康観を植えつける媒体を作製する

4 行動変容の段階的変化モデルで「1カ月以内に生活習慣を変える気がある」のはどの時期か．1つ選べ．

　a　無関心期

　b　関心期

　c　準備期

　d　行動期

5 「市町村は，当該市町村が行う地域保健対策が円滑に実施できるように，必要な施設の整備，人材の確保及び資質の向上に努めなければならない」と規定しているのはどれか．1つ選べ．

　a　地域保健法

　b　健康増進法

　c　介護保険法

　d　保健所法

6 WHO が提唱した「人々が自らの健康をコントロールし，改善できるようにするプロセスである」と定義したのはどれか．1つ選べ．

　a　プライマリヘルスケア

　b　ノーマライゼーション

　c　ヘルスプロモーション

　d　トータル・ヘルスプロモーション・プラン（THP）

2.　健康教育の対象

キーワード

7 保育所における健康教育で正しいのはどれか．１つ選べ．

保育所における健康教育

- a　保護者は忙しいので，本人だけの指導でよい
- b　幼児における健康教育は，歯口清掃を十分に行えばよい
- c　３歳を過ぎると自我が芽生え自分でブラッシングできるので，母親の援助は必要ない
- d　幼児の健康教育に，歯磨き，うがい，咀嚼訓練などの内容を入れる

8 保育所や幼稚園で行う健康教育で正しいのはどれか．１つ選べ．

保育所・幼稚園における健康教育

- a　事前にう蝕罹患状況を把握する手段はない
- b　子どもだけが対象である
- c　時間はゆっくりたくさんかけるほど一層効果が上がる
- d　紙芝居や人形劇も併せて行うと効果的である

9 幼稚園で４歳児 20 名の集団に対して歯科保健指導を実施することになった．実施計画の項目と内容との組合せで適切なのはどれか．**２つ選べ**．

幼稚園

- a　指導方法————60 分の講話
- b　使用媒体————ペープサート
- c　現状把握————歯科健康診断結果
- d　指導内容————デンタルフロスの使用方法

10 保護者に離乳食の講話をすることになった．講話の内容で適切なのはどれか．**２つ選べ**．

離乳食

- a　離乳開始は，豆腐くらいの硬さから始めて下さい
- b　生後 5〜6 カ月頃に新しい食品を与えるときは，茶さじ 1 杯ほどから始めて下さい
- c　生後 7〜8 カ月頃は，歯ぐきで潰せるくらいの固さのものを与えて下さい
- d　生後 9 カ月頃から始まる手づかみ食べは，手と口の協調運動であり，摂食機能の発達に重要なものです

11 1 歳 6 カ月児健康診査におけるう蝕罹患型判定区分のうち，「臼歯部および上下顎前歯部にう蝕がある」のはどれか．１つ選べ．

1 歳 6 カ月児健康診査

- a　O_2 型
- b　A 型
- c　B 型
- d　C 型

12 1 歳 6 カ月児歯科健康診査におけるう蝕の危険因子はどれか．１つ選べ．

1 歳 6 カ月児健康診査

- a　哺乳ビンを使用している
- b　牛乳をよく飲む
- c　指しゃぶりをする
- d　母乳を与えていない

13 3 歳児健康診査におけるう蝕罹患型判定区分のうち，「下顎前歯部のみう蝕がある」のはどれか．1 つ選べ．

a　O 型

b　A 型

c　B 型

d　C₁型

3 歳児健康診査

14 学校歯科保健について正しいのはどれか．1 つ選べ．

a　う蝕の原因やその為害性について詳しく説明することが主体となる

b　主に衛生講話式が多い

c　児童本人が何か行動するような内容が効果的である

d　各種ブラッシング法を一通り説明することが重要である

学校保健における
歯科保健指導

15 学校保健について正しいのはどれか．2 つ選べ．

a　教職員の健康の保持増進も含まれる

b　学校保健安全法には学校安全に関する条項がある

c　学校保健活動を推進していくうえでの統括責任者は，市町村教育委員会である

d　学校における健康診断では精密検査を行う

学校保健における
歯科保健指導

16 学校保健における保健教育の内容として適切なのはどれか．2 つ選べ．

a　生活科における保健に関する知識

b　学級における保健指導

c　健康診断

d　学校環境の衛生管理

学校保健における
歯科保健指導

17 学校歯科健康診断における CO の事後処置について正しいのはどれか．1 つ選べ．

a　CO はう歯数に数える

b　CO は処置勧告の対象になる

c　フッ素塗布が有効である

d　口腔内清掃指導は必要ない

学校歯科健康診断

18 学校歯科健康診断における GO の事後処置について正しいのはどれか．1 つ選べ．

a　う蝕治療

b　歯石除去

c　口腔清掃指導

d　フッ化物歯面塗布

学校歯科健康診断

19 事業所の健康教育で正しいのはどれか．2 つ選べ．

a　教育の内容としては，う蝕予防と歯周疾患の予防が中心となる

b　アンケートなどで対象者が関心をもっている話題を話す

c　全身と関係づけた教育は必要ない

d　健康保険組合が行う場合はない

事業所における健康教育

第4章

歯科保健指導論

20 事業所の健康管理で正しいのはどれか．1 つ選べ．　　　　　　　　　　　　産業保健管理

 a　労働安全衛生法に基づいて行われる

 b　常時 10 人以上の労働者を使用する事業者は，衛生管理者を選任しなければ
  ならない

 c　労働衛生管理の基本は「作業管理」と「健康管理」の 2 つである

 d　従業員の健康診断を義務づけている法律はない

21 都道府県の設置する保健所の役割について，正しいのはどれか．1 つ選べ．　　保健所

 a　歯科保健に対する計画の策定

 b　難病，障害者などに対する専門的な歯科保健対策

 c　歯科専門職，ボランティアなどの人材の育成

 d　歯科衛生士の確保

22 保健所について正しいのはどれか．1 つ選べ．　　　　　　　　　　　　　　保健所

 a　保健所法に規定されている

 b　業務を行うために必要な職員の配置は地域保健法で定められている

 c　常勤の専門職は，保健師と栄養士のみの施設が多い

 d　市町村に設置されている

23 市町村保健センターの業務はどれか．1 つ選べ．　　　　　　　　　　　　　市町村保健センター

 a　地域保健に関する調査研究

 b　就学時の歯科健康診断

 c　妊産婦の口腔保健教育

 d　訪問歯科診療

24 1 歳 6 カ月児歯科健康診査において，特にフッ化物塗布の予防処置を受けたほ　　1 歳 6 カ月児健康診査
うがよいことを指導するう蝕罹患型はどれか．1 つ選べ．

 a　O_1 型

 b　O_2 型

 c　A 型

 d　B 型

25 3 歳児健康診査で C_1 と判定が出た．どのような指導を行うか．1 つ選べ．　　3 歳児健康診査

 a　現状維持をするように指導する

 b　哺乳ビンを常用していれば使用をやめるように言う

 c　歯科医院で未処置う蝕の治療をするようにすすめる

 d　ただちに歯科医院で可能なかぎりの未処置う蝕の治療をするようにすすめる

26 歯科衛生士が行う訪問指導の内容として適切なものはどれか，2 つ選べ．　　　高齢者保健における
 　　　　　　　　　　　　　　　　　　　　　　　　　　　　　　　　　　　歯科保健指導

 a　指導の内容は事前に ADL 状態を調べてあらかじめ決めておくとよい

 b　誤嚥を予防する食事介助の方法を指導する

 c　必要に応じて唾液腺マッサージを介助者に指導する

 d　日常的な口腔清掃などのケアを行う

27 義歯を装着している要介護者の訪問指導の内容で正しいのはどれか. 1つ選べ.

　a　義歯の調整方法を介護者に教える

　b　義歯は, 研磨剤の入った歯磨き剤で丁寧に磨くようすすめる

　c　義歯は, 口腔内に入れたまま磨くように指導する

　d　定期的に義歯の状態や適合をチェックしてもらうようにすすめる

28 心身障害者施設における歯科保健指導で正しいのはどれか. 1つ選べ.

　a　個別的な歯科保健指導よりも集団的な健康教育が基本となる

　b　介護者も含めて歯口清掃の術式を理解してもらうことが大切である

　c　本人のみに糖分摂取を含めた専門的な栄養指導を行う

　d　定期的な歯科受診をすすめるよりも, すべてのブラッシング法をマスターするよう指導する

29 介護老人福祉施設で歯科衛生士が行う訪問指導について正しいのはどれか. 2つ選べ.

　a　介護予防のために, 口腔周囲筋や舌の体操を行う

　b　指導前後の感染防御は十分に行う

　c　危険回避のため, 口腔清掃の自立支援は行わなくてよい

　d　体位は, セミファーラー位で行うと最も安全である

30 居宅の80歳の女性から訪問口腔衛生指導の依頼があった. 保健師からの情報は, 足の骨折が原因で日常生活自立度はランクB, 軽度の痴呆症状がみられる. 主な介護者は娘で, 現在同居している.
訪問する歯科衛生士の対応として正しいのはどれか. 1つ選べ.

　a　唾液分泌抑制のある薬を使用していないか聞く

　b　初回訪問時に, 歯科衛生士一人で行う

　c　歯垢染色をして歯磨きの状態を把握する

　d　介護者のみに口腔清掃の必要性の説明を行う

31 BDR指標について正しいものはどれか. 1つ選べ.

　a　判定項目は, 歯磨きと義歯着脱の2つである

　b　口腔清掃の自立度判定基準のことである

　c　栄養状態の判定基準のことである

　d　意識障害レベルのことである

32 障害高齢者の日常自立度ランクBは次のうちどれか. 1つ選べ.

　a　日常生活はほぼ自立している

　b　屋内での生活はおおむね自立しているが, 介助なしには外出しない

　c　日中ベッド上で過ごし, 食事, 排泄, 着替えにおいて介助を要する

　d　屋内での生活は何らかの介助を要し, 日中もベッド上での生活が主体であるが座位を保つことができる

33 片麻痺のある寝たきりの 75 歳男性のところへ，初めて口腔清掃指導に行くことになった．この場合の歯科衛生士の行動で正しいのはどれか．1 つ選べ．

a　事前に ADL を確認する

b　寝たきりであるので，清掃指導は介護者のみに行う

c　側臥位をとる場合は片麻痺側を下にする

d　口腔診査をする

高齢者保健における
歯科保健指導

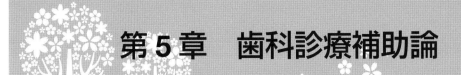

第5章　歯科診療補助論

「令和4年版 歯科衛生士国家試験出題基準」の大項目と本書の該当ページ

Ⅰ. 総　論

1. 概要

🔑キーワード

1 歯科衛生士が行う歯科診療補助で正しいのはどれか．**2つ選べ**．

　a　患者への対面・直接行為である

　b　診療機械は自分で判断して使用する

　c　歯科医師の指示のもとで行う行為である

　d　歯科衛生士法には行為の内容が具体的に規定されている

歯科診療補助の範囲

2 1近心隣接面のう蝕症2度の修復にあたって，歯科衛生士の歯科診療の補助行為として正しいのはどれか．**2つ選べ**．

　a　ラバーダム防湿

　b　軟化象牙質の除去

　c　直接覆髄

　d　歯間分離

歯科診療補助の範囲

3 歯科診療の補助として歯科衛生士が行えるのはどれか．**1つ選べ**．

　a　大臼歯の窩洞形成

　b　バキューム操作

　c　ユージノールセメントによる仮封材の除去

　d　軟化象牙質の除去

歯科診療補助の範囲

4 歯科衛生士の業務で正しいのはどれか．**1つ選べ**．

　a　ブラッシング指導やスケーリングは，歯科衛生士の独占業務である

　b　歯科診療の補助は，看護師・歯科衛生士以外でも行える

　c　歯科衛生士の名称を用いてブラッシング指導が行える

　d　概形印象や精密印象は歯科衛生士が行うことができる

歯科診療補助の範囲

5 歯科衛生士が行うことの**できない**行為はどれか．**1つ選べ**．

　a　テンポラリークラウンの調整

　b　インレー修復の印象採得

　c　スナップ印象採得

　d　充塡物の研磨

歯科診療補助の範囲

6 歯科衛生士が行うことができる行為はどれか．**1つ選べ**．

　a　窩洞の最終仕上げ

　b　スリーウェイシリンジの操作

　c　有床義歯の咬合採得

　d　ブリッジの装着

歯科診療補助の範囲

7 歯科衛生士が行うことの**できない**行為はどれか．1つ選べ．

〈歯科診療補助の範囲〉

a　窩洞の仮封
b　小窩裂溝填塞
c　エックス線撮影
d　矯正装置の撤去

8 歯科衛生士の業務で正しいのはどれか．1つ選べ．

〈歯科診療補助の範囲〉

a　主訴を聞き取り診療録に記入する
b　既往歴を問診票に記入する
c　修復物の咬合調整を行う
d　インレーを合着する

9 歯科衛生士の業務記録について**誤っている**のはどれか．1つ選べ．

〈歯科衛生士の役割〉

a　歯科衛生士法に義務付けられている
b　歯科衛生士として業務の評価に活用できる
c　自分独自の省略語を使用できる
d　秘密保持が義務付けられている

10 歯科治療を行うチーム医療の中で，歯科衛生士が行うものを2つ選べ．

〈チーム歯科医療〉

a　医療面接
b　周術期口腔衛生処置
c　診断
d　う蝕処置

11 在宅訪問歯科診療の際の注意点について正しいのはどれか．1つ選べ．

〈訪問歯科診療〉

a　医療廃棄物は訪問先で廃棄してもらう
b　義歯調整はベッドサイドで行う
c　誤飲・誤嚥に注意する
d　診療前のアセスメントは不要

12 80歳の男性．訪問歯科診療で全部床義歯を装着した．その際の指導として正しいのはどれか．2つ選べ．

〈状況設定問題〉
訪問歯科診療

a　「軟らかいものから食べるようにして下さい」
b　「外す場合は，水の中に入れて保管して下さい」
c　「歯磨剤を付けて磨いて下さい」
d　「入れ歯洗浄剤は必要はありません」

第5章

歯科診療補助論

2.　情報収集

キーワード

全身状態の把握

13 モニターの写真を示す．拡張期血圧の数値はどれか．1つ選べ．

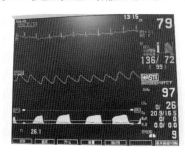

a　79
b　97
c　136
d　72

14 血糖値測定に使用する器具で**誤っている**のはどれか．1つ選べ．

全身の状態の把握

a　血糖自己測定器
b　試験紙（センサー）
c　血液凝固分析器
d　穿刺器具

15 72歳の女性．口腔乾燥を訴えて来院された．所見の結果「唾液が極めて少なく細かい泡がみられる」と診断された．臨床診断基準の評価度数はどれか．1つ選べ．

〈状況設定問題〉
口腔内の把握

a　0度
b　1度
c　2度
d　3度

3.　患者への対応

キーワード

16 23歳の女性．埋伏した下顎左側第三大臼歯の抜歯を行った．この患者に対する指導，説明で正しいのはどれか．1つ選べ．

〈状況設定問題〉
一般的対応

a　すぐに食事をしてもよい
b　うがいを頻繁に行う
c　2〜3日腫れが続く
d　お酒を飲んでもよい

17 高齢者とのコミュニケーションの取り方で正しいのはどれか．**2つ選べ**．　　　高齢者への対応

　　a　話を聞くときは相づちをうつ

　　b　話の途中で適当に中断し，診療の円滑化を優先する

　　c　うるさくないよう，なるべく小さい声で話す

　　d　表情・動作などにも注意し言葉の裏にある感情にも気をつける

18 75歳の患者への応対，誘導について正しいのはどれか．**2つ選べ**．　　　高齢者への対応

　　a　歩行，全身状態を観察し，可能であれば自主的に着座してもらう

　　b　会話の内容は時々フィードバックして確認する

　　c　高齢なので手をひいて誘導し，肩をかして腰かけてもらう

　　d　話がまとまらず時間がかかりすぎる場合は，適当に話を中断させる

19 28歳女性．現在妊娠7カ月である．診療中の体位について正しいのはどれか．　　　〈状況設定問題〉
　　1つ選べ．　　　妊産婦への対応

　　a　座位

　　b　左側を下にした仰臥位

　　c　右側を下にした仰臥位

　　d　腹臥位

20 心疾患患者への対応として正しいのはどれか．**2つ選べ**．　　　心疾患を有する患者への
　　　　　　　　　　　　　　　　　　　　　　　　　　　　　　　　　　　　　　対応

　　a　ペースメーカー装着の有無を確認する

　　b　内服薬があるか尋ねる

　　c　日常の血圧を把握する必要はない

　　d　来院当日の服用薬の確認はしなくてもよい

21 全身疾患をもった患者への対応として正しいのはどれか．**1つ選べ**．　　　全身疾患を有する患者への
　　　　　　　　　　　　　　　　　　　　　　　　　　　　　　　　　　　　　　対応

　　a　糖尿病の患者には，電気メスや根管長測定器の使用は禁忌である

　　b　脳梗塞の患者には，抗凝固剤や血栓溶解剤の服用について必ず問診する

　　c　高血圧の患者に，血圧を降下させるためエピネフリン添加の局所麻酔剤を
　　　　準備しておく

　　d　心筋梗塞の患者が発作を起こした場合に備え，ニトログリセリン舌下錠を
　　　　準備しておく

22 観血処置後の止血に注意が必要な疾患はどれか．**2つ選べ**．　　　全身疾患を有する患者への
　　　　　　　　　　　　　　　　　　　　　　　　　　　　　　　　　　　　　　対応

　　a　脳血管疾患

　　b　橋本病

　　c　全身性エリテマトーデス

　　d　狭心症

23 気管支喘息患者の歯科治療時の対応で正しいのはどれか．**2つ選べ**．　　　気管支喘息を有する患者へ
　　　　　　　　　　　　　　　　　　　　　　　　　　　　　　　　　　　　　　の対応

　　a　発作時に使用する吸入薬の確認

　　b　水平位診療では，ヘッドレストを下げる

　　c　発作の起こりやすい時間帯を避ける

　　d　エアロゾルの吸引に気をつける必要はない

24 ノロウイルス感染者の吐物の処理で**適切でない**のはどれか．1 つ選べ．

   a　使い捨ての防護具を着用する

   b　吐物をペーパータオルで拭き取る

   c　拭き取った吐物は便器に流す

   d　拭き取った後の床は次亜塩素酸ナトリウムで消毒する

全身疾患を有する患者（感染症患者を含む）への対応

25 左側上下肢に麻痺のある 80 歳の女性．訪問歯科診療を行うため，この女性をベッドから車椅子へ移乗させることになった．正しいのはどれか．2 つ選べ．

   a　右側を上に側臥位にさせる

   b　移乗の際，麻痺側に車椅子を寄せる

   c　体幹が左側に傾かないよう注意する

   d　車椅子には，ずり落ちないよう深く座ってもらう

〈状況設定問題〉
車椅子からの移乗

26 80 歳の男性．障害高齢者の日常生活自立度はランク B である．この患者に対する義歯調整の訪問歯科診療時の対応で**誤っている**のはどれか．1 つ選べ．

   a　車椅子への移乗の介助

   b　ポータブルユニットの準備

   c　バイタルサインの測定

   d　フェイスボウの準備

〈状況設定問題〉
通院困難者への対応

4. 診療時の共同動作

🔑キーワード

27 水平位診療の際，補助者の位置・姿勢について**誤っている**のはどれか．1 つ選べ．

   a　補助の位置は 3 時である

   b　身体はできるだけ作業点にまっすぐ向ける

   c　椅子に深く腰かける

   d　術者よりもスツールを 10〜15 cm ほど高くする

補助者の位置と姿勢

28 患者水平位のライティングで正しいのはどれか．2 つ選べ．

   a　ライトの距離は 40〜50 cm にする

   b　ライトの距離は 60〜80 cm にする

   c　下顎の照射はヘッドレストを上げる

   d　上顎の照射はヘッドレストを上げる

ライティング

29 器具の受け渡しで正しいのはどれか．2 つ選べ．

   a　受け渡しの瞬間，確認のため 1 秒程度の停留時間をとる

   b　滅菌済みのバー類や根管リーマーなどは，掌にのせて渡す

   c　感染の危険性の高いものは手渡しを行わない

   d　受け渡しは補助者に近い位置で渡す

フォーハンドシステム

30 術者がペングリップで受け取るのはどれか. **2つ選べ**.

フォーハンドシステム

a 歯科用鋭匙
b クランプフォーセップス
c インレー修復物
d デンタルミラー

31 器具の受け渡しの状態の写真を下に示す. 正しいのはどれか. **2つ選べ**.

フォーハンドシステム

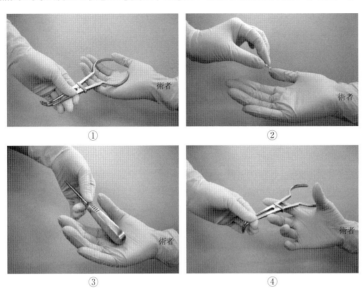

① ② ③ ④

a ①
b ②
c ③
d ④

32 フォーハンドシステムについて正しいのはどれか. **2つ選べ**.

フォーハンドシステム

a 補助者が治療の内容を事前に十分把握しておく
b 術者と補助者はそれぞれ個別のルールに基づいて行う
c 術者の切削操作の邪魔をしないようバキューム操作を行う
d 術者のミラーが汚れたら, ガーゼで汚れを除去する

33 バキューム使用の利点で正しいのはどれか. **2つ選べ**.

バキュームテクニック

a 術者の視野を確保できる
b 患者の不快感を軽減できる
c 動揺度を測定できる
d 高速切削時の摩擦による発熱を防ぐ

34 バキューム挿入禁忌部位**ではない**のはどれか. **1つ選べ**.

バキュームテクニック

a 軟口蓋
b 咽頭部
c 臼後三角
d 舌根部

第5章

歯科診療補助論

5. 診療設備の管理

🔑キーワード

35 歯科診療台・ユニットに付属して**いない**のはどれか．1つ選べ．

歯科用ユニット

a　無影灯
b　ブラケットテーブル
c　フットコントローラー
d　モデルトリマー

36 歯科用ユニットの説明で**誤っている**のはどれか．1つ選べ．

歯科用ユニット

a　高さの調整はフットコントローラーと術者サイドのスイッチのみで行う
b　プログラムメモリー装置が組み込まれ，決まった位置に設定できる機種もある
c　ヘッドレストの操作によって，咬合平面の角度を変えることができる
d　チェアとユニットが分かれているタイプもある

37 診療開始前の点検で無影灯は点灯し，スピットンの洗浄水は流れたが，エアスケーラーが作動しなかった．確認する箇所はどれか．2つ**選べ**．

歯科用ユニット

a　エアコンプレッサー
b　排水トラップ
c　ユニットの電源
d　フットコントローラー

38 エアタービンについて正しいのはどれか．1つ**選べ**．

歯科用ユニット

a　回転する力（トルク）は強い
b　軽圧（フェザータッチ）で切削する
c　動力は小型電気モーターである
d　注油の必要はない

39 マイクロモーターについて**誤っている**のはどれか．1つ選べ．

歯科用ユニット

a　回転速度はエアタービンより遅い
b　ハンドピースは口腔内ではコントラが多用される
c　コントラ用のバーの軸部に保持するための形態はない
d　バーはスチールやカーバイドでつくられている

40 レーザー装置について正しいのはどれか．2つ**選べ**．

レーザー装置

a　組織透過型レーザーと組織非透過型レーザーがある
b　使用の際，レーザービームを直視しないよう注意が必要である
c　レーザーの波長はどれも同じである
d　象牙質知覚過敏症などの疼痛の緩和に有効である

41 歯科用吸入鎮静器について正しいのはどれか．2つ**選べ**．

吸入鎮静器

a　用いられているガスはエチレンオキサイドガスである
b　酸素と笑気のボンベの外面は同じ色で塗られている
c　持続的流出型では一定の割合に混合されたガスが持続的に流出する
d　器械の種類によっては酸素吸入器として使えるものがある

㊷　次の組合せで**誤っている**のはどれか．１つ選べ．

　　a　酸素吸入器————————貧血，ショックなどの患者に酸素を送る

　　b　パルスオキシメーター———酸素飽和度を測定する

　　c　笑気吸入鎮静器————————酸素と笑気が用いられ，鼻マスクをかける

　　d　血圧計————————————患者の心筋の周期運動を測定する

吸入鎮静法

㊸　口腔外バキュームで吸引**できない**ものはどれか．１つ選べ．

　　a　切削粉塵

　　b　唾液

　　c　注水噴霧

　　d　エアロゾル

口腔外バキューム

㊹　歯科材料の保管について正しいのはどれか．１つ選べ．

　　a　過剰にとり出したリン酸亜鉛セメント粉末は，ビンに戻す

　　b　ゾル化させた寒天印象材は使用に適するように80〜85℃で貯蔵する

　　c　歯科材料の有効期限は適正な状態での保管を基準としている

　　d　カルボキシレートセメントは日当たりのよい所に保管する

歯科材料の管理

㊺　医療品の管理について正しいのはどれか．１つ選べ．

　　a　薬品の有効期限が切れても，未開封のものは使用できる

　　b　薬品を分注する際，使用頻度が多い時は薬瓶の口までいっぱい入れておく

　　c　毒薬は白地に赤枠赤字，劇薬は黒地に白枠白字のラベルである

　　d　各チェアとも，同一薬品は同じ色の薬瓶に分注する

薬品の管理

6.　消毒・滅菌

🔑キーワード

㊻　消毒の定義で正しいものはどれか．１つ選べ．

　　a　芽胞を死滅させる

　　b　菌やウイルスを無毒化する

　　c　目に見える汚れを落とす

　　d　無菌状態にする

滅菌・消毒・洗浄の定義

第5章

歯科診療補助論

47 超音波洗浄器の写真を下に示す．超音波洗浄器について正しいのはどれか．2 つ選べ．

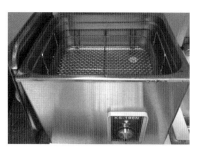

a 洗浄効果は超音波の強さに影響される

b 90℃のお湯を入れて使用する

c ゴム製品には効果が低い

d ハンドピース類も超音波洗浄を行う

48 下線部分で**誤っている**のはどれか．1 つ選べ．

　超音波洗浄器の洗浄槽内に，水のかわりに<u>消毒液</u>を使用することで<u>滅菌効果</u>が期待できる．また，<u>ゴム製品には効果が低い</u>が，<u>金属やガラス製品には有効</u>である．
①　　　　　　　　　　　②
③　　　　　　　　　　　④

a ①

b ②

c ③

d ④

49 手指消毒法で正しいのはどれか．2 つ選べ．

a ウォーターズ法

b ツーステージ・サージカルスクラブ法

c ウォーターレス法

d バス法

50 歯科器材に適した消毒・滅菌法との組合せで正しいものはどれか．1 つ選べ．

a ヘーベル————————高圧蒸気滅菌

b タービンハンドピース——煮沸消毒

c ガーゼ————————薬液消毒

d ガッタパーチャ————乾熱滅菌

51 グルタラール製剤の消毒対象物となるものはどれか．2 つ選べ．

a 金属製器具

b 手指・皮膚

c 粘膜

d 非金属製器具

52 口腔粘膜の消毒に使用できる薬剤はどれか．1つ選べ．

a　0.1～0.5％次亜塩素酸ナトリウム

b　70～90％消毒用エタノール

c　0.01～0.25％塩化ベンザルコニウム

d　2％グルタールアルデヒド

薬液消毒

53 B型肝炎患者に使用した器具の消毒に使う薬剤はどれか．1つ選べ．

a　0.1～0.5％次亜塩素酸ナトリウム

b　0.2％塩化ベンザルコニウム

c　70％エタノール

d　10％グルタールアルデヒド

薬液消毒

54 高圧蒸気滅菌について正しいのはどれか．**2つ選べ**．

a　滅菌物は洗浄・乾燥しておく

b　安全性が高く，高コストである

c　毒性がある

d　ガーゼや綿球の滅菌を行うことができる

高圧蒸気滅菌法

55 EOG（エチレンオキサイドガス）滅菌について正しいのはどれか．1つ選べ．

a　ゴム製品は滅菌できない

b　70～80℃の低い温度で滅菌できる

c　芽胞には効果がない

d　オートクレーブと比べ滅菌に時間がかかる

エチレンオキサイドガス滅菌法

56 低温プラズマ滅菌で正しいのはどれか．1つ選べ．

a　エアレーションが必要である

b　ガーゼや綿花の滅菌ができる

c　滅菌温度がオートクレーブより高い

d　低温・短時間で滅菌できる

低温プラズマ滅菌

57 滅菌済みの器材の取扱いで正しいものはどれか．**2つ選べ**．

a　滅菌日時の記載は必要ない

b　汚染されている器材とは分離しておく

c　未開封であれば，一定期間が過ぎても滅菌効果は存続する

d　ケッテル内のワッテ等は滅菌鉗子やピンセットで取り扱う

消毒・滅菌済み器材の管理

第5章

歯科診療補助論

Ⅱ．主要歯科材料の種類と取扱いと管理

1. 模型用材料

キーワード

1 石膏について正しいのはどれか．**2つ選べ**.

  a　練和すると硬化熱が発生し膨張する

  b　用途は模型材のみである

  c　α石膏とβ石膏がある

  d　混水比が大きいと硬化は早くなる

石膏の種類と性質

2 歯科用石膏の用途と種類との組合せで正しいのはどれか．**1つ選べ**.

  a　研究用模型————————超硬質石膏

  b　インレー製作用作業模型——普通石膏

  c　対合歯列模型——————硬質石膏

  d　ブリッジ製作用作業模型——硬質石膏

石膏の種類と用途

3 石膏の硬化を早めるための正しい方法はどれか．**1つ選べ**.

  a　練和時間を短くする

  b　練和に3～5%の食塩水を使用する

  c　練和時の水量を多くする

  d　練和速度を遅くする

石膏の取扱いと管理

2. 合着・接着・仮着用材料

キーワード

4 合着材および接着材の所要性質として望ましいのはどれか．**2つ選べ**.

  a　接着性を有する

  b　適度な溶解性がある

  c　皮膜厚さが大きい

  d　歯や軟組織に為害作用がない

合着材と接着剤の性質

5 歯質や金属に接着が期待**できない**セメントはどれか．**1つ選べ**.

  a　カルボキシレートセメント

  b　グラスアイオノマーセメント

  c　接着性レジンセメント

  d　酸化亜鉛ユージノールセメント

合着材と接着剤の種類と用途

6 リン酸亜鉛セメントについて正しいのはどれか．**2つ選べ**.

  a　一括練和する

  b　粉末の主成分は酸化亜鉛である

  c　硬化時間が室温に左右される

  d　練和には紙練板を使用する

リン酸亜鉛セメント

7 グラスアイオノマーセメントについて正しいのはどれか．**2つ選べ**．

グラスアイオノマーセメント

a　フッ素徐放性がある
b　液の主成分は正リン酸である
c　金属には接着しない
d　歯髄刺激性は小さい

8 グラスアイオノマーセメントについて正しいのはどれか．**2つ選べ**．

グラスアイオノマーセメント

a　主に合着，修復用に用いる
b　歯髄に対する刺激性が強い
c　熱伝導性が高い
d　練和時には紙練板を用いる

9 カルボキシレートセメントについて正しいのはどれか．**1つ選べ**．

カルボキシレートセメント

a　歯質や金属に対する接着性はない
b　圧縮強さはリン酸セメントより大きい
c　粉末の成分はシリカ・アルミナである
d　液の主成分はポリアクリル酸である

10 カルボキシレートセメント練和の留意点で正しいのはどれか．**1つ選べ**．

カルボキシレートセメント

a　練和時にガラス練板を用いる
b　3分割または4分割で練和する
c　練和直前に液を滴下する
d　練板上で放熱させながら練和する

11 接着性レジンセメントの取扱いで正しいのはどれか．**2つ選べ**．

接着性レジンセメント

a　唾液に溶解する
b　歯質・金属・レジンに接着する
c　無臭である
d　歯質の酸処理が必要である

12 合着材・接着材とその性質の組合せで正しいのはどれか．**2つ選べ**．

合着材，接着材

a　グラスアイオノマーセメント―――歯髄為害性が強い
b　リン酸亜鉛セメント―――――――歯質接着性を有する
c　レジンセメント―――――――――唾液溶解性が少ない
d　ポリカルボキシレートセメント――歯質，金属に対し接着性を有する

13 32歳男性．ブリッジの合着の予定である．合着に使用されるセメントの主成分のうち**誤っている**のはどれか．**1つ選べ**．

〈状況設定問題〉
合着用セメント

a　酸化亜鉛
b　シリカ
c　アルミナ
d　ロジン

第5章

歯科診療補助論

14 57 歳男性．右下第一大臼歯の支台歯形成および，シリコーンラバー印象材での精密印象を行う予定である．印象材の準備で**誤っている**のはどれか．1 つ選べ．

〈状況設定問題〉
合着用セメント

a　ラテックスグローブ

b　ヘビーボディタイプ

c　インジェクションタイプ

d　紙練板

15 う蝕度 2 度の歯の処置で，軟化象牙質を取り除き，その後歯髄鎮静の目的で使用する材料はどれか．1 つ選べ．

仮封用セメント

a　水硬性セメント

b　酸化亜鉛ユージノールセメント

c　カルボキシレートセメント

d　仮封用軟質レジン

3. 印象用材料

🔑キーワード

16 次の組合せのうち正しいのはどれか．2 つ選べ．

印象材の種類と用途

a　アルジネート印象材————咬合圧印象

b　寒天印象材————————概形印象

c　モデリングコンパウンド——概形印象

d　シリコーンゴム印象材———精密印象

17 2 級インレー窩洞の精密印象に用いる印象材で正しいのはどれか．2 つ選べ．

印象材の種類と用途

a　寒天印象材

b　シリコーンラバー印象材

c　酸化亜鉛ユージノール印象材

d　石膏印象材

18 初診で 43 歳女性が来院した．欠損部位が多数歯あるため，治療計画を立案するために，研究模型の印象採得を行った．その時に使用される印象材はどれか．1 つ選べ．

〈状況設定問題〉
印象材の種類と用途

a　モデリングコンパウンド

b　アルジネート印象材

c　シリコーンゴム質印象材

d　寒天印象材

19 アルジネート印象材について正しいのはどれか．1 つ選べ．

アルジネート印象材

a　非弾性印象材である

b　連合印象には用いない

c　使用法はやや煩雑である

d　概形印象に用いる

20 アルジネート印象採得後，すぐに石膏注入ができない場合の取扱いで正しいのはどれか．2つ選べ． アルジネート印象材

  a　硫酸亜鉛の固定液につける
  b　100％湿度箱に入れる
  c　水につけておく
  d　ティッシュペーパーで包む

21 下線の部分で正しいのはどれか．1つ選べ． アルジネート印象材

  アルジネート印象材の練和はラバーボールに水を先に入れ粉末を少しずつ ① ふるい落とす．スパチュラは掌握状に持ち，30〜40秒で均一に練和する．そ ② の後トレーへ時間をかけて丁寧に盛り付ける． ③④

  a　①
  b　②
  c　③
  d　④

22 寒天印象材について正しいのはどれか．2つ選べ． 寒天印象材

  a　弾性印象材である
  b　練和技術を必要とする
  c　50％が水分である
  d　親水性である

23 寒天印象材について正しいのはどれか．1つ選べ． 寒天印象材

  a　化学反応により硬化する
  b　加熱によりゲル化し，冷却によりゾル化する
  c　シリコーンゴム印象材と連合印象を行う
  d　反復使用回数には限度がある

24 ラテックスグローブを使用すると硬化阻害を生ずる印象材はどれか．1つ選べ． 印象材

  a　石膏印象材
  b　合成ゴム質印象材
  c　アルジネート印象材
  d　寒天印象材

25 （合成）ゴム質印象材を使用して二次印象採得を行う際に用いられる器材として正しいのはどれか．1つ選べ． 合成ゴム質印象材

  a　既製トレー
  b　スペーサー
  c　レギュラータイプの印象材
  d　モデリングコンパウンド

第5章 歯科診療補助論

26 印象採得後，30分〜1時間程度してから歯型材（石膏）を注入したほうがよい　印象材
のはどれか．1つ選べ．
　a　寒天印象材
　b　アルジネート印象材
　c　付加型シリコーン印象材
　d　酸化亜鉛ユージノール印象材

4. 歯冠修復用材料

🔑キーワード

27 コンポジットレジンの重合方式で正しいのはどれか．**2つ選べ**．　コンポジットレジン
　a　化学重合型
　b　縮重合
　c　光重合型
　d　熱重合型

28 コンポジットレジンの組成で**誤っている**のはどれか．1つ選べ．　コンポジットレジン
　a　フィラー
　b　レジン
　c　重合促進剤
　d　水銀

29 フロアブルコンポジットレジンの性質について正しいのはどれか．1つ選べ．　コンポジットレジン
　a　化学重合型である
　b　流動性が高い
　c　色調は単色のみである
　d　透明性が高い

30 窩縁酸処理（エナメル・エッチング）法について正しいのはどれか．**2つ選べ**．　コンポジットレジン
　a　30〜40％のリン酸溶液を用いる
　b　処理時間は2分程度である
　c　処理後に水洗して乾燥する
　d　処理前にボンディング材を塗布する

31 セラミックインレーについて正しいのはどれか．1つ選べ．　セラミックインレー
　a　耐摩耗性がない
　b　歯髄や歯周組織に対する為害作用がある
　c　強度，特に縁端強度が小さい
　d　唾液などに溶解する

5. 仮封用材料

🔑キーワード

32 仮封の目的について**誤っている**のはどれか．1つ選べ．

a　治療薬剤の漏洩防止
b　修復物の保持
c　歯質の保護
d　外来刺激の遮断

仮封材の用途

33 仮封材はどれか．2つ選べ．

a　リン酸亜鉛セメント
b　サンダラックバーニッシュ
c　酸化亜鉛ユージノールセメント
d　グラスアイオノマーセメント

仮封材の種類

34 45歳女性．上顎右側側切歯の急性根尖性化膿性歯髄炎と診断され，感染根管処置を行った．根管内より排膿が認められた．仮封で用意するものはどれか．1つ選べ．

a　テンポラリーストッピング
b　サンダラックバーニッシュ
c　酸化亜鉛ユージノールセメント
d　水硬性セメント

〈状況設定問題〉
仮封材

35 酸化亜鉛ユージノールセメントで**誤っている**のはどれか．1つ選べ．

a　歯髄鎮静作用がある
b　辺縁封鎖性が乏しい
c　収斂作用がある
d　レジン重合を阻害する

酸化亜鉛ユージノール
セメント

36 穿通仮封と同じ目的で使用するのはどれか．1つ選べ．

a　仮封用軟質レジン
b　サンダラックバーニッシュ
c　水硬性仮封材
d　リン酸亜鉛セメント

仮封材

6. その他の材料

🔑キーワード

37 ワックスについての組合せで正しいのはどれか．1つ選べ．

a　インレーワックス————トレーの辺縁修正
b　パラフィンワックス————印象時のスペーサー
c　ユーティリティワックス——咬合印象採得
d　バイトワックス—————鋳造修復物のろう原型製作

ワックス

第5章

歯科診療補助論

38 ワックスの基礎知識について正しいのはどれか. 2つ選べ.

   a 50℃前後で硬軟の調整が可能

   b 20℃で溶かして盛り足しができる

   c 100℃の温水中で軟化する

   d 500℃で焼却・揮散する

ワックス

39 インプラントに用いられている金属はどれか. 1つ選べ.

   a ストロンチウム

   b バナジウム

   c チタン

   d クロム

インプラント用材料

Ⅲ．保存治療時の歯科診療補助

1. 前準備

1 ラバーダム防湿の目的で**誤っている**のはどれか．1つ選べ．

   a   器具の誤飲，偶発事故防止

   b   術部の視野確保

   c   薬剤による硬組織損傷の防止

   d   術部への唾液進入防止

2 ラバーダム防湿に使用する器具と用途の組合せで正しいのはどれか．2つ選べ．

   a   ラバーダムパンチ————シートの穿孔

   b   テンプレート————シート穿孔部位の決定

   c   クランプフォーセップス——フレームの装着

   d   クランプ————シートを広げて固定する

3 クランプについて正しいのはどれか．2つ選べ．

   a   種類には唇面用（前歯用），小臼歯用，大臼歯用，小児用がある

   b   クランプの翼はフレームを固定させる

   c   唇面用（前歯用）クランプのビークには唇側舌側の区別がない

   d   大臼歯用クランプは上顎下顎の区別がある

4 クランプについて正しいのはどれか．2つ選べ．

   a   歯肉排除を目的とした歯頸部用クランプがある

   b   ディスタルクランプは無翼型のクランプである

   c   すべてのクランプが左右兼用である

   d   歯種に応じて形態が異なる

5 上顎大臼歯用のクランプで正しいのはどれか．2つ選べ．

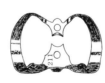

   ①＃26   ②＃201   ③＃207   ④＃211

   a   ①

   b   ②

   c   ③

   d   ④

🔑キーワード

ラバーダム防湿の目的

ラバーダム防湿に使用する器具・用途

クランプの形状

クランプの形状

大臼歯用クランプ

第5章

歯科診療補助論

6 ラバーダム防湿に必要な器材を図に示す．5に有翼型クランプを装着する順序として正しいのはどれか．**1つ選べ**．

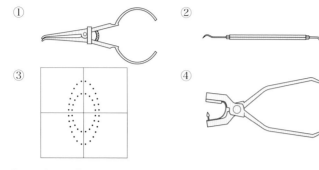

① ② ③ ④

a　③ ⟶ ④ ⟶ ① ⟶ ②
b　③ ⟶ ④ ⟶ ② ⟶ ①
c　④ ⟶ ③ ⟶ ① ⟶ ②
d　④ ⟶ ② ⟶ ③ ⟶ ①

7 有翼型クランプで，6ラバーダム防湿を行う時正しいのはどれか．**2つ選べ**．

a　シートにクランプを鉤着する時は，クランプの方向は考えなくてよい
b　クランプを患歯に装着する時は，舌側，頰側の順に歯頸部を適合させる
c　クランプを患歯に適合させ翼からシートを外す
d　クランプはスプリングを十分のばした状態で装着させる

8 6 5 4のラバーダム防湿で正しいのはどれか．**2つ選べ**．

a　装着する前には隣接面にフロスを通す
b　穴と穴との間隔は1mmくらいにする
c　穴の位置は，シートを縦横3等分して目安をつける
d　アイボリー No.5のクランプを使用する

9 4 5 6のラバーダム防湿で正しいのはどれか．**2つ選べ**．

a　クランプの装着は4に行う
b　デンタルフロスを用いて，ラバーシートを固定することがある
c　排唾管を患歯の反対側より挿入する
d　無翼型クランプを使用する時は，シートの穴から咬合面を見て装着する

10 次の図の歯科器材を使用するのはどれか．1つ選べ．

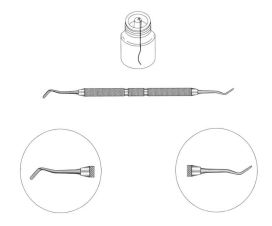

a　モデリングコンパウンド印象

b　酸化亜鉛ユージノール印象

c　シリコーンゴム印象

d　アルジネート印象

11 歯肉排除用綿糸について正しいのはどれか．2つ選べ．

a　歯肉排除用綿糸の太さは1種類である

b　歯肉溝からの出血を抑制する血管収縮剤を含むものもある

c　血管収縮剤を含むものを心疾患者に使用する時は注意を要する

d　歯肉排除用綿糸は印象採得後に取り除く

12 歯肉排除用綿糸に含ませる薬剤について正しいのはどれか．2つ選べ．

a　ワルファリン

b　塩酸エピネフリン

c　塩化アルミニウム

d　グルコン酸クロルヘキシジン

13 歯間分離法の組合せで正しいのはどれか．2つ選べ．

a　即時分離法――くさび

b　即時分離法――エラスティックモジュール

c　緩除分離法――デンタルフロス

d　緩除分離法――セパレーター

14 セパレーターの使用について正しいのはどれか．1つ選べ．

a　アイボリーのセパレーターは前歯と臼歯に使われる

b　エリオットのセパレーターは前歯のみに使われる

c　フェリアのセパレーターは前歯と臼歯に使われる

d　エリオットのセパレーターの使用にはハンドレンチが必要である

⓯ 歯間分離に使用する器材はどれか．**2 つ選べ**.

　　a　リテーナー

　　b　ウェッジとウェッジホルダー

　　c　セパレーター

　　d　ジンパッカー

歯間分離器

2. 窩洞形成

⓰ 窩洞形成に用いられる手用切削器具はどれか．**2 つ選べ**.

　　a　ジンジバルマージントリマー

　　b　バーニッシャー

　　c　エレバトリウム

　　d　ハチェット

手用切削器具

⓱ 切削用器具について正しいのはどれか．**2 つ選べ**.

　　a　回転用切削具は，電気エンジン用とタービン用がある

　　b　電気エンジン用バーは，ISO コードナンバーは付いていない

　　c　ダイヤモンド切削具にインバーテットコーン型はない

　　d　FG 用は，バー止めのくびれがない

切削用器具

⓲ 形状によるバーの名称で正しいのはどれか．**2 つ選べ**.

スチールバー

　　　　① ラウンド　　　　　　　　② インバーテッドコーン

　　　　③ フィッシャーフラットエンド　　④ ホイール

　　a　①

　　b　②

　　c　③

　　d　④

⓳ メタルインレー窩洞の側壁を形成する時に用いるのはどれか．1つ選べ．　スチールバー

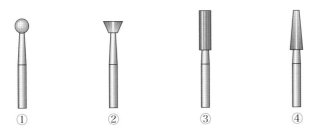

① ② ③ ④

a ①
b ②
c ③
d ④

⓴ ブラックの窩洞にコンポジットレジン修復を行う時の隔壁材で，正しいのは　ブラックの窩洞，隔壁材
どれか．1つ選べ．
a 2級窩洞——サービカルマトリックス
b 3級窩洞——コーナーマトリックス
c 4級窩洞——クラウンフォームマトリックス
d 5級窩洞——アルミ製サービカルマトリックス

㉑ 2級窩洞の隔壁調整に必要な器具はどれか．2つ選べ．　隔壁調整用器材
a 金冠バサミ
b マトリックスバンド
c セパレーター
d ウッドポイント

㉒ 隔壁調整用器材を装着するのに使用するのはどれか．2つ選べ．　隔壁調整用器材
a コンタリングプライヤー
b ウェッジ
c 歯肉排除用綿糸
d デンタルフロス

㉓ アマルガム修復のための窩洞形成に準備するのはどれか．2つ選べ．　アマルガム修復
a カーボランダムポイント
b インバーテットコーンバー
c フィッシャーフラットエンドバー
d バニッシャーバー

24 ⎡6̲⎤の MOD インレー窩洞形成に準備するのはどれか．1 つ選べ．

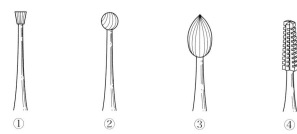

① ② ③ ④

a ①
b ②
c ③
d ④

インレー形成

25 次の図の歯科器具を使用するのはどれか．**2 つ選べ**．

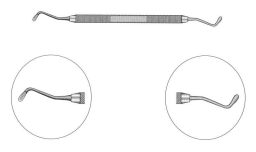

a 髄角の除去
b 軟化象牙質の除去
c 仮封材の除去
d 根管口の探索

エキスカベーター

3. 直接修復

🔑キーワード

26 ⎡1̲|1⎤の 5 級窩洞にコンポジットレジンの修復を行う．必要な器具はどれか．
2 つ選べ．
a ラバーダム防湿用器材
b クラウンフォーム
c 歯間分離器
d サービカルマトリックス

コンポジットレジン修復；
5 級窩洞

27 光重合型コンポジットレジンについて正しいのはどれか．**2 つ選べ**．
a 照射による硬化深度は，色調には左右されない
b 光照射器のノズルの先端は，症例ごとに清掃する
c 照射時には保護メガネや遮光板の使用が望ましい
d 積層塡塞では，前に詰めたものとの間に亀裂が生じやすい

光重合型コンポジット
レジン

㉘ コンポジットレジン修復の酸処理について正しいのはどれか．1つ選べ．

 a 酸処理前にフッ化物を塗布する

 b 酸処理前にボンディング材を塗布する

 c 酸処理液塗布は，力を入れて行う

 d 象牙質のスミヤー層を除去する

コンポジットレジン修復；
酸処理

㉙ 1|1隣接面のコンポジットレジンの研磨を指示された．正しいのはどれか．2つ選べ．

 a スチールバーで辺縁調整をした

 b アブレーシブポイントで仕上げ研磨をした

 c ポリッシングジスクとマンドレールを用いた

 d ホワイトポイントで仕上げ研磨をした

コンポジットレジン修復；
研磨

㉚ 5級窩洞に対して，レジン添加型グラスアイオノマーセメント修復時の器材準備で正しいのはどれか．2つ選べ．

 a シェードガイド

 b 金属製マトリックス

 c エリオット型セパレーター

 d 光照射器

レジン添加型グラスアイオ
ノマーセメント

㉛ セルフエッチングプライマー塗布の次に行う術式で正しいのはどれか．1つ選べ．

 a 水洗

 b エアブロー

 c ボンディング材塗布

 d 光照射

セルフエッチングプライ
マーの術式

㉜ ラミネートベニア修復の適応症はどれか．2つ選べ．

 a 歯ぎしりの習慣のある患者

 b 重度の歯周疾患患者

 c テトラサイクリンによる変色歯

 d エナメル質形成不全による形態異常

ラミネートベニア修復

㉝ 光重合レジンの硬化深さに影響するのはどれか．1つ選べ．

 a ボンディング材

 b レジンの透明度

 c レジンの粘性

 d プライマー

光重合レジンの硬化深さ

第5章

歯科診療補助論

4. 間接修復

🔑キーワード

34 6⌐の1級窩洞メタルインレーの試適，装着に準備するのはどれか．**2つ選べ**．

a カッパーセメント

b バンドプッシャー

c 咬合紙，咬合紙ホルダー

d オートマチックマレット

メタルインレーの試適，装着

35 下顎右側臼歯部に修復物脱落後の窩洞，咬合面から遠心に及ぶ黒色のう蝕がみられる．この症例にメタルインレー修復を施すこととした．最初に準備する器具はどれか．**1つ選べ**．

a ラウンドバー

b ホワイトポイント

c カーボランダムポイント

d ジンジバルマージントリマー

メタルインレー修復の準備

36 インレー合着の補助で正しいのはどれか．**2つ選べ**．

a インレー体の受け渡しはワークテーブル上に置いて行う

b 術者が窩洞の清掃・乾燥を始めたらセメントの練和を開始する

c 余剰セメントの除去は，練板上のセメントの硬化状態を確認後に行う

d 隣接面の余剰セメントは除去しなくてよい

インレー合着時の補助

37 窩洞模型の図と器材の図とを示す．インレー装着後，余剰セメント除去に必要な器材はどれか．**2つ選べ**．

余剰セメント除去に用いる器具

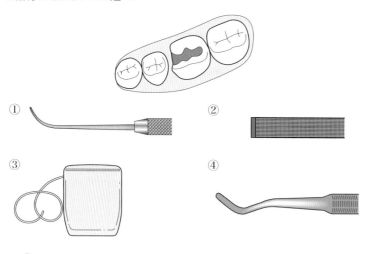

a ①

b ②

c ③

d ④

5. 歯の漂白

🔑 キーワード

38 歯のホワイトニング「オフィスブリーチ法」で準備するものはどれか．2つ選べ．

    a   研究用模型

    b   10％次亜塩素酸ナトリウム

    c   ラバーダム防湿

    d   可視光線光照射器

ホワイトニング；
オフィスブリーチ

39 オフィスブリーチ法で**使用しない**のはどれか．1つ選べ．

    a   プロテクトレジン

    b   光照射器

    c   過ホウ酸ナトリウム

    d   過酸化水素水

オフィスブリーチ法

40 歯科用漂白剤として正しいのはどれか．2つ選べ．

    a   過酸化水素水

    b   過酸化尿素

    c   フェノールスルホン酸

    d   塩化亜鉛

歯科用漂白剤

41 ウォーキングブリーチ法で使用するのはどれか．1つ選べ．

    a   カスタムトレー

    b   歯面清掃器具

    c   光照射器

    d   仮封材

ウォーキングブリーチ法

42 失活歯の漂白法として適切なのはどれか．1つ選べ．

    a   ウォーキングブリーチ法

    b   バイタルブリーチ法

    c   オフィスブリーチ法

    d   ホームブリーチ法

ブリーチングの適用

6. 歯髄処置

🔑 キーワード

43 歯髄失活剤はどれか．2つ**選べ**．

    a   ホルマリンクレゾール

    b   10％次亜塩素酸ナトリウム

    c   パラホルム糊剤

    d   亜砒酸糊剤

歯髄失活剤

第5章

歯科診療補助論

44 歯髄鎮痛消炎療法に必要なのはどれか．**2つ選べ**．　　　　　　　歯髄鎮痛消炎療法

 a 水酸化カルシウム製剤

 b リン酸亜鉛セメント

 c 酸化亜鉛ユージノールセメント

 d フェノールカンフル

45 失活歯髄切断の第 1 回目の処置に必要な器材はどれか．**2つ選べ**．　　失活歯髄切断法

 a ラバーダム防湿器材一式

 b ブローチ

 c フッ化ナトリウム剤

 d 亜砒酸糊剤

46 直接覆髄の薬剤貼付に使用するのはどれか．**1つ選べ**．　　　　　　直接覆髄法

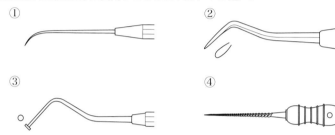

 a ①

 b ②

 c ③

 d ④

47 13歳の男子．7 の冷水痛を主訴として来院した．う蝕は歯髄付近にまで及んで　　〈状況設定問題〉
いる可能性があるため，浸潤麻酔，ラバーダム防湿をし，軟化象牙質を除去し　　間接覆髄法
た．う窩は深く，一部露髄するおそれがあるが，歯髄には炎症がみられないよ
うなので，暫間的間接覆髄法を行うことになった．
このとき準備するものはどれか．**2つ選べ**．

 a う蝕検知液

 b リーマー・ファイル類

 c ホルムクレゾール

 d ラウンドバー

48 暫間的間接覆髄剤として用いられるのはどれか．**2つ選べ**．　　　　　間接覆髄法

 a 酸化亜鉛ユージノール製剤

 b パラホルム糊剤

 c フェノール製剤

 d 水酸化カルシウム製剤

49 テンポラリーストッピングの取扱いで正しいのはどれか．**1つ選べ**．　　仮封

 a 加熱したセメント充填器で適量のストッピングをとる

 b ガスバーナーの火炎の中でストッピングを軟化する

 c 表面がこげるくらいに熱し，中まで軟らかくする

 d 軟化したストッピングは円錐形にまとめる

50 仮封材はどれか．2つ選べ．

   a　リン酸亜鉛セメント

   b　テンポラリーストッピング

   c　酸化亜鉛ユージノールセメント

   d　レジンセメント

                    仮封材

51 電気歯髄診断器の使用で正しいのはどれか．1つ選べ．

   a　歯の表面は軽く湿らせる

   b　電導子は歯頸部付近に当てる

   c　金属修復物のある場合はその中央部に電導子を当てる

   d　対照歯として健全な反対側同名歯を用いる

                    電気歯髄診断器の使用法

52 直接抜髄を行う場合，局所麻酔後の次の手順に必要なのはどれか．1つ選べ．

   a　ラバーダムクランプ

   b　リーマー

   c　ブローチ

   d　ゲーツグリンデンドリル

                    直接抜髄

53 生活断髄法で歯髄切断に使用するのはどれか．1つ選べ．

                    生活断髄法に用いるバー

    ①　　　　　　②　　　　　　③　　　　　　④

   a　①

   b　②

   c　③

   d　④

7．根管処置

🔑キーワード

54 歯髄を除去する目的で使用するのはどれか．1つ選べ．

   a　Kファイル

   b　バーブドブローチ

   c　ルートキャナルメーター

   d　ピーソーリーマー

                    抜髄

55 器具と用途との組合せで正しいのはどれか．1つ選べ．

   a　Kファイル—————根管口の漏斗状拡大

   b　リーマー—————歯髄の除去

   c　ピーソーリーマー——髄室天蓋の除去

   d　角型ブローチ————貼薬

                    抜髄，根管形成，根管拡大

56 根管治療に用いられる無機質溶解剤はどれか．1 つ選べ．　　　　　　　　無機質溶解剤

   a　生理食塩水

   b　次亜塩素酸ナトリウム

   c　過酸化水素水

   d　EDTA

57 感染根管治療で使用される有機質溶解剤はどれか．1 つ選べ．　　　　　　有機質溶解剤

   a　H_3PO_4

   b　H_2O_2

   c　NaOCl

   d　NH_4F

58 器具と用途との組合せで正しいのはどれか．**2 つ選べ**．　　　　　　　　根管充塡用器具

   a　レンツロ————————糊剤根管充塡

   b　シルバーポイント——充塡材の移送

   c　ファイル————————根管口形成

   d　スケール————————ポイント長の測定

59 根管充塡に使用する器具と用途との組合せで正しいのはどれか．**2 つ選べ**．　根管充塡用器具

   a　根管用プラガー————————側方加圧充塡法

   b　スプレッダー————————垂直加圧充塡法

   c　レンツロ————————————シーラーや糊剤を根管内に送り込む

   d　根管充塡用ピンセット——ガッタパーチャポイントの把持

60 ガッタパーチャポイントの性質で正しいのはどれか．**2 つ選べ**．　　　　ガッタパーチャ系根管充塡
材の特徴

   a　エックス線透過性である

   b　接着性がある

   c　熱可塑性である

   d　化学的に安定である

61 ファイル・リーマーの柄が赤色なのはどれか．**2 つ選べ**．　　　　　　　ファイル・リーマーの ISO
規格

   a　25 番

   b　35 番

   c　45 番

   d　55 番

8. 外科的歯内療法

🔑 キーワード

62 外科的歯内療法で逆根管充塡が行われるのはどれか．1 つ選べ．　　　　逆根管充塡

   a　歯根切断法

   b　歯根分離法

   c　根尖搔把法

   d　根尖切除法

63 ヘミセクションの適応症はどれか．**2つ選べ**.

a　下顎第二小臼歯に根尖病変がある

b　下顎第一大臼歯の1根に破折がある

c　下顎第二大臼歯の樋状根

d　下顎第一大臼歯の1根に垂直性骨吸収がある

ヘミセクション

64 膿瘍切開法に用いられる器材はどれか．**2つ選べ**.

a　ドレーン

b　剥離子

c　骨切除用バー

d　骨のみ

膿瘍切開法

9. 歯周外科治療

🔑キーワード

65 ＿＿＿に入る語句の組合せで正しいのはどれか．**1つ選べ**.

イニシャルプレパレーションとは，まず歯周疾患の最大の要因である＿①＿を減少させ，炎症を軽減し，病変の進行を阻止する．その中心は＿②＿であり，患者に口腔清掃の重要性を認識させ，実行させる．さらに，口腔清掃の障害となる＿③＿など，比較的簡単に行えるプラーク増加因子の除去と改善を行う．なお，疼痛や高度な咀嚼障害のある場合は，これらの＿④＿を行う．

イニシャルプレパレーションの目的

	①	②	③	④
a	歯石	スケーリング	知覚過敏処置	修復補綴
b	歯石	口腔清掃	保存不可能歯の抜歯	歯周外科手術
c	プラーク	ルートプレーニング	咬合調整	暫間固定
d	プラーク	口腔清掃指導	不良補綴物の除去	応急処置

66 フラップオペレーションの器材で正しいのはどれか．**2つ選べ**.

a　ポケットマーカー

b　カークランドメス

c　骨膜剥離子

d　骨バー，骨ヤスリ

フラップ手術の器具

67 図に示す器具を準備するのはどれか．**1つ選べ**.

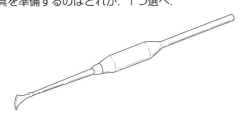

a　歯肉切除術

b　歯周ポケット搔爬術

c　新付着外科手術

d　歯肉剥離搔爬術

歯周治療用器具

68 歯周ポケット掻爬術について正しいのはどれか. **2つ選べ**.

　a　歯周ポケット内壁の掻爬を行う処置である

　b　線維性の歯肉増殖のある症例が適応である

　c　6 mm 以上の骨縁下ポケットに行う処置である

　d　処置をする時に麻酔を行う必要がある

歯周ポケット掻爬術

Ⅳ．補綴治療時の歯科診療補助

1. 検　　査

キーワード

1 各検査法の内容と準備についての組合せで正しいのはどれか．2つ**選べ**.

a　ゴシックアーチ──下顎の側方限界運動─────ゴシックアーチトレーサー

b　咬合音検査────上下顎歯の咬合時接触音──聴診器

c　チェックバイト──上下顎関係の記録─────デンタルミラー

d　平行測定────支台歯軸壁の平行性───ワックス

検査法

2 補綴診療時に行う各種検査と準備の組合せで正しいのはどれか．2つ**選べ**.

a　ゴシックアーチ描記法──記録用クレヨン

b　チェックバイト法────酸化亜鉛ユージノール印象材

c　平行測定────────ノギス

d　咬合音検査────────咬合紙

検査の準備

3 ゴシックアーチをとるときの歯科衛生士の対応で正しいのはどれか．2つ**選べ**.

a　下顎運動の方法を指示する

b　製作された描記装置を準備する

c　患者を水平にして頭部を安定させる

d　患者に検査内容を説明できるようにする

ゴシックアーチ描記法

4 咬合紙を用いて行う検査はどれか．1つ**選べ**.

a　開口量

b　咬合音

c　接触部位

d　歯列弓の形態

咬合検査

2. 印象採得

キーワード

5 印象用トレーと印象材の組合せで**誤っている**のはどれか．1つ**選べ**.

a　水冷式トレー──寒天印象材

b　網トレー────アルジネート印象材

c　有孔トレー──シリコンラバー印象材

d　個歯トレー──酸化亜鉛ユージノール印象材

印象用トレー

6 印象用トレーについて**誤っている**のはどれか．1つ**選べ**.

a　水冷式トレーは寒天印象に用いる

b　有孔トレーは寒天印象用のトレーである

c　既製トレーは加工し，トリミングして用いる

d　リムロックトレーは周縁にアンダーカットがある

印象用トレー

第5章

歯科診療補助論

7 トレーの名称で正しいのはどれか．**2つ選べ**．

印象用トレー

   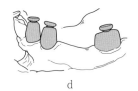

　　　　　a　　　　　　b　　　　　c　　　　　　　　d

a　個人トレー

b　個歯トレー

c　リムロックトレー

d　有孔トレー

8 印象材について正しいのはどれか．**1つ選べ**．

印象材

a　酸化亜鉛ユージノール印象材は可逆性の印象材である

b　インプレッションコンパウンドは20度の水温で軟化する

c　インプレッションコンパウンドは熱可塑性の印象材料である

d　酸化亜鉛ユージノール印象材はアンダーカット部の印象に適する

9 アルジネート印象採得について正しいのはどれか．**2つ選べ**．

アルジネート印象

a　概形印象に用いる

b　通常，個人トレーを用いる

c　硬化後十分に水洗し，固定液に浸漬する

d　操作時間を長くするためには水を多くする

10 概形印象について正しいのはどれか．**2つ選べ**．

概形印象

a　通常各個トレーを用いる

b　通常寒天印象材を用いる

c　スタディーモデルを作成するために採得する

d　全部床義歯の印象にはインプレッションコンパウンドを用いる

11 ブリッジの印象採得について正しいのはどれか．**2つ選べ**．

ブリッジの印象採得

a　前回作成した各個トレーを準備する

b　歯肉排除法には即時歯肉排除法が行われる

c　印象材の準備はアルジネートのみ準備する

d　チェックバイトのためユーティリティワックスを準備する

12 クラウンの支台歯の印象採得時に必要なのはどれか．**2つ選べ**．

クラウンの印象採得

a　歯肉排除用綿糸

b　モールドガイド

c　シリコーン印象材

d　インレーワックス

13 印象面の確認として**誤っている**のはどれか．**1つ選べ**．

印象の確認

a　気泡が入っていない

b　目的とする範囲が印記されている

c　印象材が均等の厚さで印象されている

d　印象面に付着した唾液，血液はそのままにする

14 無歯顎有床義歯の精密印象採得時の辺縁形成に必要なのはどれか．**2つ選べ**.

　　a　アルジネート印象材

　　b　シリコーンラバー印象材

　　c　モデリングコンパウンド

　　d　ユーティリティーワックス

有床義歯の印象

15 印象採得後，印象の消毒に使われる組合せで正しいのはどれか．**2つ選べ**.

　　a　アルジネート印象材—————————次亜塩素酸ナトリウム 0.1％，24 時間

　　b　シリコンラバー印象材—————————グルタールアルデヒド 2％，30 分〜1 時間

　　c　寒天印象材———————————電解水，1 分

　　d　酸化亜鉛ユージノール印象材——消毒用アルコール 70％，30 分〜1 時間

印象体の消毒

16 印象採得時における嘔吐反射の対応で**誤っている**のはどれか．**1つ選べ**.

　　a　反射の生じやすい患者には表面麻酔を応用する

　　b　上下顎を採得する時は下顎，上顎の順で印象採得する

　　c　印象採得の前に印象材の味，臭いなどを説明しておく

　　d　反射が生じやすい患者は水平位にして印象採得をする

印象採得時の患者対応

3. 顎間関係の記録

🔑キーワード

17 床義歯製作の組合せで正しいのはどれか．**2つ選べ**.

　　a　咬合採得——咬合紙

　　b　精密印象——ラバー印象材

　　c　筋圧形成——モデリングコンパウンド

　　d　概形印象——酸化亜鉛ユージノールペースト

床義歯製作

18 器材の名称で正しいのはどれか．**2つ選べ**.

　　a　　　　　　　　　　　　　b

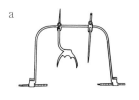

　　c　　　　　　　　　　　　　d

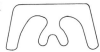

　　a　咬合平面板

　　b　咬合床形成用ヘラ

　　c　ワックススパチュラ

　　d　フェイスボウ（顔弓）

使用器材

19 全部床義歯の咬合採得時に必要なのはどれか．1つ選べ．

　a　個人トレー

　b　咬合平面板

　c　咬合音検査器

　d　咬合紙とホルダー

20 全部床義歯の咬合採得時に必要なのはどれか．**2つ選べ**．

　a　ノギス

　b　金冠バサミ

　c　フェイスボウ

　d　カーボランダムポイント

21 咬合採得実施時の使用器材で**誤っている**のはどれか．1つ選べ．

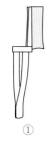　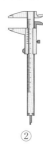　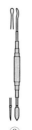　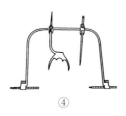

　①　　　　　　②　　　　　　③　　　　　　　　④

　a　①

　b　②

　c　③

　d　④

4. プロビジョナルレストレーション

22 テンポラリークラウン（暫間被覆冠）製作時に**必要のない**ものはどれか．1つ選べ．

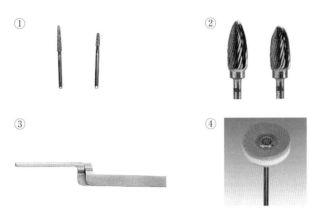

① ② ③ ④

a ①

b ②

c ③

d ④

23 口腔内でテンポラリークラウンを製作する時に**必要ない**のはどれか．1つ選べ．

a 咬合紙

b スタンプバー

c 即時重合レジン

d バイトワックス

24 テンポラリークラウン仮着時の患者指導で**誤っている**のはどれか．1つ選べ．

a 硬いものはかまないこと

b プラークは付着しにくいこと

c レジン材質は摩耗しやすいこと

d 外れた場合は来院してもらうこと

5. 補綴装置の装着

25 技工操作が完了し，装着する前までの床義歯の保管方法で正しいのはどれか．
1つ選べ．

a 清潔なガーゼなどに包んで保管する

b 棚の上やボール箱に入れて保管する

c 作業用模型の上に戻して保管する

d 水中または湿った状態で保管する

26 全部床義歯装着後の調整に**必要ない**のはどれか．1 つ選べ．

　　a　スティッキーワックス

　　b　シリコーンフィットチェッカー

　　c　オクルーザルインディケーターワックス

　　d　プレッシャーインディケーターペースト

全部床義歯の調整

27 全部床義歯着脱の方法で正しいのはどれか．2 つ選べ．

　　a　下顎総義歯を外す際は，手前を上方に持ち上げる

　　b　下顎総義歯の装着は，前歯部を軽く抑えて圧接する

　　c　上顎総義歯を外す際は，はじめに義歯の前方を引き下げる

　　d　上顎総義歯装着の方法は，中央部を指で口蓋に吸着させる

全部床義歯の着脱

28 全部床義歯装着患者への指導で**誤っている**のはどれか．1 つ選べ．

　　a　義歯装着当初は義歯の刺激により唾液が減少する

　　b　前歯で噛み切ると奥が浮き上がり外れやすくなる

　　c　装着後は上下切歯が正中に位置しているか確認する

　　d　義歯装着直前に水かぬるま湯で湿らせてから装着する

全部床義歯装着患者への
指導

29 金属冠の試適・調整時に**必要ない**のはどれか．1 つ選べ．

クラウン・ブリッジ

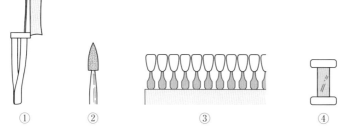

　　a　①

　　b　②

　　c　③

　　d　④

30 下図の補綴物を合着する際，**必要ない**ものはどれか．1 つ選べ．

クラウン・ブリッジ

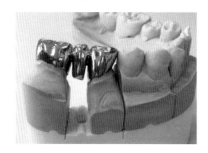

　　a　咬合紙

　　b　コンタクトゲージ

　　c　ダイヤモンドバー

　　d　シリコーンポイント

31 ブリッジ装着時の対応として正しいのはどれか．**2つ選べ**．

 a 支台歯の消毒，乾燥後，セメントの練和をはじめる

 b セメントの硬化確認は，口腔内の余剰セメントで行う

 c ブリッジ支台歯，架工歯の周囲の手入れについて，患者に説明する

 d 隣接面のセメントは，デンタルフロスを用いて完全に除去，点検する

クラウン・ブリッジ

第5章

歯科診療補助論

V. 口腔外科治療時の歯科診療補助

1. 抜歯

1 抜歯鉗子の準備で左右側の確認をするべき部位はどれか．1つ選べ．

a 上顎大臼歯
b 下顎大臼歯
c 上顎小臼歯
d 下顎小臼歯

2 抜歯鉗子の形態と使用目的の組合せで正しいのはどれか．1つ選べ．

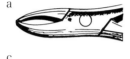　　a

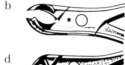　　b

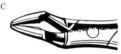　　c

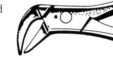　　d

a 上顎小臼歯用
b 下顎大臼歯用
c 上顎前歯用
d 下顎残根用

3 器具の使用法で正しいのはどれか．1つ選べ．

a 骨ノミ――――骨膜の剝離
b 鋭匙――――――根尖病巣の除去
c 破骨鉗子――――歯根端の切除
d エレベーター――囊胞摘出

4 下のエックス線写真Aの抜歯術で**使用しない**のはどれか．1つ選べ．

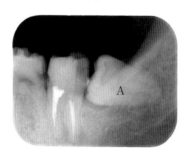

a ダイヤモンドポイント
b 骨膜剝離子
c エレベーター
d ペアン鉗子

5 埋伏智歯の抜歯に**必要ない**のはどれか．１つ選べ．

埋伏歯抜歯の器具

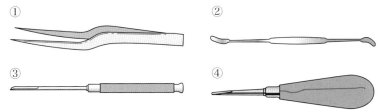

①   ②

③   ④

  a ①
  b ②
  c ③
  d ④

6 抜歯前の注意事項について**誤っている**のはどれか．１つ選べ．

抜歯前の注意事項

  a 妊娠３カ月以内の抜歯はさける
  b 前日は，睡眠を十分にとるよう指示する
  c 患者には袖口や腰部をしめつけない服装で来院させる
  d 可撤性補綴物はそのまま装着しておく

7 抜歯後の患者に対する注意事項で正しいのはどれか．**２つ選べ**．

抜歯後の注意事項

  a 鎮痛薬は麻酔が切れてから服用する
  b 創部が感染しないように，抜歯当日からよくうがいをする
  c 痛みが出た場合は患部に冷たいタオルを当てて１〜２時間冷やす
  d 翌日に創部の消毒と状態をみるため来院してもらう

8 術後，患者に鎮痛剤や抗生物質などの薬剤を投与する場合で**適切でない**のはどれか．１つ選べ．

術後管理

  a 胃の不快感や湿疹などの症状がでたら直ちに服用を中止し，連絡する
  b 服用後の車の運転などには注意する
  c 鎮痛薬は止血後すぐに服用する
  d 抗菌薬は１日服用して腫脹がなければ，服用を中止する

9 ９歳女子，右下第一乳臼歯を局所麻酔をして抜歯した．保護者に対する術後の注意で正しいのはどれか．１つ選べ．

〈状況設定問題〉
小児に対する抜歯後の注意

  a 下唇右半分が麻痺しているので，かんで咬傷をつくらせないようにする
  b 鎮痛剤が出されている場合は全部服用するようにする
  c 就寝前までガーゼをかんでいるようにする
  d 抜歯当日は出血するので，食物の摂取は避ける

第5章

歯科診療補助論

10 23 歳の女性，現在妊娠 5 カ月である．10 日くらい前から右下の奥に痛みを感じていたが，耐えられなくなったため来院した．診査で不完全埋伏智歯による智歯周囲炎であることがわかり，抗菌薬の全身投与をし，数日後に消炎したので智歯を抜くことになった．
患者応対で正しいのはどれか．2 つ選べ．
a　現在安定期なので抜歯をしても差し支えないことを説明する
b　智歯はすべて抜いた方がよいと説明する
c　妊娠中で口の中が不潔になりがちなので，抜歯後はすぐに洗口するようにすすめる
d　術後は局所麻酔により口唇が麻痺しているので不用意にかまないよう説明する

〈状況設定問題〉
抜歯の適応，抜歯術

11 歯科医師の外出中，抜歯した患者から「血が止まらない」との連絡があった．その時に歯科衛生士が行う指導で正しいのはどれか．1 つ選べ．
a　頻繁にうがいをするように指導する
b　清潔なガーゼなどをかんで圧迫するように指導する
c　できるだけ飲食物を摂取しないように指導する
d　手元に止血薬があれば，それを服用するように指導する

〈状況設定問題〉
術後の注意

2.　小手術

🔑キーワード

12 口腔外科手術に使用される手術器具について正しいのはどれか．2 つ選べ．
a　歯肉頬移行部や口底粘膜の縫合に角針を用いる
b　粘膜や囊胞壁の剝離には，骨膜剝離子が使われる
c　口腔内手術での開創には，扁平鈍鉤や爪鉤を用いる
d　止血鉗子は，コッヘル型とペアン型が代表的である

小手術と使用器具

13 口腔内の小手術について正しいのはどれか．2 つ選べ．
a　囊胞摘出術————マッカンドー型ピンセット
b　骨削除————鋭匙
c　膿瘍切開————ゾンデ
d　口腔インプラント——骨穿孔ドリル

小手術と使用器具

14 口腔外科小手術の器具と使用目的の組合せで正しいのはどれか．2 つ選べ．
a　エレベーター——歯の脱臼
b　ゾンデ————ドレーンの摘出
c　骨ヤスリ————骨面の整形
d　マイセル————排膿処置

小手術と使用器具

15 切開・排膿の手順で正しいのはどれか．1 つ選べ．
a　術野の消毒→局所麻酔→切開→洗浄→排膿→ドレーン挿入
b　局所麻酔→術野の消毒→切開→洗浄→排膿→ドレーン挿入
c　術野の消毒→局所麻酔→切開→排膿→洗浄→ドレーン挿入
d　術野の消毒→局所麻酔→切開→排膿→ドレーン挿入→洗浄

切開・排膿の手順

16 切開・排膿手術の際，歯科衛生士として留意すべき事項で**誤っている**のはどれか．1つ**選べ**.

- a　止血鉗子や血液吸引の準備を整えておく
- b　メスや穿刺針は患者の視野に入らないようにする
- c　穿刺した排膿物は感染防止のためすみやかに処分する
- d　救急薬剤，酸素吸入などを常に用意しておく

17 次の器具と用途についての組合せで正しいのはどれか．2つ**選べ**.

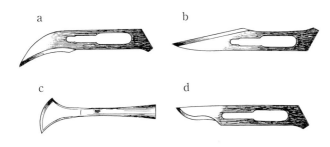

- a　切開・排膿
- b　小帯切除
- c　歯槽整形
- d　囊胞摘出

18 歯根端（尖）切除術時に準備する器具はどれか．2つ**選べ**.

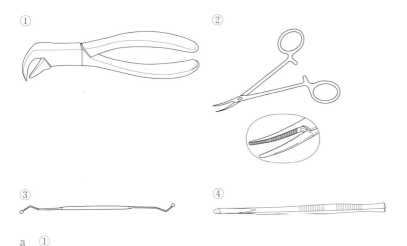

- a　①
- b　②
- c　③
- d　④

⑲ 57 歳の男性．数カ月前に左下臼歯部多数歯にわたって抜歯を行ったが，歯槽骨に突出が生じたため歯槽骨整形を行うことになった．
準備の**必要がない**のはどれか．1 つ選べ．
a　破骨鉗子
b　マレット
c　鋭匙
d　骨やすり

⑳ 嚢胞摘出術に**使用しない**のはどれか．1 つ選べ．
a　骨膜起子
b　ルートチップピック
c　扁平鉤
d　骨ノミ

嚢胞摘出術

㉑ 口腔インプラントの一次手術で使用される器具はどれか．**2 つ選べ**．
a　インプラント埋入用エンジン
b　破骨鉗子
c　骨膜起子
d　鋭　匙

口腔インプラント一次手術

3.　止血処置

🔍キーワード

㉒ 局所止血処置の一時的止血法はどれか．1 つ選べ．
a　挫滅
b　圧迫
c　吸引
d　縫合

局所止血処置；一時的止血法と永久止血法

㉓ 永久止血法はどれか．**2 つ選べ**．
a　血管結紮法
b　タンポン法
c　圧迫包帯法
d　電気凝固法

永久止血法

㉔ 全身的止血剤はどれか．1 つ選べ．
a　コラーゲン製剤
b　トロンビン製剤
c　フィブリン製剤
d　ビタミン K 製剤

全身的止血剤

㉕ 圧迫止血について**誤っている**のはどれか．1 つ選べ．
a　抜歯窩からの出血に対しては圧迫止血法が有効である
b　ガーゼを折りたたんだものを患者にかませる
c　患者に 3 分間きつくかませる
d　ガーゼを取り除く時には，止血しているか確認する

一時的止血法；圧迫止血法

26 止血について正しいのはどれか．2つ**選べ**．

 a サージカルパックは，抜歯窩の止血に有効である

 b 非吸収性の止血薬にゼラチンスポンジ剤がある

 c 抜歯窩からの出血が多い場合に，酸化セルロースが使用される

 d 抜歯後出血の予防に縫合処置をすることがある

止血薬

27 局所止血薬と使用方法の組合せで正しいのはどれか．2つ**選べ**．

 a トロンビン製剤―――ガーゼ型と綿花型があり，抜歯窩に充塡

 b 酸化セルロース―――粉末で局所に塗布

 c エピネフリン―――原液あるいは希釈液を塗布

 d ゼラチンスポンジ――抜歯窩に挿入し，圧迫止血

止血薬

28 止血鉗子について正しいのはどれか．1つ**選べ**．

 a 止血鉗子には直と曲がある

 b コッヘル鉗子は無鉤で，ペアン鉗子は有鉤である

 c モスキート鉗子は大型で，無鉤である

 d 損傷しやすい組織には有鉤を用いる

止血用器具

29 永久止血法と使用器具の組合せで正しいのはどれか．1つ**選べ**．

 a 創縁縫合法――電気メス

 b 焼灼法―――コッヘル止血鉗子

 c 周囲結紮法――レーザー

 d 栓塞法―――骨蝋（ボーンワックス）

永久止血法

4. 縫合

🔑キーワード

30 縫合針について正しいのはどれか．2つ**選べ**．

 a 先端の断面が丸いものを丸針，三角のものを角針という

 b 直針は歯肉弁を唇（頬）舌的に縫合する場合に用いられる

 c 丸針は皮膚，口蓋粘膜などの比較的強靱な組織を縫合する

 d 弾機孔つきの針よりメド通し針の方が多く用いられる

縫合針

31 縫合および縫合糸について正しいのはどれか．2つ**選べ**．

 a 縫合には持針器，縫合針，縫合糸および有鉤ピンセットが必要である

 b 非吸収性の縫合糸には羊腸線がある

 c 吸収性の縫合糸にはナイロン糸がある

 d 口腔外科では，4-0の絹糸を使用することが多い

縫合糸

32 縫合時の補助として正しいのはどれか．2つ**選べ**．

 a 縫合針を持針器に把持する位置は，弾機孔下の平坦な部分である

 b 持針器に針をつける方向や角度は部位に関係なく一定である

 c 縫合糸は弾機孔による損傷のないところで折り返す

 d 折り返した部分の糸は 10～15 cm 程度とする

縫合の補助

5.　麻酔

33 カートリッジ式注射器のプランジャーの図を示す．伝達麻酔に用いられるのはどれか．**2つ選べ．**

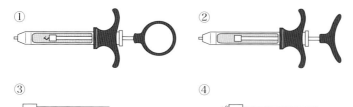

- a　①
- b　②
- c　③
- d　④

34 ディスポーザブル注射針について正しいのはどれか．**2つ選べ．**

- a　25 G——0.5 mm——伝達麻酔用
- b　27 G——0.3 mm——侵潤麻酔用
- c　31 G——0.4 mm——伝達麻酔用
- d　33 G——0.26 mm——侵潤麻酔用

35 歯科用局所麻酔について正しいのはどれか．**2つ選べ．**

- a　カートリッジ注射液はオートクレーブ滅菌して使用する
- b　一度使用したカートリッジ注射針は再利用しない
- c　カートリッジ式注射器は，液，針の順に装備する
- d　カートリッジはメンブランの部分から装填する

36 静脈内鎮静法のために準備する**必要のない**のはどれか．**1つ選べ．**

- a　笑気ガスボンベ
- b　血圧計
- c　輸液セット
- d　駆血帯

37 吸入鎮静法について正しいのはどれか．**2つ選べ．**

- a　濃度を徐々に上昇させていき，最大でも亜酸化窒素 70%，酸素 30% までとする
- b　鼻マスクをさせ鼻呼吸を始めたら，数分間純酸素を吸入させた後，笑気を吸入させる
- c　亜酸化窒素を切った後は純酸素を数分間吸入させてから空気呼吸とする
- d　吸入鎮静後，意識はあるものの痛みは感じないので，局所麻酔の必要はない

38 ◯◯に入る語句の組合せで正しいのはどれか．1つ選べ．

　吸入鎮静法に用いる亜酸化窒素は　①　色のボンベに　②　として充填されている．酸素は　③　色のボンベに圧縮され，気体のまま充填されている．通常，亜酸化窒素と酸素は　④　の割合で吸入される．また，すでに混合されて1本のボンベに充填されているプレミックスボンベもある．

	①	②	③	④
a	灰	圧縮気体	青	4：6
b	黒	圧縮気体	黒	3：7
c	灰	液体ガス	黒	3：7
d	黒	液体ガス	灰	4：6

39 全身麻酔前の患者管理で**誤っている**のはどれか．1つ選べ．

a　空腹をさけるため，軽く食事をとらせる

b　前投薬された薬の服用について確認する

c　血縁関係で麻酔に問題のある人がいないか確認する

d　バイタルサイン等の検査結果を吟味する

6. 患者管理

40 頭頸部癌患者に対する周術期口腔管理の目的はどれか．**2つ選べ**．

a　癌細胞の減少

b　味覚障害の防止

c　口腔粘膜炎の予防

d　口腔内細菌数の減少

41 75歳，喫煙歴がある男性．現在入院中で，1週間後に舌癌を切除する予定である．歯科衛生士が行う口腔衛生管理によって期待される効果はどれか．1つ選べ．

a　審美性の回復

b　咬合関係の改善

c　原発病巣の縮小

d　口腔感染症の予防

VI. 矯正歯科治療時の歯科診療補助

1. 器具・材料

🔑キーワード

1 鉗子の目的で正しいのはどれか. **2つ選べ**.

鉗子の種類・目的

a バードビークの鉗子は線屈曲に用いる
b ホウの鉗子はワイヤーの結紮に用いる
c ヤングの鉗子はバンドに豊隆をつける
d ワイヤーニッパーは口腔内で線の切断に用いる

2 歯間分離に使用される器具はどれか. **2つ選べ**.

歯間分離

a マレット
b アーチフォーマー
c ホウプライヤー
d エラスティックセパレーティングプライヤー

3 矯正治療後の保定装置として用いられる器具で正しいのはどれか. **2つ選べ**.

保定装置

a コイルスプリング
b リップバンパー
c トゥースポジショナー
d ホーレーリテーナー

4 おもに線屈曲のために用いる矯正治療用器具はどれか. **2つ選べ**.

鉗子の種類

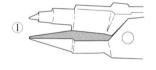 ① 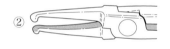 ②

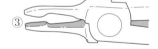 ③ 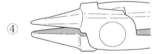 ④

a ①
b ②
c ③
d ④

5 電気点溶接器の用途で正しいのはどれか. **1つ選べ**.

電気点溶接器の用途

a 結紮線の切端末処置に用いる
b バンドにブラケットを溶接する
c アーチワイヤーとブラケットを接着する
d アクチバトール製作時, 誘導線と床を接着する

2. 検査

6 新患の顔面規格写真撮影時の注意点として正しいのはどれか. **2つ選べ**.

  a 顎を引くよう指示する

  b 咬頭嵌合位で咬合させる

  c 被写体とカメラの距離は一定である

  d フランクフルト平面と床面を垂直にして正視する

7 口腔内写真撮影時の注意で正しいのはどれか. **2つ選べ**.

  a 咬合位で正面, 左右側面咬合面を撮影する

  b ミラー使用時は曇らないよう冷水に浸してから使う

  c カメラレンズが咬合平面の延長線上にくるように構える

  d 側方像は第一小臼歯がファインダーの中心になるように合わせる

8 矯正歯科における診断資料の準備で**必要ない**のはどれか. **1つ選べ**.

  a 印象採得用器材

  b 顔面写真撮影準備

  c 口腔衛生指導用パンフレット

  d パノラマエックス線撮影準備

9 顔面写真で評価するのはどれか. **2つ選べ**.

  a 顎骨の形態

  b 口唇の形態

  c 側貌の垂直比

  d 歯の交換の様相

3. 装置の装着

10 ダイレクトボンディング法の接着材について**誤っている**のはどれか. **1つ選べ**.

  a 接着にはエッチングは必要ない

  b この接着は嵌合した投錨効果による

  c 基材は, 即時重合レジンモノマーである

  d 粉液タイプとペーストタイプともに歯面研磨が必要である

11 大臼歯バンドのセメント合着時に準備するもので正しいのはどれか. **2つ選べ**.

  a バンドシーター

  b バンドプッシャー

  c バンドリムービングプライヤー

  d エラスティックセパレーター

12 図に示すプライヤーの用途で正しいのはどれか．1つ選べ．

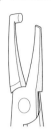

- a　バンドの除去
- b　ボディング材の除去
- c　バンドを歯に圧入
- d　バンドの豊隆部の調整

プライヤー

13 図に示す器具の用途で正しいのはどれか．1つ選べ．

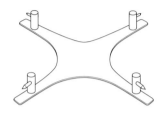

- a　歯間分離する
- b　狭窄歯列弓を拡大する
- c　バンド挿入用のスペースを確保する
- d　ブラケット装着時に位置を設定する

その他の器具

14 図に示すプライヤーの使用目的で正しいのはどれか．1つ選べ．

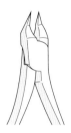

- a　バンドの辺縁を調整する
- b　ブラケットを歯面から除去する
- c　アーチワイヤーを口腔内で切断する
- d　レクタンギュラーワイヤーを屈曲する

プライヤー

15 エラスティックゴムを把持する目的のプライヤーはどれか．2つ選べ．

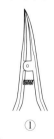 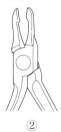 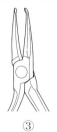 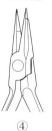

①　　　　　②　　　　　③　　　　　④

- a　①
- b　②
- c　③
- d　④

矯正歯科用器具・材料の準備と取扱い

16 アクチバトールを装着した患者に行う注意事項で正しいのはどれか．1つ選べ．

- a　1日7時間以下装着する
- b　会話をするときは装置を外す
- c　装置は週1回歯ブラシで磨く
- d　装着時は口を閉じて鼻呼吸を心がける

機能的矯正装置

17 ヘッドキャップ型ヘッドギアの装着時に，準備する器具について正しいのはどれか．**2つ選べ**.

    a　ノギス

    b　バンドプッシャー

    c　アーチフォーマー

    d　バンドリムービングプライヤー

顎外固定装置

18 口腔清掃の管理が最も容易なのはどれか．1つ選べ.

    a　咬合挙上板

    b　急速拡大装置

    c　リンガルアーチ

    d　トランスパラタルアーチ

矯正装置の分類

19 持続的な矯正力を発揮するのはどれか．**2つ選べ**.

    a　拡大ネジ

    b　舌側弧線装置

    c　アクチバトール

    d　マルチブラケット装置

矯正力の作用時間

20 マルチブラケット装置を装着した患者に行う食事指導で**誤っている**のはどれか．1つ選べ.

    a　肉類は小さく切って奥歯でかむ

    b　硬いものでも前歯でかみ切ることは構わない

    c　痛みがある場合は軟らかいメニューを選ぶ

    d　歯に付着しやすいものは顎関節に負担をかけ，装置が外れやすいので控える

保健指導の要点

4. 装置の撤去

🔑キーワード

21 アーチワイヤーの装着と撤去の時に共通して準備するのはどれか．**2つ選べ**.

    a　結紮線

    b　ピンカッター

    c　ホウプライヤー

    d　バンドプッシャー

プライヤー

第5章

歯科診療補助論

22 ブラケット装置撤去後に歯面に残っているボンディング材を除去するプライヤーはどれか．**1つ選べ**.

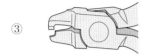①　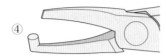②

③　④

a　①
b　②
c　③
d　④

プライヤー

23 マルチブラケット装置を装着している患者が来院した．調整でアーチワイヤーを取り出すことになった．準備するプライヤーはどれか．**2つ選べ**.

a　ピンカッター
b　アーチフォマー
c　ホウプライヤー
d　ヤングプライヤー

プライヤー

1. 妊産婦の歯科治療

次の文を読み，下の **1**，**2** に答えなさい．
28歳の女性．妊娠27週である．出産を控え歯のクリーニングを目的に来院した．
水平位にして処置をしていたところ，悪心や動悸を訴えてきた．

1 考えられることはどれか．1つ選べ．

a　妊娠性エプーリス
b　妊娠糖尿病
c　仰臥位低血圧症候群
d　妊娠高血圧症候群

〈状況設定問題〉
妊婦の状態把握

2 正しい対応はどれか．1つ選べ．

a　左側を下にした側臥位にする
b　半座位にする
c　頭部を下肢より低くする
d　Knee-nose-position で安静を保つ

〈状況設定問題〉
妊娠中の体位

3 歯科治療時の偶発症で，妊娠後期の妊婦が起こしやすいのはどれか．1つ選べ．

a　神経原性ショック
b　過換気症候群
c　口腔ジスキネジア
d　仰臥位低血圧症候群

妊娠後期の偶発症

2. 小児の歯科治療

4 Tell Show Do Method について正しいのはどれか．2つ選べ．

a　短時間で効果が上がる方法である
b　治療器具や行う治療について説明する
c　手鏡などで口腔内を見せてはいけない
d　専門用語は小児にわかりやすい言い換え語を使用する

行動療法的対応法

5 ハンドオーバーマウス法の説明で正しいのはどれか．1つ選べ．

a　障害児に適した方法である
b　1歳児前後の非協力児に適した方法である
c　協力が得られるまでは手を離さないことを説明する
d　非協力児に常用すると効果が上がり，協力的になる

抑制的対応法

第5章

歯科診療補助論

6 開口器の使用について正しいのはどれか．**2 つ選べ**．

　a　3 歳以下の患者で安全のため使用
　b　治療を効率よくするためいつも使用
　c　初診の患児で戸惑っているので使用
　d　急性症状があり，強制治療のため使用

歯科診療時の対応

7 患児の治療室への誘導で正しいのはどれか．**2 つ選べ**．

　a　保護者の入室は阻止する
　b　ユニットは毎回場所を変える
　c　患児自身に歩かせて入室させる
　d　ユニットの昇り降りは自分で行うよう指導する

歯科診療時の対応

8 小児歯科治療時の一般的な対応で正しいのはどれか．**2 つ選べ**．

　a　年少児の診療は午前中が望ましい
　b　TSD 法は 3 歳児ころから有効である
　c　非協力児の診療には必ずレストレーナーを使用する
　d　笑気吸入鎮静法は重度の心身障害児にも効果的に用いられる

歯科診療時の対応

9 小児の年齢にあった対応法で**誤っている**のはどれか．**1 つ選べ**．

　a　1〜2 歳児はハンドオーバーマウス法を行う
　b　3〜4 歳児には母子分離で診療を行うほうがよい
　c　5〜6 歳児には理解力があるため TSD 法は役に立つ
　d　学童期は不安を抱いている内容について本人に十分説明する

年齢別歯科診療の対応

10 永久歯の萌出障害となっている乳歯を抜歯した患児．保護者に対して行う注意として適切なのはどれか．**2 つ選べ**．

　a　麻酔した口唇をかまないように注意する
　b　抜歯で緊張したためゆっくり入浴させる
　c　患部を触れたり吸引したがるので注意する
　d　ガーゼ除去後は不潔になるため頻繁にうがいをさせる

小児の外科的処置の対応

11 器具の図を示す．これらの器具を使用するのはどれか．**1 つ選べ**．

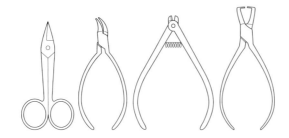

　a　乳歯抜歯時
　b　乳歯歯内療法時
　c　アマルガム修復の適応時
　d　乳歯用既製冠修復法の適応時

小児歯科診療における器具・器材

12 図の装置を装着する際に準備する器具で正しいのはどれか．1つ選べ．

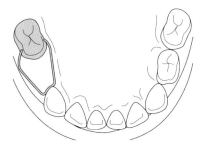

a　コンタリングプライヤー
b　ディスタルエンドカッター
c　リガチャータイイングプライヤー
d　ツィードアーチベンディングプライヤー

13 クラウンフォームを使用して乳中切歯の治療を行うことになった．
準備するのはどれか．**2つ選べ**．

a　金冠ばさみ
b　レジン充塡器
c　合着用セメント
d　ゴートンのプライヤー

14 3歳6カ月の女児．A|遠心にう蝕があり，歯冠修復を行うことになった．|B と
密接なため，前処置が必要となる．窩洞形成前の前処置として準備するのは下
の写真のうちどれか．1つ選べ．

① 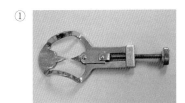　②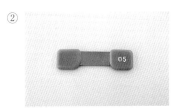

③ 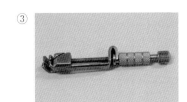　④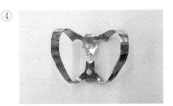

a　①
b　②
c　③
d　④

⓯ 幼若永久歯に暫間的間接覆髄法を行うことになった．準備するのはどれか．
1 つ選べ．

a　ガッタパーチャ
b　水酸化カルシウム
c　フェノールカンフル
d　ホルマリンクレゾール

歯内療法

⓰ ラバーダム防湿を必要とするのはどれか．2 つ選べ．

a　乳歯既製冠合着
b　生活歯髄切断法
c　小窩裂溝填塞法
d　フッ化物歯面塗布

小児歯科診療

3. 成人の歯科治療

🔑 キーワード

⓱ 45 歳の男性．糖尿病の薬物療法を受けている．歯科治療中に低血糖症となった既往がある．歯科衛生士が患者の様子を観察する症状はどれか．2 つ選べ．

a　発汗
b　徐脈
c　過換気
d　手足の震え

〈状況設定問題〉
糖尿病

⓲ 50 歳の女性．狭心症の既往歴があり発作に備え常時薬剤を携帯している．歯科診療中に胸痛を訴えた．歯科衛生士の行う最初の対応で正しいのはどれか．
2 つ選べ．

a　血圧測定を行う
b　頭部を下げる体位にする
c　胸痛が治まるまで様子をみる
d　ニトログリセリン舌下錠を出してもらう

〈状況設定問題〉
狭心症

⓳ 55 歳の男性．歯科治療のため来院した．脳梗塞の既往があり，後遺症で右側手足に麻痺があるが，自力で歩行することはできる．患者誘導の際，歯科衛生士の対応で正しいのはどれか．2 つ選べ．

a　ユニットを水平位にしておく
b　誘導時は患者の後方に位置する
c　患者の歩行速度に合わせて誘導する
d　姿勢保持安定のため，枕などを右側に置く

〈状況設定問題〉
脳梗塞

4. 高齢者の歯科治療

⑳ 高齢者への医療面接実施時の対応として**誤っている**ものはどれか．1つ選べ．

a 適切な距離で対応する

b 適切に情報を提供する

c 相手のスピードに合わせる

d 言語的働きかけを多くする

医療面接

㉑ 高齢者との接し方で正しいのはどれか．1つ選べ．

a 相手のスピードに合わせて対応する

b すべての内容は書式（書面）化して渡す

c 親しみやすくするため慣れた口調で話しかける

d 話が聞こえやすいように高くスピードよく話す

高齢者への対応

㉒ 高齢者が服用している薬剤で，観血処置時に出血傾向が増加するおそれがあるものはどれか．1つ選べ．

a 胃腸炎投薬

b 心疾患投薬

c 腰痛発布薬

d 高血圧症投薬

高齢者と薬剤

㉓ 血圧測定の方法として正しいのはどれか．1つ選べ．

a 上腕部を心臓より高くする

b 1秒間10 mmHgの早さで減圧する

c 厚いセーターを着用のままマンシェットを巻く

d 推定収縮期血圧より20～30 mmHg高く加圧する

バイタルサイン

㉔ 高齢者のバイタルサインを正常成人と比較した場合に，正しいのはどれか．1つ選べ．

a 脈拍は多くなる

b 体温は高くなる

c 呼吸数は減少する

d 収縮期血圧は低くなる

バイタルサイン

㉕ 疾患のある高齢者への対応として正しいのはどれか．2つ選べ．

a 糖尿病の患者は，空腹時に治療を行う

b 心疾患の患者は，アポイントを午前中の早い時間にする

c 高血圧症の患者は，抜歯時に血圧が上昇するので注意する

d 呼吸器疾患の患者は，うがいを頻回に行うことで口腔乾燥を避けられる

疾病を考慮した診療補助

26 80 歳の女性．脳梗塞で倒れ，片側上下肢麻痺にて車椅子で来院した．デンタルチェアー移乗の介助として正しいのはどれか．**2 つ選べ**．

〈状況設定問題〉
障害のある高齢者への対応

 a 介助者はボディーメカニックスを応用して移乗介助する
 b 患者本人に両腕を介助者の首にまわしてもらい移乗する
 c デンタルチェアーを車椅子のシートより上に上げておく
 d フットレストを上げ，患者の足を固定する位置に介助者の足を入れる

27 脳血管障害による摂食嚥下障害で生じる症状はどれか．**2 つ選べ**．

摂食嚥下障害

 a 片側のみでかんでいる
 b 食物以外の物を口に入れる
 c 口の中に食物を取り込めない
 d 絶え間なく食物を口に入れる

28 車椅子で来院した高齢者の移乗で注意しなければならないことはどれか．**2 つ選べ**．

車椅子の操作

 a 移乗したら足はレッグベルトの上に乗せる
 b 移乗するときはフットレストをおろしておく
 c 移乗する前にブレーキがかかっているか確認する
 d 移動時はアームレストより内側に腕があるか確認する

29 加齢に伴う口腔機能低下の評価に用いるのはどれか．**1 つ選べ**．

加齢変化

 a サルコペニア
 b オーラルフレイル
 c オーラルジスキネジア
 d オーラルディアドコキネシス

30 通院困難者への対応として往診の概念はどれか．**2 つ選べ**．

通院困難者への対応

 a 診療依頼時のみ実施する
 b 外来診療の延長線上に位置づける
 c 長期的な医療計画によって実施する
 d 外来診療，病棟（入院）診療とは別に位置づける

31 在宅訪問歯科診療時の留意点となるのはどれか．**2 つ選べ**．

在宅訪問

 a ADL，BDR 指標を事前に確認しておく
 b 患者，家族，他職種との協働が必要である
 c 診療方針の立案は治療計画とケア計画である
 d 本人へのインフォームドコンセントは必要ない

5. 障害児者の歯科治療

🔑キーワード

㉜ 障害児者の歯科診療を円滑にすすめるため，対応の目標として**誤っている**のはどれか．1つ選べ．

a　心理的な目標——不適切な言動で苦痛を与えない

b　身体的な目標——強制治療や激痛下での処置を避ける

c　生理的な目標——循環動態，感染症，基礎疾患に配慮する

d　教育的な目標——不安や恐怖の克服などが育成されるよう対応する

障害児者への対応

㉝ 障害の違いと感染予防対策の配慮する点について正しい組合せはどれか．2つ選べ．

a　ダウン症———易感染

b　血友病————外傷リスク

c　脳性麻痺———易出血

d　脳血管疾患——誤嚥リスク

障害児者への対応

㉞ 視覚障害者への対応で適切なのはどれか．2つ選べ．

a　聴覚を活用した診療の説明

b　色見本を提示しての服薬確認

c　介助者主体の診療内容の報告

d　触覚を応用しての口腔清掃器具の説明

障害児者への対応

㉟ 知的障害のある患者に診療の流れを説明する際の注意点で適切なのはどれか．2つ選べ．

a　ストレスを与えない

b　否定や禁止をしない

c　口頭で何度も説明する

d　説明を省略し簡単にする

障害児者への対応

㊱ 5歳の自閉症児への対応で正しいのはどれか．2つ選べ．

a　絵カードを利用し説明や指導に活かす

b　スモールステップで学習できるよう工夫する

c　リラックスさせるため，診療室は視覚的刺激を与える装飾にする

d　気分を変えるために担当者を変え，毎回違うチェアーに座らせる

障害児者への対応

㊲ てんかん既往のある患者が診療中に発作を起こした．歯科衛生士の対応として正しいのはどれか．2つ選べ．

a　発作が終わるまで付き添う

b　口に割り箸などを入れて，かませる

c　すぐに救急車を呼ぶように手配をする

d　発作時は身体を揺したり，抑制はしない

障害児者への対応

第5章 歯科診療補助論

38 抑制下で歯科診療を行うとき身体の固定位置として正しいのはどれか．**2つ選べ**．

障害児者への対応

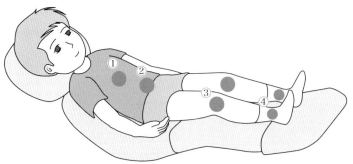

a　①
b　②
c　③
d　④

39 体動のコントロールの効果で**誤っている**のはどれか．1つ選べ．

治療時の注意

a　偶発事故の防止
b　適応行動の学習
c　生理的機能の安定
d　チェアタイムの延長

40 吸入鎮静法（笑気）を実施時の注意として**誤っている**のはどれか．1つ選べ．

治療時の注意

a　バイタルサインを把握する
b　嘔吐時の対応準備を必要とする
c　リラックスできるように声かけを行う
d　鼻マスクを着用後，口呼吸するように伝える

41 口腔機能の障害の症状と指導の組合せで正しいのはどれか．1つ選べ．

摂食嚥下リハビリテーション

a　咀嚼嚥下時のこぼれ──────姿勢・食形態の工夫
b　唾液貯留の知覚が悪い─────介助の工夫，温度の変化
c　口に溜めて飲み込めない────口腔ケア
d　鼻呼吸ができず唾液が多い───口唇閉鎖訓練

Ⅷ. エックス線写真撮影時の歯科診療補助

1. 器具・材料

1 デジタルエックス線撮影法について正しいのはどれか．**2つ選べ**.

  a　画像の劣化が少ない

  b　現像処理を必要とする

  c　パノラマ撮影に限定される

  d　少ないエックス線量で撮影できる

2 口内法エックス線フィルムについて正しいのはどれか．**2つ選べ**.

  a　カセッテを併用する

  b　表裏の識別が可能である

  c　両面に乳剤が塗布されている

  d　標準型のフィルムのサイズは 57×76 mm である

3 口内法エックス線撮影装置のヘッド構造に**ない**ものはどれか．**1つ選べ**.

  a　照射孔

  b　コリメータ

  c　指示用コーン

  d　コントロールパネル

4 写真の撮影補助具を使用する撮影方法はどれか．**1つ選べ**.

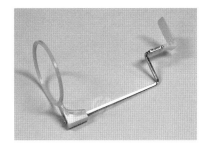

  a　咬合法

  b　咬翼法

  c　平行法

  d　二等分法

5 口内法エックス線撮影の手順で適切なのはどれか．**2つ選べ**.

  a　歯科衛生士が照射時間を設定する

  b　患者がフィルムを拇指で固定する

  c　歯科医師が照射角度の確認をする

  b　歯科衛生士がエックス線照射する

6 パノラマエックス線撮影で正しいのはどれか．**2つ選べ**．　　　　　パノラマエックス線撮影

a 口内法より解像度が低い

b 初期う蝕の検出に適している

c 断層域はすべての部位で同じである

d エックス線とカセッテの距離は一定である

7 パノラマエックス線写真で上顎切歯が拡大しぼやけていた．原因となる患者　　パノラマエックス線撮影の
の位置づけはどれか．1つ選べ．　　　　　　　　　　　　　　　　　　　位置づけ

a 身体が前傾していた

b 顔を上向きにした

c 正中が左側にずれていた

d 前歯部が断層域より前方だった

2. 口内法撮影

🔑キーワード

8 次の図は口内法撮影法のフィルムの位置と中心線の垂直的角度を示す．この　　口内法エックス線撮影
撮影法はどれか．1つ選べ．

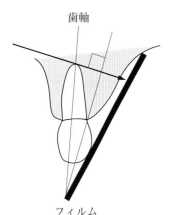

歯軸

フィルム

a 咬翼法

b 咬合法

c 平行法

d 二等分法

9 口内法エックス線撮影の組合せで正しいのはどれか．**2つ選べ**．　　　　　口内法エックス線撮影

a 等長法——二等分法

b 咬翼法——唾石症の診断

c 咬合法——隣接面う蝕の診断

d 平行法——ロングコーンテクニック

10 口内法エックス線撮影で頭部の固定について正しいのはどれか．**2つ選べ**．　　頭部の固定

a 正中矢状面を床面と平行

b 上顎の撮影はフランクフルト平面を床面と平行

c 下顎の撮影は口角—耳珠線を床面と平行

d 後頭結節の下部をヘッドレストに位置づけ

11 40歳女性．隣接面う蝕の疑いでエックス線撮影を行うことになった．適切な　撮影方法の選択
撮影方法はどれか．**2つ選べ**．

   a　咬合法

   b　咬翼法

   c　二等分法

   d　偏心投影法

12 下顎右側切歯の口内法エックス線写真を撮影することになった．正しいのは　フィルムの位置づけと保持
どれか．**1つ選べ**．

   a　フィルムは彎曲させる

   b　フィルムは横長に位置する

   c　フィルムマーカーは歯根側に位置する

   d　患者の左手示指でフィルムの保持をする

3. 写真の処理と管理　　　　　　　　　　　　🔑キーワード

13 現像液の作用で正しいのはどれか．**1つ選べ**．　　　　　　　　　　写真処理

   a　乳剤を洗い流す

   b　乳剤を溶かして透明にする

   c　ハロゲン化銀を乳剤にする

   d　ハロゲン化銀を金属銀にする

14 デンタルフィルム写真に十分な黒化度が得られなかった．原因として考えら　写真処理
れるのはどれか．**2つ選べ**．

   a　撮影時間が長すぎた

   b　水洗が不足していた

   c　現像液が酸化していた

   d　現像液の温度が低すぎた

15 保存後のフィルムが黄変していた．原因として考えられるのはどれか．**2つ選**　写真の処理
べ．

   a　水洗不足

   b　現像液の劣化

   c　定着液の劣化

   d　定着時間が長すぎる

16 エックス線フィルムの保管について正しいのはどれか．**2つ選べ**．　　　　フィルムの管理

   a　撮影室内に保管する

   b　湿度10〜20％で保管する

   c　温度10〜20℃で保管する

   d　鉛や銅などの金属の箱に入れて保管する

第5章

歯科診療補助論

4. 放射線の人体への影響と防護

17 個人のエックス線被曝量測定に使用されるのはどれか. **2つ選べ.**

   a　ポケット線量計
   b　電離槽型サーベイメータ
   c　ガラスバッジ（ガラス線量計）
   d　シンチレーション式サーベイメータ

被曝量の測定

18 個人モニタリング用線量計の装着で正しいのはどれか. **2つ選べ.**

   a　男性——胸
   b　男性——腹部
   c　女性——胸
   d　女性——腹部

被曝量の測定

19 患者のエックス線被曝量を低減するのに正しいのはどれか. **2つ選べ.**

   a　照射野の拡大
   b　防護衣の着用
   c　高感度フィルムの使用
   d　フィルムバッジの着用

線量の低減と防御

Ⅸ．救命救急処置

1. 全身管理とモニタリング

キーワード

1 34歳女性．下顎左側に智歯があり，局所麻酔下で抜歯することになった．歯科治療に対して大変不安をもっているため全身管理のモニタリングを行うことになった．必要な器具はどれか．**2つ選べ**．

　a　AED
　b　血圧計
　c　体温計
　d　パルスオキシメータ

〈状況設定問題〉
モニタリング

2 患者の意識レベルを評価するのはどれか．**1つ選べ**．

　a　BMI
　b　JCS
　c　MMSE
　d　RSST

意識レベルの評価

3 生体監視モニターの表示画面を示す．経皮的動脈血酸素飽和度の値はどれか．**1つ選べ**．

監視モニター

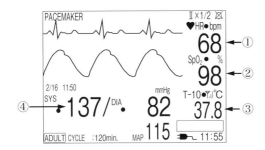

　a　①
　b　②
　c　③
　d　④

第5章

歯科診療補助論

2. 救命救急処置

🔑キーワード

4 救命処置における「救命の連鎖」の図を示す．①に該当するのはどれか．2つ選べ．

救命の連鎖

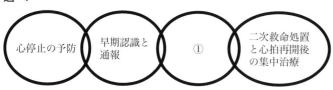

心停止の予防　早期認識と通報　①　二次救命処置と心拍再開後の集中治療

- a　心肺蘇生
- b　AED の使用
- c　酸素の吸入
- d　静脈路の確保

5 一次救命処置で正しいのはどれか．2つ選べ．

一次救命処置

- a　胸骨圧迫による心肺蘇生法を行う
- b　特殊な器具を用いる心肺蘇生法である
- c　窒息に対する気道異物除去は含まない
- d　心肺停止に陥ったとみられる傷病者に対する救命処置である

6 一次救命処置で最初に行うことはどれか．1つ選べ．

一次救命処置

- a　気道確保
- b　呼吸確認
- c　意識確認
- d　心肺蘇生

7 気道確保はどれか．1つ選べ．

一次救命処置

- a　回復体位
- b　呼気吹込み
- c　胸骨圧迫
- d　頭部後屈—顎先挙上

8 一次救命処置の図を示す．ハイムリック法はどれか．１つ選べ．

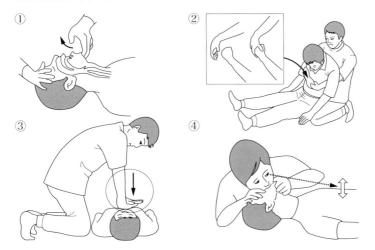

① ② ③ ④

a　①

b　②

c　③

d　④

9 たまたま歯科医がしばらく席をはずしているとき，待合室にいる患者さん（50歳男性）が昏倒した．とるべき処置の順序として正しいのはどれか．１つ選べ．ただし処置後の反応はなく，心肺停止を想定した処置の場合とする．

　　1. 呼吸を確認する

　　2. 呼びかけをして意識の確認をする

　　3. AED を使用する

　　4. 胸骨圧迫（技術と意思があれば人工呼吸も）を行う

　　5. 応援を要請する

a　1→2→3→4→5

b　1→5→2→4→3

c　2→5→1→4→3

d　5→2→1→3→4

10 胸骨圧迫について**誤っている**のはどれか．１つ選べ．

a　成人では胸郭が約５cm沈むよう強く圧迫する

b　心拍停止後できるだけ早期に開始する

c　成人の場合，圧迫の部位は胸の真中に両手掌を当てて行う

d　胸骨圧迫が有効であれば，末梢動脈の触知が可能になり瞳孔は拡大する

11 胸骨圧迫について正しいのはどれか．１つ選べ．

a　患者の体をねじらないように柔らかいところに寝かせる

b　肘を伸ばして体重をかけるように圧迫する

c　1分間に60回のペースで行う

d　胸骨圧迫10回に対して2回の人工呼吸を行う

12 二次救命処置はどれか．**2つ選べ**. 　　　　　　　　　　　　二次救命処置

a 薬物投与

b 心肺蘇生

c 気管挿管

d AED の使用

13 二次救命処置で正しいのはどれか．**1つ選べ**. 　　　　　　　　　二次救命処置

a 緊急通報

b 人工呼吸

c 胸骨圧迫

d 静脈路の確保

14 AED（自動体外式除細動器）について正しいのはどれか．**2つ選べ**. 　　AED の使用法

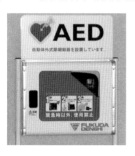

a 医師以外でも使用できる

b 二次救命処置の1つである

c 心静止に適応である

d パッドを貼ると心電図を解析して除細動の適応か否かを音声で指示してくれる

15 AED（自動体外式徐細動器）のパッドの貼り方の図を示す．正しいのはどれか． 　AED の使用法
1つ選べ.

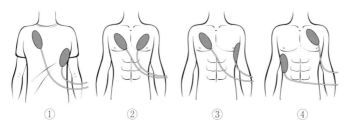

①　　　　　　　②　　　　　　　③　　　　　　　④

a ①

b ②

c ③

d ④

16 ショックを起こしたときの症状で正しいのはどれか．**2つ選べ**. 　　血管迷走神経反射・神経性
ショック

a 血圧上昇

b 顔面蒼白

c 虚脱状態

d 頻脈

17 ショック時の救急処置として**誤っている**のはどれか．1つ選べ．

    a   意識の確認

    b   頭部挙上

    c   昇圧剤の投与

    d   気道確保

          血管迷走神経反射・神経性ショック

18 スケーリング中に患者が脳貧血を起こしたときの処置で**誤っている**のはどれか．1つ選べ．

    a   意識があればスケーリングは続ける

    b   衣服をゆるめる

    c   ゆっくりと深呼吸をするようにいう

    d   意識障害や呼吸抑制が強い場合には酸素吸入をする

          血管迷走神経反射・神経性ショック

19 診療中に患者の様子が急変し，歯科医師より脳貧血様発作と診断された．歯科衛生士が行う処置として正しいのはどれか．2つ選べ．

    a   血圧降下剤を準備する

    b   患者の下肢を挙上する

    c   保温のため毛布などをかける

    d   話しかけたりせず，そっとしておく

          血管迷走神経反射・神経性ショック

20 手術中に患者が脳貧血を起こした．適切な処置はどれか．2つ選べ．

    a   頭を高くする

    b   笑気吸入を行う

    c   酸素吸入を行う

    d   バイタルサインをチェックする

          脳貧血の対応

21 歯科診療中，患者が過換気症候群を起こした．対応について正しいのはどれか．2つ選べ．

    a   歯科処置を中止する

    b   患者を直ちに帰宅させる

    c   口腔内の異物をすべて取り除く

    d   酸素吸入する

          過換気症候群の対応

22 歯科治療時に恐怖心や疼痛刺激などによって起こる過換気症候群の対処法で正しいのはどれか．2つ選べ．

    a   息こらえをさせる

    b   紙袋を口にあて，自分の呼気を吸わせる

    c   人工呼吸をする

    d   酸素を吸入させる

          過換気症候群の対応

23 薬物アレルギーによるアナフィラキシーショックについて**誤っている**のはどれか．1つ選べ．

    a   Ⅰ型アレルギー反応の一つである

    b   血圧は上昇する

    c   蕁麻疹などの皮膚症状が出る

    d   ステロイドや抗ヒスタミン薬などを投与する

          アナフィラキシーショック

第5章

歯科診療補助論

Ⅹ．口腔機能管理

1. 基礎知識

1 味覚障害を生じる疾患はどれか．**2つ選べ**．

a　シェーグレン症候群
b　骨粗しょう症
c　亜鉛欠乏症
d　低血圧症

2 味覚障害に関する記述で**誤っている**ものを選べ．**1つ選べ**．

a　電気味覚計による検査も有効である
b　主に65歳以降の男性高齢者に多い
c　腎臓病，糖尿病などで引き起こされることがある
d　心因性の場合には心身医学的治療も視野にいれる

3 嚥下反射を促す目的で行う，のどのアイスマッサージで触圧覚刺激する部位はどれか．**2つ選べ**．

a　口蓋弓
b　硬口蓋
c　舌根部
d　舌背部

4 舌の位置を変える筋肉はどれか．**2つ選べ**．

a　オトガイ舌筋
b　茎突舌筋
c　縦舌筋
d　横舌筋

5 摂食嚥下障害者に対する好ましい食物形態はどれか．**1つ選べ**．

a　ゼリー状に固めた牛乳
b　サラサラの水
c　異なる性状をもつ具入り味噌汁
d　餅のような粘度の高いもの

6 パ行の発音が不明瞭な場合，考えられる機能の低下はどれか．**1つ選べ**．

a　口唇の閉鎖
b　咽頭の反射
c　舌前方の挙上
d　舌後方の挙上

7 口腔機能を評価するオーラルディアドコキネシスで正しいのはどれか．2つ選べ．　　　口腔機能の現状把握

 a　息つぎの回数を記録する

 b　測定時間は30秒である

 c　「タ」音は，舌の前方の動きを評価する

 d　舌，口唇および軟口蓋の巧緻性を評価する

2. 評価

🔑キーワード

8 反復唾液嚥下テスト（RSST）の説明で正しいのはどれか．1つ選べ．　　　スクリーニング

 a　造影剤を使用する

 b　3mLの冷水を使用する

 c　喉頭隆起および舌骨部を触知して測定する

 d　3～4gの細かくつぶしたプリンなど使用する

9 嚥下障害のスクリーニングで行うRSSTの方法で正しいのはどれか．2つ選べ．　　　スクリーニング

 a　2回できれば正常である

 b　3mLの冷水を使用する

 c　30秒間嚥下運動を繰り返す

 d　口腔内を湿らせてから測定する

10 摂食嚥下機能評価のスクリーニング法はどれか．2つ選べ．　　　スクリーニング

 a　ガムラビング

 b　アイスマッサージ

 c　改訂水飲みテスト

 d　反復唾液嚥下テスト

11 摂食嚥下の評価法はどれか．2つ選べ．　　　スクリーニング

 a　フードテスト

 b　改訂水飲みテスト

 c　メンデルソン手技

 d　オーラルディアドコキネシス

12 嚥下内視鏡検査で正しいのはどれか．1つ選べ．　　　精密検査

 a　造影剤が必要である

 b　食道評価ができる

 c　咽頭・喉頭評価ができる

 d　エックス線被曝がある

13 摂食嚥下障害の評価法でスクリーニング検査に適しているのはどれか．2つ選べ．　　　口腔機能の評価

 a　嚥下造影検査

 b　嚥下内視鏡検査

 c　反復唾液嚥下テスト

 d　改訂水飲みテスト

第5章

歯科診療補助論

14 摂食嚥下過程と機能障害の症状との組合せで正しいのはどれか．1 つ選べ．

口腔機能の現状把握

a　先行期―――むせ

b　準備期―――咳込み

c　口腔期―――食物残留

d　咽頭期―――食べこぼし

15 反復唾液嚥下テスト（RSST）について正しいものはどれか．2 つ**選べ**．

摂食嚥下状態の把握

a　日常，水分でむせる患者には避ける

b　喉頭隆起および舌骨相当部に指腹を当てて行う

c　随意的な嚥下反射惹起を定量的に評価することが目的である

d　30 秒間の正常の判定基準は 5 回以上である

3.　機能障害別の対応法

🔍 キーワード

16 摂食嚥下運動の流れについて正しいのはどれか．2 つ**選べ**．

摂食嚥下状態の把握

a　先行期では，においも重要な判断基準になる

b　口腔期では，食物の噛みごたえや舌触り，味が脳に伝えられる

c　咽頭期では，鼻咽腔が閉鎖され食物が鼻腔に流れないよう防護される

d　食道期では，食物の重力のみで食道から胃に送り込む

17 摂食機能訓練のうち間接的訓練として正しいものはどれか．2 つ**選べ**．

機能訓練

a　嚥下訓練

b　摂食嚥下体操

c　脱感作療法

d　水分摂取訓練

18 摂食嚥下障害に対する間接訓練はどれか．2 つ**選べ**．

間接訓練

a　脱感作療法

b　嚥下反射促通訓練

c　味覚刺激嚥下

d　捕食訓練

19 摂食機能訓練の間接訓練はどれか．2 つ**選べ**．

間接訓練

a　咳嗽訓練

b　水分摂取訓練

c　寒冷刺激訓練

d　ペーシング訓練

20 摂食嚥下障害に対する直接訓練はどれか．1 つ選べ．

直接訓練

a　シャキア法

b　アイスマッサージ

c　シンクスワロー

d　ハッフィング

21 摂食嚥下の過程で咽頭期に障害のある患者に対する機能訓練で適切なのはどれか．**2つ選べ**.

　　a　咳訓練
　　b　捕食訓練
　　c　ペーシング訓練
　　d　メンデルソン手技

機能訓練

22 下図の摂食嚥下過程（口腔期）における摂食嚥下障害に対して行われる訓練はどれか．**1つ選べ**.

摂食嚥下訓練

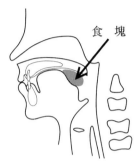

食　塊

　　a　メンデルソン手技
　　b　シャキア訓練
　　c　咳嗽訓練
　　d　舌訓練

23 メンデルソン手技の目的で正しいのはどれか．**1つ選べ**.

　　a　頸部拘縮の改善や予防，頸部のリラクゼーション
　　b　舌筋を刺激することで筋肉の獲得や維持・回復を行う
　　c　舌骨喉頭挙上の運動範囲の拡大と挙上持続時間の延長を行う
　　d　軟口蓋や咽頭の感受性を上げ，嚥下反射を起こしやすくする

機能訓練

4. 対象別の指導法

🔑キーワード

24 82歳の女性．義歯が時々はずれると家族より相談を受けた．5年前にパーキンソン病を発症しパーキンソン病治療薬を服用している．歯科医師の診断の結果，オーラルジスキネジアが頻繁にみられたが，義歯の適合は良好であった．家族への指導で正しいのはどれか．**2つ選べ**.

　　a　治療薬の服用を休止する
　　b　不随意運動が出たら顎を押さえる
　　c　定期的に義歯の適合を診察してもらう
　　d　口腔ケア時は姿勢を工夫し水分に注意する

〈状況設定問題〉
パーキンソン病

25 パーキンソン病患者への保健指導で配慮するのはどれか. **2つ選べ**.

a　多動

b　振戦

c　血液疾患

d　オーラルジスキネジア

パーキンソン病

26 90 歳の女性. 在宅で生活をしている. 介護支援専門員より家族への口腔ケア方法を依頼された. 一日中ベッド上での生活で, 肺炎を繰り返しているという.

適切な指導内容はどれか. **2つ選べ**.

a　力を入れて口腔粘膜を清掃して下さい

b　歯科訪問診療を定期的に依頼して下さい

c　食事はミキサー食やとろみをつけた物を食べさせて下さい

d　口腔ケア時の体位はなるべく後屈させた姿勢で行って下さい

〈状況設定問題〉
肺炎

歯科衛生士のための
主要 3 科プラス専門分野問題集　第 4 版　（問題編）

2012 年 6 月 5 日	第 1 版・第 1 刷発行	
2014 年 1 月30日	第 1 版・第 5 刷発行	
2015 年 6 月 1 日	第 2 版・第 1 刷発行	
2017 年 3 月 6 日	第 2 版・第 3 刷発行	
2018 年 4 月 3 日	第 3 版・第 1 刷発行	（改題）
2022 年 3 月25日	第 3 版・第 5 刷発行	
2023 年 2 月 1 日	第 4 版・第 1 刷発行	
2024 年 3 月25日	第 4 版・第 2 刷発行	

編集　一般社団法人 全国歯科衛生士教育協議会

発行　一般財団法人 口腔保健協会

〒 170-0003　東 京 都 豊 島 区 駒 込 1-43-9
振替 00130-6-9297　　Tel　03-3947-8301 ㈹
　　　　　　　　　　　 Fax　03-3947-8073
http://www.kokuhoken.or.jp/

乱丁・落丁の際はお取り替えいたします.　　　　印刷／三報社印刷・製本／愛千製本

ISBN978-4-89605-389-0 C3047 Y3000E

定価 3,300円(本体 3,000円＋税10%)

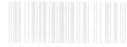

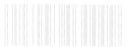

歯科衛生士のための

主要3科
＋
プラス
専門分野
問題集

第4版 解答編

一般社団法人 全国歯科衛生士教育協議会／編集

一般財団法人　口腔保健協会

歯科衛生士のための

主要3科＋_{プラス}専門分野 問題集

第4版 解答編

一般社団法人 全国歯科衛生士教育協議会／編集

一般財団法人　口腔保健協会

目次

第1章 歯科衛生士概論

Ⅰ. 歯科衛生士とその業務

1. 概要 (問題編 p.2〜)

1 答え c, d

- a × 対象は乳幼児期から高齢期にいたる全ライフステージとなる.
- b × 摂食機能療法は「口腔機能管理」に関連する.
- c ○ 日常ケアとして多職種と協働で行われるのは「口腔ケア」と位置付けられており, 口腔清潔, 口腔清拭, 食事への準備・体操等を行う.
- d ○ 「口腔健康管理」とは, 歯科職種の関与の強い「口腔機能管理」,「口腔衛生管理」とともに多職種も関与する「口腔ケア」を包括した広い概念として定義されている.

2 答え b, d

- a × 歯科衛生士法の制定は1948年7月である.
- b ○
- c × 従前は「歯科医師の"直接の"指導の下に」と規定されていたが, 2015年4月から"直接の"が削除された.
- d ○

3 答え a, d

- a ○ 2020(令和2)年の就業歯科衛生士数は142,760人である.
- b × 名簿登録者の約5割が就業している.
- c × 就業場所の約9割が歯科診療所である.
- d ○ 20〜40歳代までほぼ同じ人数割合である.

4 答え b, c

- a × 歯科衛生士法の欠格事由ではない.
- b ○ 罰金以上の刑に処せられたものは欠格事由である.
- c ○ 麻薬, アヘンまたは大麻の中毒者は欠格事由である.
- d × 歯科衛生士法の欠格事由ではない.

5 答え a, d

- a ○ 退職後にも守秘義務は継続する.
- b × 患者が死亡しても守秘義務は継続する.
- c × 違反すれば罰則が明文化されている.
- d ○ 患者の利益を守るよりもさらに高次の社会的・公共的な利益がある場合は守秘義務を免れる.

2. 歯科衛生業務 (問題編 p.2〜)

6 答え d

- a × 卒業前には行えない.
- b × 卒業しただけでは行えない.
- c × 国家試験に合格しただけでは行えない.
- d ○ 歯科衛生士名簿に登録後に行えるようになる.

7 答え a, c

- a ○
- b × ルートプレーニングは歯周治療としての一環として実施され, 歯科診療の補助となる.
- c ○ 歯科医師が直接行う場合を除き, 歯科衛生士以外の者が行ってはならない.
- d × 歯周治療中のプロービングは歯科診療の補助となる.

8 答え d

- a × 薬剤の処方は, 医師, 歯科医師が行う.
- b × 診断書の交付は, 医師, 歯科医師が行う.
- c × FMCの最終印象は, 歯科医師が行う.
- d ○

3. 歯科衛生業務の進め方 (問題編 p.3〜)

9 答え a, b

- a ○ OHRQL (Oral Health-related Quality of Life instrument) は, 22項目の質問で7つの下位尺度で構成されている. QOLに焦点を当てているため, 対象者の困りごと, 改善したいことがわかりやすい.
- b ○ ICF (国際生活機能分類) を用いると, 多職種と連携時の共通認識をもちやすい.
- c × 8領域である.
- d × プリシードは, 診断と計画に関わる.

10 答え a, c

- a ○ アイコンタクトは, 視線を合わせるタイミング・時間的長さへの配慮をしながら行うボディランゲージの1つである.
- b × 準言語的なコミュニケーション. リズムがよ

いと話が聞きやすい.

c ○　真正面に座ると相手は緊張を覚え,身構えてしまう.

d ×　準言語的なコミュニケーション.アクセントやイントネーションがないと感情がこもっていないように感じる.

11 答え　b, d

a ×　**アセスメント**は,対象者の「問題把握のため」の前半のプロセスである.

b ○

c ×　**歯科衛生介入**は「問題解決のための実行」の後半のプロセスである.

d ○

✅ポイント　歯科衛生過程の6つの要素・5つのプロセス

歯科衛生過程は,下の①〜⑤のプロセスからなり,そのプロセスは業務記録として⑥書面化する.
①歯科衛生アセスメント(情報収集・情報処理)
②歯科衛生診断(問題の明確化)
③歯科衛生計画立案(目標の設定,介入方法の決定)
④歯科衛生介入(歯科衛生計画の実施)
⑤歯科衛生評価(プロセスと結果の評価)
⑥書面化(記録)

12 答え　a, b

a ○

b ○

c ×　歯周組織検査,口腔衛生状態の検査,エックス線検査などは客観的情報である.

d ×　歯・歯列の観察,口腔内外の観察,口腔内写真などは客観的情報である.

13 答え　b

a ×

b ○　歯科アセスメントの手順である.収集した情報から,対象者の抱える問題点や課題,原因や対象者の強みを明らかにするために,情報の整理・分析を行う.

c ×

d ×

14 答え　a, b

a ○

b ○

c ×　問題解決した状態は長期目標である.

d ×　対象者の行動目標となるのは短期目標である.

✅ポイント　目標設定の留意点

①主語を対象者とすること,②対象者の状況や言動を表していること,③現実的・客観的に許可できること,④評価日を明示すること,⑤1つずつあげること,などがある.

15 答え　c, d

a ×　S(Subjective):**主観的情報**であり,患者の訴えていることである.

b ×　O(Objective):**客観的情報**であり,観察した結果を記す.

c ○　A(Assessment):**分析,評価**である.

d ○　P(Plan):**方針,計画**である.

4. 医療倫理 (問題編 p.4〜)

16 答え　b, d

a ×　1948年『ジュネーブ宣言』に受け継がれた.

b ○

c ×　紀元前5世紀の古代ギリシャの医師である.

d ○

17 答え　a

a ○　**リスボン宣言**は世界医師会による「患者の権利に関する宣言」をいう.

b ×　**ジュネーブ宣言**では医師の職業倫理に関する規範が述べられている.

c ×　**ヘルシンキ宣言**では,人を対象とする医学研究の倫理的原則が述べられている.

d ×　**アルマ・アタ宣言**とはすべての人々の健康を守り促進する取り組みの宣言である.

✅ポイント　リスボン宣言

患者の権利として「良質の医療を受ける権利」,「選択の自由の権利」,「自己決定の権利」,「情報に対する権利」,「守秘義務に対する権利」,「健康教育を受ける権利」,「宣言に対する権利」,「宗教的支援に対する権利」の8つの権利と,「意識のない患者への対応」,「法的無能力の患者(法的に同意能力がないとされる患者)への対応」,「例外的に認められる患者の意思に反する処置に関するもの」の3つの原則が宣言されている.

(→p.73のポイント「アルマ・アタ宣言とオタワ憲章」も参照)

18 答え　a, b

a ○

b ○　インフォームド・チョイスのことである.医

師の説明に同意する際，患者が複数の選択肢から自己決定することでインフォームド・コンセントに含まれる．

c × セカンド・オピニオンのことである．

d × 歯科衛生士法第13条の6に記載されているがインフォームド・コンセントではない．

5. 医療安全管理 （問題編 p.5〜）

⑲ 答え b

a ○

b × 歯科医院の施設管理責任者は歯科医師である．

c ○

d ○

⑳ 答え b

a ○ 職員研修を年2回程度開催し，記録する．

b × 歯科衛生業務に潜む危険性を予測し，行動できるメタ認知脳力の研修は安全性を高める訓練として大切であるが，義務化はされていない．

c ○

d ○

㉑ 答え d

a ○

b ○

c ○

d × インシデントである．

✅ ポイント 医療事故

医療事故	医療現場で，医療の全過程において発生する全人身事故をいう．医療行為と直接関係ない場合も含まれ，患者以外にも医療従事者が被害者である場合も含まれる．
医療過誤	医療事故の発生原因に，医療機関・医療従事者に過失があるものをいう．
インシデント	日常診療の場で，誤った医療行為などが患者に実施される前に発見されたものや，患者に実施されたが，結果として患者に被害を及ぼすには至らなかった事象をいう．「ヒヤリ・ハット」とも呼ばれる．
アクシデント	医療事故に相当する用語として用いる．

㉒ 答え d

a ○

b ○

c ○

d × バランスを崩し倒れたという事実からアクシ

デントであり，インシデントには含まれない．

㉓ 答え c

a × HIVワクチンは現在のところ開発されていない．

b × 治療終了後はグローブを外し，手洗い消毒をする．

c ○

d × 感染の可能性のあるものとしては，血液と排泄物（汗を除く）のほか，体液，分泌物，創傷した皮膚，粘膜もある．

㉔ 答え d

a ○

b ○ 唾液も体液として扱われる．

c ○ 粘膜も感染の可能性のある物質とみなす．

d × 汗は該当しない．

✅ ポイント スタンダードプリコーション（標準予防策）とは？

すべての血液・体液・分泌物（汗は除く）・排泄物などを感染の可能性があるものとして取り扱うことで，感染の危険性を減少させる予防策である．

㉕ 答え a

a ○

b ×

c ×

d × 青色のバイオハザードマークは存在しない．

✅ ポイント バイオハザードマーク

感染性廃棄物であることを識別できるようにするためマークの色は次の意味をもつ．

赤：血液，膿汁など，液状・泥状のもの
橙：固形状のもの
黄：注射針，メス，ルートカナルリーマーなど鋭利なもの

㉖ 答え b, c

a × エックス線フィルムは，その他の産業廃棄物に分類される．

b ○

c ○

d × 使用後の紙コップは，特別管理一般廃棄物に分類される．

27 答え　a, c

a ○

b ×　電子マニフェストは情報処理センターが集計し，都道府県知事に報告を行うので，報告書の作成は必要としない．

c ○　マニフェストは 7 枚複写になっていて 1 枚目の A 票が控えとなる．

d ×　期間は 60 日以内である．

28 答え　b

a ×　手洗いは指導が終了してすぐに行う．

b ○

c ×　感染症に感染していることもあるので，できるだけ本人の使用しているもので指導を行う．

d ×　訪問歯科でも，すべての血液・唾液・鼻汁などは何らかの病原体をもっている可能性があるという標準予防対策（スタンダードプレコーション）を忘れないように対処する．

6. 保健・医療・福祉における チームアプローチ （問題編 p.6〜）

29 答え　a, d

a ○

b ×　社会

c ×　医療者

d ○

30 答え　c, d

a ×　重度な要介護状態になっても住み慣れた地域で自分らしい暮らしを人生の最後まで続けることができるよう，住まい・医療・介護・予防・生活支援が一体的に提供される地域包括ケアシステムを構築している．

b ×　地域の自主性や主体性に基づき，地域の特性に応じて作り上げていく．

c ○　おおむね 30 分以内に必要なサービスが提供される地域（具体的には中学校区）を単位としている．

d ○

31 答え　a, b

a ○　避難生活 2 週間目に肺炎罹患が高くなるため予防が必要である．

b ○　関係者同士で情報を共有し合い，調整することが大切である．

c ×　被災直後は，強いストレス状況にあることを配慮する．

d ×　物資が供給されるまでは，水は貴重となる．水不足の時はウエットティッシュでの拭き取りや少量の水，お茶での清掃にする．

32 答え　a, d

a ○

b ×　作業療法士が担当する．

c ×　理学療法士が担当する．

d ○

第 2 章　臨床歯科医学

Ⅰ. 臨床歯科総論

1. 全身疾患と歯科治療 (問題編 p.10〜)

1 答え　b, c

a ✕　医療面接とは，初診時だけではなく診療のすべての期間において行われる行為である．

b ○

c ○

d ✕　円滑な歯科医療を進めていくうえでも，治療前のインフォームドコンセント（説明と同意）が大事である．

2 答え　b

a ○

b ✕

c ○

d ○

☑ポイント　医療面接

　医療面接の大きな柱は，①ラポールの形成　②情報収集　③治療への動機づけである．ラポールの形成（患者さんとの信頼関係の確立）には，患者さんの不安を取り除き安心感をもってもらうため，共感的態度や傾聴する態度で接することが大切である．

3 答え　b

a ✕　YES/NOで答えて終わってしまう質問よりも，患者が考えて自分のことばで答えようとする質問のほうが情報収集に適している．

b ○　患者を無条件に一人の人間として尊重し受容することが大切である．

c ✕　聞き手が繰り返した言葉で，患者は自分の気持ちや考え方を見直すことができる．

d ✕　聞き手が評価的態度だと，患者に自分を表現することをためらわせてしまう結果になりかねない．

☑ポイント　開かれた質問と閉ざされた質問

　質問には「甘いものは好きですか」というような YES/NOで答える**閉ざされた質問**と「おやつはどのようなものがお好きですか」というような**開かれた質問**がある．患者の情報を引き出すためには，質問形式を考えて反応をみながら使い分けることが大事である．

4 答え　a, d

a ○

b ✕　成人の呼吸数は約 12〜20 回/分である．

c ✕　心臓と同じ高さにすることが大切である．

d ○

5 答え　c

a ○　成人の正常血圧値は，収縮期（最高）血圧が 120 mmHg 未満，かつ拡張期（最低）血圧が 80 mmHg 未満とされる．最高血圧が 140 mmHg 以上，最低血圧が 90 mmHg 以上になると高血圧とされる．

b ○　成人の脈拍基準値は 60〜80 回/分である．

c ✕　SPO_2 とは，血中酸素飽和濃度のことであり，基準値はおおむね 96%以上である．

d ○　成人の呼吸数の正常値は 12〜20 回/分である．

（→p.9 問題 33 のポイントを参照）

6 答え　a, d

a ○　血糖値が低下すると異常な空腹感，震え，倦怠感，動悸，発汗，頻脈，顔面蒼白，紅潮などの症状が現れてくる．

b ✕

c ✕

d ○

7 答え　d

a ○
b ○
c ○ その他には，疲労感や足指の血流障害などがある．低血糖時の症状として表れるものである．

d ✕

2. 口腔内検査・顎口腔機能検査

(問題編 p.11〜)

8 答え　a

a ✕　根管内細菌培養検査で液体培地による好気培養である．根管内内容物の検査で行われる．

b ○　歯に微弱な電流を流して，歯髄の生活反応をみる．

c ○　歯髄に炎症が生じると，冷刺激に対して閾値が下がり痛みを感じる．冷却材を歯冠部に当てて痛みを誘発させる．

d ○　根尖部に炎症などの異常がある場合，咬合時

の痛みがある.

9 答え a

a ○ **検体検査**は人体から得られた被検査物（臨床検体）について，成分分析や微生物の有無等の検査を行うことであり，**唾液緩衝能測定**は唾液を検体として行う検査法である.

b ×

c ×

d ×

10 答え b

a ○

b × ピンセットは動揺度の検査に用いる.

c ○

d ○

11 答え c

a × **ポケットデプス**は歯肉辺縁からポケット底部までの距離，**アタッチメントレベル**はセメントーエナメル境（CEJ）からポケット底部までの距離のことである.

b × 4級は根分岐部が口腔内に露出しており，歯周プローブが貫通する．根分岐部が歯肉に覆われているのは3級である.

c ○

d × 2度は唇舌方向，近遠心方向に中程度の動揺が認められる．垂直方向に動くのは3度である.

✅ポイント　Glickman の分類（根尖部病変の分類）

1級	根分岐部の歯根膜に病変があるが，臨床的・エックス線的に異常を認めない
2級	根分岐部の歯槽骨に部分的破壊があるが，プローブは貫通しない
3級	根分岐部の歯槽骨が破壊され，プローブが貫通するが，根分岐部は歯肉に覆われている
4級	根分岐部の歯槽骨が破壊され，プローブが貫通し，根分岐部が口腔内に露出している

✅ポイント　Miller の分類（歯の動揺度の分類）

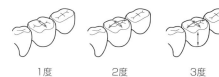

1度　　　　2度　　　　3度

0度：生理的動揺（0.2mm以内）

1度：唇（頬）舌（口蓋）方向にわずかに動揺（0.2〜1.0mm）

2度：唇（頬）舌（口蓋）方向，近遠心方向に中程度（1.0〜2.0mm）の動揺

3度：唇（頬）舌（口蓋）方向，近遠心方向に高度（2.0mm以上）の動揺，または垂直方向に舞踏状動揺

12 答え b, d

a × プロービング圧は15〜20gで診査を行う.

b ○

c × エックス線写真により診査する.

d ○

13 答え b

a ×

b ○ アタッチメントレベルはセメントーエナメル境からポケット底部までの距離をいうので，歯根露出量にポケットデプスを加えた値と考える．1mm+3mm＝4mm がアタッチメントレベルとなる.

c ×

d ×

（→p.49 のポイント「アタッチメントレベルとは？」を参照）

14 答え c

a ○

b ○

c × 味覚検査の方法である．甘味，塩味，酸味，苦味についてそれぞれ5段階の濃度の溶液を染み込ませた濾紙を舌に添付していく.

d ○

15 答え a, b

a ○

b ○

c ×

d × pHはアルカリに傾く.

16 答え a

a × **反復唾液嚥下テスト（RSST）**は，30秒間で何回嚥下ができるかを評価するもので，最も簡便な誤嚥の有無をみるものである．

b ○ **咳テスト**は誤嚥したときに"むせ"が起こるかどうかをみるものである．

c ○ **フードテスト**は，茶さじ1杯のプリンを実際に食べさせて誤嚥の有無をみるものである．

d ○ **改良水飲みテスト（MWST）**は，3mLの冷水を嚥下させて誤嚥の有無をみるものである．

3. 画像検査 (問題編 p.12〜)

17 答え a

a ○

b ×

c ×

d ×

☑ポイント　放射線に関係する単位

グレイ （吸収線量）	物質に吸収された放射線エネルギーの量を表す単位．
ベクレル （放射能）	放射性物質が放射線を放出する能力を表す単位．
シーベルト （等価線量・実効線量）	放射線の被曝による人体への影響を表す単位． 各臓器に対する尺度である等価線量と，個人の体全体に対する尺度である実効線量がある．
クーロン毎キログラム （照射線量）	エックス線やガンマ線の強さを表す単位．エックス線やガンマ線が空気を電離する能力を評価したものである．

18 答え b

a × 確定的影響

b ○

c × 確定的影響

d × 確定的影響

☑ポイント　放射線の人体への影響

　放射線の人体への影響のあり方には「確定的影響」と「確率的影響」がある．確定的影響は一定量の以上の線量の放射線を受けると影響が現れる現象をいい，脱毛・白内障・不妊などがある．確率的影響は放射線を受ける量が多くなるほど影響が現れる確率が高まる現象をいい，がん・白血病・遺伝的影響などがある．

19 答え c, d

a × 歯髄はエックス線透過性が高いため確認でき

ないが，根尖部の歯根膜腔の変化や根尖部歯槽骨の吸収状態は確認できる．

b × 隣接面の歯石は確認できる．

c ○

d ○

20 答え a

a ○ **エックス線透過像**とは，エックス線写真上でより黒く見える部分を指し，歯髄腔，う蝕，囊胞などがある．

b ×

c ×

d ×

21 答え b

a ×

b ○ **FH平面（フランクフルト平面）**は，ポリオン（Po）とオルビターレ（Or）を結ぶ平面である．

c ×

d ×

（→p.29 問題10のポイントを参照）

☑ポイント　頭部エックス線規格撮影

　この撮影法では頭部の側面像が得られ，画像をセファログラムという．

　エックス線管と患者，フィルムの位置を一定にする．頭部固定にセファロスタットを用い，外耳道に挿入して固定するイヤーロッドが付属している．

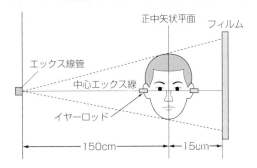

22 答え c

a × **内視鏡**は体外から体腔内に挿入して，体腔内面や臓器表面を観察したり写真撮影をするための器械．

b × **MRI**はエックス線を使うことなく，その代わりに強い磁石と電波を使い体内の状態を断面像として描写する装置．

c ○ **CT**はエックス線を使って身体の断面を撮影し検査する装置．

d ×　**超音波診断装置**は超音波を身体に当て，反響する波の変動を画像化する装置．

㉓　答え　d

a ×　**エコー検査**は**超音波検査**のことである．

b ×　**コンピュータ断層撮影法**は CT のことである．

c ×　**磁気共鳴画像法**は MRI のことである．

d ○

✅ポイント　**画像検査法**

画像検査方法	特　徴	エックス線の有無
コンピュータ断層撮影法（CT）	人体を薄く輪切りにした画像を撮影する．口腔顎顔面領域の疾患にも有効である．	用いる．
磁気共鳴画像法（MRI）	核磁気共鳴現象を利用し，CT と同様に人体の断層像を形成する．強力な磁気を用いるため，体内に金属を埋め込んでいる患者には禁忌である．顎関節症，腫瘍や嚢胞の診断に用いられている．	用いない．
超音波検査（US）	超音波を体内に向けて発信し，臓器などにぶつかって跳ね返ってくる反射波を画像化する．	用いない．
デジタルエックス線撮影法	被写体を通過したエックス線を電気信号として処理し，画像化する．イメージングプレート（IP）と CCD センサーの 2 つシステムがある．	用いるが，被曝量は大幅に軽減する．

㉔　答え　a, b

a ○

b ○

c ×　ターゲットとフィラメントはタングステン製である．

d ×　熱電子は陽極のターゲットに衝突する．

✅ポイント　**エックス線管の構造**

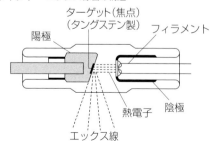

ターゲット（焦点）（タングステン製）
陽極
フィラメント
熱電子
陰極
エックス線

㉕　答え　a

a ○　散乱線は被写体コントラストを低下させるため，グリットを用いて除去する．

b ×　**カセッテ**はフィルムを収納し固定する枠であり，感光しないように遮光する役割がある．

c ×　**シャウカステン**は，エックス線写真を透過光で観察するためのものである．

d ×　**セファロスタット**は，頭部エックス線規格写真撮影時に頭部を固定するものである．

✅ポイント　**散乱線**

エックス線管より発生したエックス線は生体に吸収されるが，コンプトン効果によって散乱するエックス線のことを散乱線という．

4.　一般臨床検査（問題編 p.14〜）

㉖　答え　b

a ○

b ×

c ○

d ○

✅ポイント　**臨床検査の目的**

検査は，身体異常や不顕性異常の**原因**や**診断**の確定，**治療方針**や**治療時の予後**を判断するために行う．また，人間ドックや定期的な検査において異常を見つけるためにも行う．

㉗　答え　d

a ×
b ×　|検体検査である．
c ×
d ○

㉘　答え　d

a ×
b ×　|画像検査である．
c ×
d ○

ポイント　臨床検査の目的

分類	各検査内容
生体検査 患者の身体そのものを用いて，身体から発する電気信号や圧力変化などを直接，記録・分析する生理機能検査	体温，脈拍，血圧，心電図，心音図，肺活量，スパイログラム（呼吸運動曲線）筋電図，脳波，血中酸素濃度
検体検査 身体から採取された血液，尿，便などの検体を用いて成分や形態を調べる検査	血液検査，血液凝固・線維素検査，生化学検査，免疫・血清検査，血液型検査，感染症検査，病理検査
画像検査	エックス線検査，CT検査，MRI，RI検査（シンチグラフィー，核医学検査），超音波検査（エコー検査），骨量検査（骨密度，骨塩定量法），内視鏡検査

㉙　答え　c, d

- a ×　体温測定値は直腸温＞口腔温＞鼓膜温＞腋窩温の順に高い．
- b ×　食後や運動直後は体温が上昇しているため，30分後くらい経過し安静状態で測定する．
- c ○
- d ○

㉚　答え　d

- a ○
- b ○
- c ○
- d ×　下歯槽動脈は下顎骨中に走行している動脈である．

ポイント　脈拍が触れる部位（全身・橈骨動脈）

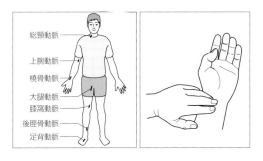

総頸動脈
上腕動脈
橈骨動脈
大腿動脈
膝窩動脈
後脛骨動脈
足背動脈

㉛　答え　a, b

- a ○
- b ○
- c ×　脈拍数は，低年齢ほど多い．
- d ×　脈拍は，比較的大きな動脈が体表面近くで走っている場所で触れる．

㉜　答え　a

- a ×
- b ○ ┐
- c ○ ├ 血圧の構成因子には，他に左心室収縮力，血液
- d ○ ┘ 粘着性などがある．

㉝　答え　a

- a ○　正常血圧
- b ×　正常高値血圧
- c ×　高値血圧
- d ×　Ⅰ度高血圧

ポイント　成人における血圧値の分類（日本高血圧学会，2019年）

	収縮期血圧 （mmHg）		拡張期血圧 （mmHg）
正常血圧	120 未満	かつ	80 未満
正常高値血圧	120〜129	かつ	80 未満
高値血圧	130〜139	かつ／または	80〜89
Ⅰ度高血圧	140〜159	かつ／または	90〜99
Ⅱ度高血圧	160〜179	かつ／または	100〜109
Ⅲ度高血圧	180 以上	かつ／または	110 以上
（孤立性）収縮期高血圧	140 以上	かつ	90 未満

㉞　答え　c

- a ○
- b ○
- c ×　採血に時間をかけない．
- d ○

㉟　答え　a

- a ○　**白血球**は体内に異物が侵入した際に生体防御反応として現れる．CRP値と共に細菌感染の検査に用いられる．
- b ×　**血清アルブミン値**は肝機能の検査に用いる．
- c ×　**プロトロンビン時間**は血液凝固に関与する因子の異常をみる検査である．
- d ×　**総ビリルビン値**が高いと黄疸の症状が現れる．

㊱　答え　c, d

- a ×
- b ×
- c ○
- d ○

✅ ポイント　貧血とは？

　赤血球数, ヘモグロビン量, ヘマトクリット値が低下した状態をいう.

37　答え　a, c
- a ○　肝機能検査として黄疸の程度を診断するものである.
- b ×　腎機能の検査である.
- c ○　肝機能検査として最も広く用いられている.
- d ×　糖尿病の検査である.

38　答え　d
- a ×
- b ×
- c ×　ブドウ糖と血液中のアルブミンが結合したもので, 過去1〜2週間の状態がわかる.
- d ○　赤血球中のヘモグロビンと血中のブドウ糖が結合したもの. 赤血球の寿命（120日）と同期間の血糖値がわかる.

39　答え　c
- a ○
- b ○
- c ×　糖尿病患者は2時間経過しても血糖値が空腹時の値に戻らない.
- d ○

40　答え　a, b
- a ○
- b ○
- c ×　おもて検査は患者の血球を使用して, 血清の凝集を確認する.
- d ×　うら検査は患者の血清を使用して, 血球の凝集を確認する.

41　答え　a
- a ○
- b ×
- c ×
- d ×

✅ ポイント　交差適合試験（クロスマッチテスト）とは？

　輸血時に供血者と受血者の血液を血球と血清とに分離して両者をそれぞれ混ぜ合せ, 凝集の有無によって輸血の適合性を調べる検査である. 検査の結果陰性（−）であれば, 輸血が可能である.

42　答え　c
- a ×　HBs抗原は陰性（−）である.
- b ×　女性の場合でヘモグロビン値が11 g/dL以下だと貧血とされる.
- c ○　CRPが陽性で白血球数が正常値よりはるかに多い数値を示している.
- d ×　空腹時血糖値は正常値である.

43　答え　b
- a ×
- b ○
- c ×
- d ×

✅ ポイント　B型肝炎ウイルス検査

　HBs抗原が陽性（＋）の場合はHBV（B型肝炎ウイルス）に感染していることを示す. HBs抗体が陽性（＋）の場合は, 過去に感染したことを示す. また, HBe抗原が陽性（＋）の場合は高い感染力を示し, HBe抗体が陽性（＋）の場合は低い感染力を示す.

44　答え　c
- a ○
- b ○
- c ×
- d ○　影響を与える因子には, 他に線維素溶解の亢進がある.

45　答え　a, b
- a ○　デューク法は, 出血時間の測定法の一つである.
- b ○
- c ×　外因性の血液凝固である.
- d ×　内因性の血液凝固である.

46　答え　d
- a ○
- b ○
- c ○
- d ×　カンジダ菌検出試験は, カンジダ菌数を調べるもので, この状況では必要ない.

47　答え　b
- a ×　一般染色である.
- b ○
- c ×　おもに擦過法や穿刺吸引法が用いられる. 洗

浄法は肺，食道，胃，腸などで行われる採取法である．

d × 10%ホルマリン溶液を用いる．

48 答え　a

a ○

b × テストの絆創膏は２日間貼付する．

c × 痒くても掻かないよう注意を促す．

d × 貼付期間中２日間は入浴しないよう指示する．

Ⅱ. 歯・歯髄・歯周組織の疾患と治療

1. 保存修復治療 （問題編 p.18〜）

1 答え　d

a × 　1級窩洞である.

b × 　4級窩洞である.

c × 　1級窩洞である.

d ○

✅ ポイント　ブラックの窩洞の分類

1級窩洞　　2級窩洞

3級窩洞　　4級窩洞　　5級窩洞

1級	小窩裂溝にある窩洞（臼歯の咬合面, 臼歯の頬舌側における咬合面 2/3, 前歯舌側の小窩）
2級	臼歯の隣接面にある窩洞
3級	前歯の隣接面にある窩洞で, 切縁隅角を含まないもの
4級	前歯の隣接面にある窩洞で, 切縁隅角を含むもの
5級	すべての歯の歯冠部の唇頰舌側の歯頸部 1/3 にある窩洞

2 答え　c

a ×

b ×

c ○

d ×

✅ ポイント　窩洞の構成

分　類	構　　　成
窩縁斜面	窩縁部分に斜面形態を与えたもの. ベベルともいう
窩縁隅角	窩縁斜面と歯表面とがつくる隅角
斜面隅角	窩縁斜面と窩洞内部（側壁）がつくる隅角

3 答え　a

a ○ 　要観察歯. 表層下が脱灰されている. 視診で白濁が観察されるが, 表層は破壊されていないので探針では確認できない.

b ×

c ×

d ×

✅ ポイント　う蝕の分類

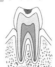

C₁(1度)　　C₂(2度)　　C₃(3度)　　C₄(4度)

4 答え　c, d

a × 　穿下性に進行する.

b × 　チーズ様の色をしている.

c ○

d ○

5 答え　b, c

a × 　歯肉排除法の目的である.

b ○

c ○

d × 　防湿法の目的である.

6 答え　a

a ○

b × 　重合収縮は減少する.

c × 　吸水膨張は低下する.

d × 　耐摩耗性は向上する.

7 答え　a, d

a ○

b × 　金属修復物に比べて機械的強度が劣る.

c × 　光の当たらないところは重合しにくいため不均一となる.

d ○

8 答え　b, d

a × 　ポーセレンラミネートベニア修復の切削はエナメル質内に限局する.

b ○

c × 　深度の浅い, かつ広範囲のう蝕は適応症である.

d ○ 　レジンダイレクトベニア修復は象牙質にも接着させることができる.

9 答え　c

a × ｜接着性修復であるため保持形態を考慮する必

b × ｜要はない.

c ○ 　アマルガムは歯質接着性がないのでアンダーカットを付与したり, 窩洞を内開きにする必

要がある．

d × インレー体着脱のために窩洞には外開きの形態を付与する．

10 答え b

a ×

b ○

c ×

d ×

☑ポイント グラスアイオノマーセメント

適応症	・3級窩洞，5級窩洞 ・根面う蝕 ・くさび状欠損 ・歯頸部知覚過敏症 ・トンネル窩洞 ・乳臼歯の1級窩洞，2級窩洞 （これらのほか，フィッシャーシーラント，裏層，支台築造などにも用いられる）
禁忌症	・咬合力の加わる2級窩洞，4級窩洞 ・切縁破折 ・唇側面エナメル質の広範囲の修復 ・咬頭を被覆する修復

11 答え a，c

a ○

b × 歯肉排除には歯肉溝内に歯肉排除用綿糸を挿入，または患歯に専用クランプを装着する．

c ○

d × 歯頸部歯肉の止血には止血剤を浸み込ませた綿糸を用いる．

☑ポイント ウェッジ（くさび）

図の矢印はウェッジである．マトリックスの保持とともに，歯間分離を行うために用いられる．光重合型コンポジットレジン用に透明な製品もある．

2. 歯内療法 (問題編 p.20〜)

12 答え b，d

a × 感染根管治療を行う．

b ○ 軟化象牙質の除去後に抜髄を行う．

c × 歯髄鎮痛消炎療法または間接覆髄を行う．

d ○ 軟化象牙質の除去後に抜髄を行う．

☑ポイント 歯髄疾患の分類

	歯髄	治療法
歯髄充血	生活	歯髄鎮静法，間接覆髄法
急性単純性（漿液性）歯髄炎	生活	歯髄鎮静法，重度の症例では抜髄
急性化膿性歯髄炎	生活	抜髄
慢性潰瘍性歯髄炎	生活	抜髄
慢性増殖性歯髄炎	生活	抜髄，歯根未完成の場合は生活断髄法
歯髄壊死・歯髄壊疽	失活	感染根管治療

13 答え c

a ×

b ×

c ○

d ×

☑ポイント 急性化膿性根尖性歯周炎の進行

①歯根膜期　　②骨内期　　③骨膜下期

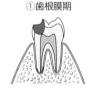 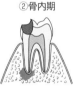 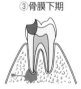

④粘膜下期　　⑤慢性期

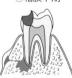 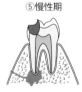

①**歯根膜期**：歯根膜に炎症

②**骨 内 期**：根尖部の歯槽骨に炎症

③**骨膜下期**：骨膜まで炎症が進行

④**粘膜下期**：粘膜まで炎症が進行

⑤**慢 性 期**：排膿，ろう孔形成

14 答え a，c

a ○ 拍動性自発痛，打診痛が認められる．

b × 軟化象牙質が存在し，歯髄が細菌感染を起こしている．

c ○

d × エックス線写真では根尖病巣を認めない．

15 答え c

a × う窩に歯髄が茸状に増殖している歯髄炎で症状はほとんどなく，増殖している歯髄に硬いものが当たるとわずかに疼痛を訴える．

b ×　通常はほとんど症状がなく，あっても冷水に少し痛みを感じる程度である．

c ○　拍動性の自発痛，夜間痛，打診痛が認められ，特に熱いものに対し痛みを感じる．

d ×　外来刺激に反応して疼痛を訴える疾患である．

16 答え　c

a ×　**直接覆髄法**は，露髄面に覆髄薬を塗布する．

b ×　**歯髄鎮痛消炎療法**は，鎮痛消炎薬を小綿球に浸し，窩底に貼布する．

c ○

d ×　**IPC 法**は軟化象牙質を一部残したまま覆髄薬を貼布し，第三象牙質の形成を待って，3 カ月ほど後に通常の関接覆髄を行う．

✓ポイント　覆髄薬の貼布

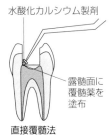

水酸化カルシウム製剤

露髄面に覆髄薬を塗布

直接覆髄法

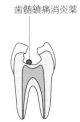

歯髄鎮痛消炎薬

歯髄鎮痛消炎療法

水酸化カルシウム製剤

間接覆髄法

水酸化カルシウム製剤

軟化象牙質

暫間的間接覆髄法（IPC法）

✓ポイント　覆髄に使用する薬剤

間接覆髄薬	酸化亜鉛ユージノールセメント，水酸化カルシウム製剤
直接覆髄薬	水酸化カルシウム製剤

17 答え　b, c

a ×　根未完成歯の場合，歯根の発育が継続していれば予後良好である．

b ○　歯根の持続的な形成と発育が期待できることがある．

c ○

d ×　水酸化カルシウム製剤を用いる．

18 答え　b, d

a ×　**間接覆髄法**は覆髄法の一つなので天蓋は除去しない．

b ○

c ×　**暫間的間接覆髄法**は覆髄法の一つなので天蓋は除去しない．

d ○

19 答え　a, d

a ○

b ×　歯髄覆髄剤である．

c ×　仮封用リン酸亜鉛セメントである．

d ○

20 答え　a

a ○

b ×　窩洞の消毒，歯髄鎮静に用いられる．

c ×
d ×　｝裏層・合着に用いられる．

21 答え　a, b

a ○

b ○

c ×　局所麻酔薬である．

d ×　歯髄覆髄剤である．

22 答え　a

a ○

b ×　髄室の清掃後は根管口拡大を行う．

c ×
d ×　｝ガッタパーチャポイントの挿入は根管充塡で行う．

23 答え　a, b

a ○

b ○

c ×　歯髄除去療法である．

d ×　歯髄保存療法である．

✓ポイント　外科的歯内療法

外科的歯内療法には**根尖掻爬法**，ヘミセクションの他に，**膿瘍切開**，**根尖切除術**，**歯根切断術**，**歯根分離術**がある．

3. 歯周治療（問題編 p.22〜）

24 答え　b, c

a ×　非プラーク由来歯肉炎である．

b ○

c ○

d × 非プラーク由来歯肉炎である．

☑ポイント　歯肉炎

　プラークと全身性因子が関与する歯肉炎には**妊娠性歯肉炎**，**薬物性歯肉増殖症**の他に，**思春期性歯肉炎**，**白血病性歯肉炎**，**壊血病性歯肉炎**がある．

㉕　答え　c

a × 高脂血症は，血液中のコレステロールや中性脂肪が増加する状態である．動脈硬化の原因となるが，歯周疾患のリスクファクターではない．

b × ニコチンの血管収縮作用と一酸化炭素の血液の酸素運搬能の阻害作用により，血流の悪化・唾液分泌の低下が起こり罹患のリスクが高まる．環境因子である．

c ○ 好中球の機能不全，コラーゲンの合成阻害，歯根膜線維芽細胞の機能異常，サイトカインの炎症への関与などから歯周疾患の宿主因子となる．

d × 歯周疾患のリスクファクターであるが細菌因子である．

☑ポイント　歯周疾患のリスクファクター

細菌因子	歯周病原細菌，バイオフィルム
宿主因子	全身疾患（糖尿病，骨粗鬆症など），加齢，免疫反応，遺伝因子
環境因子	喫煙，ストレス，食習慣

㉖　答え　a, b

a ○ 骨縁上ポケットと骨縁下ポケットに分類される．

b ○

c × 接合上皮や結合組織が歯面から剝離し，付着レベルが根尖側に移動する．

d × 外傷性咬合のみによって根面における結合組織性付着が破壊されることはない．

㉗　答え　b

a ○ プラークと妊娠期特有の性ホルモンバランスの変化により炎症が増強された状態．

b ×

c ○ プラークと思春期特有の性ホルモンバランスの変化により炎症が増強された状態．

d ○ プラークの付着により発症する，歯肉に限局した炎症．

☑ポイント　歯肉炎

　プラークに起因しない歯肉炎には**慢性剝離性歯肉炎**の他に，**歯肉線維腫症**，**ヘルペス性歯肉炎**がある．

㉘　答え　a, d

a ○

b × ストレプトコッカス　ソブリナスはう蝕病原性細菌である．

c × ストレプトコッカス　ミュータンスはう蝕原性細菌である．

d ○

☑ポイント　主な歯周病原性細菌

- *Actinobacillus actinomycetemcomitans*
（アクチノバシラス　アクチノマイセテムコミタンス）
- *Porphyromonas gingivalis*
（ポルフィロモナス　ジンジバリス）
- *Tannerella forsythia*
（ターネレラ　フォーサイシア）

主なう蝕病原菌の種類も合わせて覚えておこう．

☑ポイント　主なう蝕病原菌の種類

Streptococcus mutans（ストレプトコッカス　ミュータンス）
Streptococcus sobrinus（ストレプトコッカス　ソブリナス）
Lactobacillus（ラクトバシラス）

㉙　答え　a

a ○ 好中球浸潤による内縁上皮の傷害がみられる．

b ×

c ×

d ×

☑ポイント　歯肉炎と歯周炎

　歯肉炎は，炎症の波及が歯肉に限局しており，支持歯槽骨には及んでいない状態である．

　歯周炎は，炎症の影響が歯肉にとどまらず支持歯槽骨まで及び，歯槽骨の吸収がみられる状態をいう．

㉚　答え　b, c

a ×

b ○

c ○

d ×

☑ポイント　Lindhe & Nyman の水平的分類
　　　　　（根分岐部病変の分類）

1 度	骨の吸収が歯冠幅径の 1/3 以内のもの
2 度	骨の吸収が歯冠幅径の 1/3 を越えるが，貫通しないもの
3 度	プローブを水平方向に挿入すると貫通するもの

31　答え　a
　a ○　まず最初に，病状や原因の把握と治療の必要
　　　　性について患者さんに理解してもらう．
　b ×
　c ×
　d ×

32　答え　a, b
　a ○
　b ○
　c ×
　　　　歯周外科治療である．
　d ×

33　答え　a, b
　a ○
　b ○
　c ×　外側性固定である．
　d ×　可撤式固定法である．

34　答え　c, d
　a ×　側方圧を減弱させる．
　b ×　削合量はエナメル質の範囲内にとどめる．
　c ○
　d ○

35　答え　c
　a ×　ポケットへの挿入角度である．
　b ×　45 度以下では除去が効果的にできない．
　c ○
　d ×　90 度以上だと歯面や歯肉を傷つけるおそれが
　　　　ある．

36　答え　a
　a ○　45 度の角度でポケット底部に向け切開する．
　b ×
　c ×
　d ×

37　答え　a, c
　a ○　クレーン-カプランのポケットマーカーで印記
　　　　する．
　b ×
　c ○
　d ×

☑ポイント　歯周外科手術

歯肉切除術

切開　　歯周パック　歯肉整形

①ポケットマーカーよるポケット底部の印記
②ポケット底部に向けた外斜切開
③歯肉切除と歯肉整形後，歯周パック

新付着術

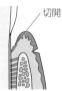

切開　　縫合

①ポケットマーカーよるポケット底部の印記
②ポケット底部に向けた内斜切開
③SRP 後，歯根面に歯肉を圧接し縫合する

38　答え　a, d
　a ○
　b ×　垂直性の骨欠損に適用される．
　c ×　GTR 法は，四フッ化エチレン膜，コラーゲン
　　　　膜，合成高分子膜を用いエムドゲイン® は用い
　　　　ない．
　d ○

39　答え　a, c
　a ○
　b ×　ENAP とは**新付着術**のことである．
　c ○
　d ×　FOP とは**フラップ手術（歯肉剥離掻爬術）**の
　　　　ことである．

✅ ポイント　フラップ手術とは？

　フラップ手術（歯肉剝離搔把手術 flap operation：FPO）は歯肉を切開して剝離し，歯周ポケット内に残存した炎症性組織（不良肉芽組織）を除去，また露出した歯根面に付着したプラークや歯石などを取り除いていく治療である．

40　答え　c, d
　　a ×　歯周ポケットの再発が認められる場合はスケーリングやルートプレーニングを行う．

　　b ×　歯周疾患の進行度や患者のセルフケア等を考慮して決定する．
　　c ○
　　d ○

41　答え　b, d
　　a ×　20%以下である．
　　b ○
　　c ×　20%以下である．
　　d ○

Ⅲ．歯の欠損と治療

1. 概要（問題編 p.26〜）

1 答え　b

a ○

b ×　スピーの彎曲は，下顎犬歯の尖頭，小臼歯・大臼歯の頰側咬頭頂を連ねた曲線である．

c ○

d ○　モンソンカーブは，篩骨鶏冠付近を中心とする半径 4 インチの球面に下顎の切縁や咬頭頂が接触するという，モンソン球面説に基づく下方に凸な曲線．これと逆に上に凸になった曲線をアンチモンソンカーブという．

✓ポイント　咬合彎曲

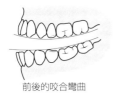

前後的咬合彎曲　　　スピーの彎曲

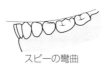

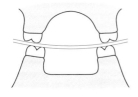

ウィルソンの彎曲　　　モンソンカーブ

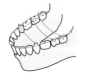

2 答え　a, b

a ○

b ○

c ×

d ×

✓ポイント　咬合分析システム

咬合分析システムとは，T-scan のような歯列全体をカバーするフィルムに咬合圧をかけ，センサーにより圧力がかかった部位を大きく表示分析するもの．

3 答え　a

a ○

b ×

c ×

d ×

✓ポイント　基準平面

咬合平面	下顎中切歯切縁の中点と，下顎左右第二大臼歯の遠心頰側咬頭頂を含む平面
カンペル平面	鼻翼下縁と耳珠上縁を結ぶ線により構成される平面
フランクフルト平面	左右いずれかの眼窩縁の最下点と外耳道上縁とを結んでできる平面
前頭面・矢状面・水平面	顔を見る方向により区別する呼び方 前頭面：前後方向，矢状面：左右方向，水平面：上下方向

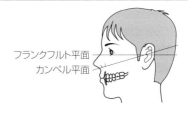

フランクフルト平面
カンペル平面

4 答え　b, c

a ×

b ○

c ○

d ×

✓ポイント　スタディーモデルによる検査で観察できるもの

①歯の欠損と配列状態，②歯列弓の形態，③被蓋，④咬合平面，⑤歯冠の形態，⑥歯の摩耗および咬耗状態，⑦欠損部顎堤の状態，⑧歯肉の形態，などがある．

5 答え　a, b

a ○

b ○

c ×　下顎の印象領域で確認．

d ×　下顎の印象領域で確認．

✓ポイント　印象採得の解剖学的指標（上顎）

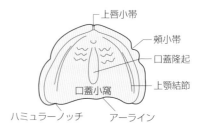

上唇小帯
頰小帯
口蓋隆起
上顎結節
口蓋小窩
ハミュラーノッチ　　アーライン

6 答え　c

a ×　第1相は作業側へ偏位した直線的な開口となる.

b ×　第2相は外側へ偏位していく.

c ○

d ×　咀嚼運動は作業側に偏った涙滴型になる.

✓ポイント　咀嚼サイクル

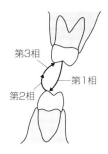

第3相
第1相
第2相

7 答え　b, c

a ×　バランスドオクルージョンは全部床義歯で推奨されている.

b ○

c ○

d ×　犬歯の咬合接触のほうが, 臼歯の咬合接触より筋活動量が小さい.

✓ポイント　咬合様式

咬合様式	側方滑走時の歯の接触
バランスドオクルージョン	作業側の歯, 非作業側の歯ともに接触
カスピッドプロテクテッドオクルージョン（犬歯誘導咬合）	作業側犬歯だけが接触
グループファンクション	非作業側の歯は離開, 作業側の複数の歯が接触

8 答え　a, b

a ○

b ○

c ×　前方運動では前下方に回転・移動する.

d ×　後方運動の運動量は1mm以下である.

9 答え　a, b

a ○　欠損した歯の対合歯は, 歯槽から抜け出る方向に移動する.

b ○　隣在歯は欠損部分に向けて傾斜する.

c ×　唾液量は変わらない.

d ×　歯は回転しない.

10 答え　d

a ○

b ○

c ○

d ×　全部床義歯（総義歯）には支台歯はない.

11 答え　d

a ×　固定性補綴装置の**歯冠継続歯**

b ×　固定性補綴装置の**全部被覆冠**（図は前歯部のため陶材焼付鋳造冠または前装鋳造冠となる）

c ×　固定性補綴装置のブリッジ

d ○　可撤性補綴装置の**部分床義歯**

12 答え　b

a ×

b ○　概形印象採得の前には, 検査・診断と前処置を行う.

c ×

d ×

13 答え　a, d

a ○

b ×
c ×　} 技工室での作業である.

d ○

2. 有床義歯（可撤性補綴装置）(問題編 p.28〜)

14 答え　d

a ○

b ○

c ○

d ×　審美性は求められない.

✓ポイント　クラスプの機能として具備すべきもの

①**維持**：咬合平面方向への離脱に対して抵抗すること

②**支持**：粘膜方向への義歯の沈下に抵抗すること

③**把持**：義歯の水平的動揺に抵抗すること. 安定ともいう

④**歯冠を取り巻くこと**：180度以上取り囲む. 歯冠をつかむほど

⑤**拮抗**：維持腕が最大豊隆部を乗り越えて歯冠周囲に納るとき, その乗り越える力を相殺すること

⑥**受動性**：所定の位置に納まったクラスプは不活性の状態で, 歯に力を及ぼさないこと

15 答え　a, b

a ○

b ○

c × 連結子である.
d × 支台装置である.

16 答え a, b

a ○
b ○
c × パラタルプレートである.
d × パラタルバーである.

17 答え d

a ×
b ×
c ×
d ○ クラスプ（支台装置）

☑ポイント 部分床義歯の名称

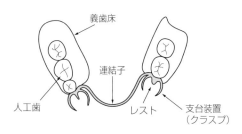

義歯床
連結子
人工歯
レスト
支台装置
（クラスプ）

18 答え a, d

a ○
b × 即時義歯は抜歯前に製作し，抜歯後直ちに装着する義歯.
c × 治療用義歯は咬合治療，床下粘膜治療などを目的とした暫間的な義歯.
d ○

19 答え b, c

a × 上顎の位置関係――フェイスボウ（顔弓）
b ○
c ○
d × 上下顎の位置関係――咬合器

20 答え d

a ×
b ×
c ×
d ○ 製作は煩雑で，修理も困難となる.

21 答え c, d

a × サベイヤーは模型の予備的検査に用いる器具

で，これにより義歯の仮設計がなされる.
b × 筋圧形成時，コンパウンド類の軟化に用いる.
c ○
d ○

3. 支台築造 （問題編 p.30〜）

22 答え c

a × 歯根の強度は増加されない.
b × 補綴物の脱落防止にはならない.
c ○
d × 補綴物の適合性に影響はない.

23 答え a, c

a ○ コンポジットレジンで支台を製作するときに用いる.
b × 支台の合着に使用する.
c ○ 修復ではなく支台用のコンポジットレジンを用いる.
d × 強度が不足のためテンポラリー修復に用いる.

4. クラウン （問題編 p.30〜）

24 答え c, d

a × ジャケット冠は金属を使わず，セラミックやコンポジットレジンなどを使う.
b × 全部鋳造冠は金属を用い，ワックスパターンを埋没，鋳造して製作する.
c ○
d ○

25 答え c

a ○
b ○
c × ラミネートベニアクラウンは部分被覆冠である.
d ○

26 答え a

a ○
b × 硬度は高い.
c × 耐摩耗性に優れている.
d × 化学的安定性がある.

27 答え b, d

a ×
b ○ 根管処置をした無髄歯にのみ適応できる.
c × 大臼歯部にはほとんど使用されない.

d ○

28 答え　c

a ○

b ○

c × 歯肉の退縮や出血の防止は目的としていない．

d ○ a・b・d以外の目的として，歯肉縁下形成面への歯肉の増殖進入の防止，対合歯・隣在歯の移動防止もある．

29 答え　d

a ×

b ×

c ×

d ○

☑ポイント　CAD/CAM システム

CAD/CAM システムの構成要素はスキャナー（3次元画像データ）をもとに CAD ソフトウェアにて設計を行い，CAM ソフトウェアにて使用材料に合わせて加工装置のプログラミングを行う．加工装置にてプログラミングをもとに切削・付加造形により成型加工する．

30 答え　c, d

a ×｝金属に前装するもの（2種類以上の材料を必要

b ×｝とするもの）は CAD/CAM システムでは加工できない．

c ○｝CAD/CAM システムで使用できる材料はレジ

d ○｝ン・コンポジットレジン系やセラミック系など1種類の材料で作製できる補綴物でなくてはならない．金属の全部被覆冠はチタンを応用する．

5. ブリッジ（固定性補綴装置）(問題編 p.31〜)

31 答え　c

a ○ 欠損部を補う人工歯の部分をさす．

b ○ 支台歯に装着される装置で，通常はクラウンである．

c × ポストがあるのは歯冠継続歯である．

d ○ 支台歯とポンティックをつなぐ部分をさす．

☑ポイント　ブリッジの基本構造

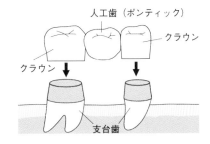

人工歯（ポンティック）

クラウン

クラウン

支台歯

32 答え　c, d

a × 両側の支台歯を被覆するため，歯質の削除量は多くなる．

b ×

c ○

d ○

33 答え　c

a ×

b ×

c ○ 有床型ポンティックは清掃性に劣るため，可撤性のブリッジにする必要がある．

d ×

34 答え　d

a × 離底型ポンティックは，清掃性に優れており審美性は劣る．

b × 顎堤粘膜と一部接している．

c × 偏側型ポンティックは，審美性には優れているが清掃性は悪い．

d ○ 基底部の清掃ができなくなるため．

☑ポイント　ポンティックの基底面形態による分類

①離底型　②船底型　③偏側型　④リッジラップ型

⑤鞍状型　⑥有床型　⑦有根型　⑧オベイト型

6. インプラント義歯（問題編 p.32〜）

㉟　答え　d

a ○

b ○

c ○

d ×　支台装置はブリッジの支台歯に装着される装置，または部分床義歯のクラスプやアタッチメント，レスト，フック，スパーのことをいう.

✅ ポイント　インプラントの構造

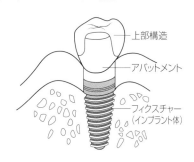

- 上部構造
- アバットメント
- フィクスチャー（インプラント体）

㊱　答え　d

a ○

b ○

c ○

d ×　上顎前歯部では，唇側骨の吸収度合いとリップラインの位置関係を検査する.

㊲　答え　a, c

a ○

b ×　シリコーン適合試験材料は床義歯のメインテナンス時に使用する.

c ○

d ×　ワイヤーベンディングプライヤーは部分床義歯のクラスプ調整に使用する.

㊳　答え　c

a ×　ヒーリングアバットメントは上部構造装着までフィクスチャーを封鎖し，歯肉貫通部を形成する.

b ×　アバットメントスクリューはアバットメントと上部構造を固定する.

c ○　フィクスチャー（インプラント体）は直接顎骨に埋入し骨接合を獲得させる.

d ×　上部構造はアバットメントと歯冠部をあわせた固定または可撤性の補綴物.

Ⅳ．顎・口腔領域の疾患と治療

1. 顎口腔領域の疾患（問題編 p.33〜）

1 答え　a, d

　a ○　乳歯では上下の側切歯が多い.

　b ×

　c ×

　d ○　永久歯では上下の第三大臼歯が多い.

✅ ポイント　先天性欠如

　永久歯では，他に上顎側切歯，上下顎第二小臼歯，下顎中切歯が欠如しやすい.

2 答え　b, d

　a ×

　b ○

　c ×

　d ○

✅ ポイント　埋伏歯の局所的原因

　①萌出空隙の不足
　②歯胚の位置・方向異常
　③歯冠，歯根の形態異常，形成異常
　④含歯性嚢胞など歯自体の異常
　⑤萌出方向にある顎骨内の病変（腫瘍，嚢胞，骨硬化）
　⑥粘膜肥厚，等がある.

3 答え　c

　a ○

　b ○

　c ×

　d ○

✅ ポイント　口唇裂・口蓋裂に伴う障害

　他に，吸啜障害，摂食障害，発音（言語）障害，多発性う蝕などがある.

4 答え　a, c

　a ○

　b ×　上顎前歯部に多くみられる.

　c ○

　d ×　オトガイ部，下顎角部，関節突起が好発部位である.

✅ ポイント　歯の破折や顎骨骨折の好発部位

　上顎骨骨折は，Le Fort 分類を，下顎骨骨折は下顎骨の各部位の名称を覚えておく.

Le Fort（ルフォー）の分類

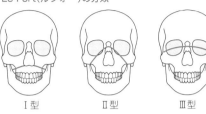

　Ⅰ型　　　　　Ⅱ型　　　　　Ⅲ型

下顎骨各部の名称

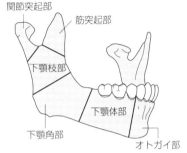

関節突起部　　筋突起部

下顎枝部

下顎体部

下顎角部　　オトガイ部

5 答え　a, b

　a ○

　b ○

　c ×

　d ×

✅ ポイント　口腔粘膜にみられる疾患

分類	疾患名
水疱形成	単純疱疹（口唇ヘルペス・単純ヘルペス）， 帯状疱疹，ヘルパンギーナ， 手足口病，麻疹，HIV 感染症（以上はウイルス性） 天疱瘡・類天疱瘡（自己免疫疾患）
紅斑形成	紅板症，扁平苔癬
潰瘍形成	アフタ（再発性アフタ，ベーチェット病）， 急性壊死性潰瘍性歯肉炎， 褥瘡性潰瘍
白斑形成	白板症，口腔カンジダ症

　水疱形成を主徴とする疾患の原因はウイルスであるため，原因となるウイルスの名前も合わせて覚えておく

（→p.35 問題 19 のポイント「ウイルスに起因する口腔軟組織疾患」を参照）

6 答え　b

　a ×　粘膜の委縮を主徴とする疾患である.

　b ○

c × 粘膜の出血および貧血を主徴とする疾患である．

d × 舌背に多数の溝がみられる疾患である．

✅ ポイント　口腔乾燥の原因

①シェーグレン症候群
②加齢による唾液量の減少
③薬剤性口腔乾燥
④頭頸部がんによる放射線治療後口腔乾燥
⑤うつ状態やストレスにより起こる心因性口腔乾燥，等がある．

7 答え　a, d

a ○

b × 発熱，自発痛，圧痛がある．

c × 患側の下唇，オトガイ部の知覚異常がある．

d ○

8 答え　b, d

a × 粘膜に発生する嚢胞である．

b ○

c × 粘膜に発生する嚢胞である．

d ○

✅ ポイント　嚢胞の分類

顎骨内に発生する嚢胞

歯原性嚢胞	歯根嚢胞 含歯性嚢胞（濾胞性歯嚢胞）
非歯原性嚢胞	鼻口蓋管嚢胞 球状上顎嚢胞 術後性上顎嚢胞 単純性骨嚢胞

軟組織に発生する嚢胞

粘液嚢胞（粘液瘤・ガマ腫） 類表皮嚢胞・表皮嚢胞 鼻歯槽嚢胞 甲状舌管嚢胞 側頸嚢胞

9 答え　b, c

a ×

b ○

c ○

d ×

✅ ポイント　腫瘍の分類

顎骨内に発生する腫瘍

分類		良性	悪性
歯原性腫瘍		エナメル上皮腫 歯牙腫 セメント芽細胞腫	エナメル上皮癌
非歯原性腫瘍	上皮性	乳頭腫	扁平上皮癌 腺癌
	非上皮性	線維腫 血管腫・リンパ管腫 脂肪腫 筋腫 骨腫・軟骨腫	肉腫 （骨肉腫・線維肉腫・筋肉腫） 悪性リンパ腫

エナメル上皮腫の特徴

分類	歯原性外胚葉性の良性腫瘍
頻度	口腔腫瘍の約 10％
年齢・性差	20～30 歳代に多い．性差なし
好発部位	約 80％が下顎に発生 下顎臼歯部・下顎枝部に多い
症状	無痛性，発育速度は緩慢
X 線所見	境界明瞭な単房性あるいは多房性の嚢胞様の透過像
治療法	保存療法，顎骨切除術

エナメル上皮腫は出題頻度も高いので，その特徴は必ず覚える．

10 答え　a

a ○ 口腔粘膜上皮の異常な角化．前癌病変の 1 つ．

b × 楕円形の偽膜性小潰瘍で，潰瘍の周辺には紅暈を伴い，有痛性である．

c × 糸状乳頭の角化肥厚．抗菌薬や副腎皮質ステロイド薬の長期運用が原因とされている．

d × カンジダ・アルビカンスの感染による真菌感染症．

11 答え　a, d

a ○

b × 原因ははっきりしていないが，飲酒，喫煙などの化学的な慢性刺激や機械的な慢性刺激が誘因の一つと考えられている．

c × カリフラワー状の小突起を伴うのは乳頭腫．舌癌は進行に伴い周囲が固くなる硬結や潰瘍，持続的な痛みや出血を生じる．

d ○

12 答え　c, d

a × 歯肉に限局して発生する腫瘤状増殖物である．

b × 腫瘍とは異なり転移することはない．

c ○
d ○　上顎前歯部の歯間乳頭部に好発する.

13 答え d

a ×
b ×
c ×
d ○　他に，顎関節や咀嚼筋の疼痛，開口障害，顎関
　　　節障害がある.

14 答え d

a ×　小さいうちは無症状だが，大きくなると摂食
　　　時に唾疝痛（だせんつう）（急激で激烈な痛み）がみられる.
b ×　頭痛，四肢の筋肉痛，耳下腺の腫脹と自発痛が
　　　みられる.
c ×　唾疝痛がみられる.
d ○

15 答え c

a ×　舌や口唇を無意識に動かし続ける不随意疾患
　　　である.
b ×　舌咽神経支配（舌根部，扁桃周囲または軟口蓋
　　　から耳）に痛みが広がる.
c ○
d ×　顔面神経支配の表情筋が麻痺した状態である.

16 答え a

a ×　ビタミンB欠乏症は口角炎，口内炎である. ビ
　　　タミンC欠乏症は壊血病で，歯肉や口腔粘膜
　　　の出血がみられる.
b ○
c ○
d ○

2. 口腔外科治療（問題編 p.35〜）

17 答え b

a ×　抗血栓療法を行っている場合は血が止まりに
　　　くい.
b ○
c ×　貧血を起こしやすい.
d ×　脳血管障害や心筋梗塞などの合併症を起こし
　　　やすい.

18 答え c

a ×
b ×

c ○
d ×

19 答え a

a ○
b ×
c ×
d ×

✅ポイント　抜歯創の治癒過程

血餅期：抜歯窩が血餅(血球と線維素)で満たされている時期
肉芽期：血餅が肉芽組織に置換する時期
仮骨期：抜歯窩が新生した骨で満たされる時期
治癒期：仮骨が正常な骨組織に変わる時期

20 答え d

a ○
b ○
c ○
d ×

✅ポイント　ドライソケット

　抜歯窩の出血が十分でなく血餅形成が少ないため窩壁が露
出した状態のこと. 疼痛が強く，抜歯窩の閉鎖がみられない.

21 答え b

a ×
b ○　歯槽骨削除→根尖切断→根尖および病巣摘出
　　　→根管充填，の順に行う.
c ×
d ×

22 答え d

a ○ ｝膿瘍とは化膿性炎が起こって組織が融解し膿
b ○ ｝がたまった状態をいう.
c ○　**蜂窩織炎**は急性化膿性炎の一つで，好中球が
　　　組織に散在している状態をいう.
d ×　**唾石症**は唾液腺の腺体から開口部までのいず
　　　れかに結石を生じる疾患. 大きい唾石は摘出
　　　するが，化膿性炎ではない.

3. 麻酔（問題編 p.36〜）

23 答え d

a ×　**大口蓋孔**は口蓋骨にある孔で，大口蓋神経が
　　　出て，硬口蓋に分布している.
b ×　**切歯孔**は上顎中切歯の後方にある孔で，上顎

神経の枝である鼻口蓋神経が出て，口蓋前部の粘膜に分布している．

- c × **オトガイ孔**は下顎体外側面にある孔で，オトガイ神経が出て，オトガイ部と下唇に分布している．
- d ○ **下顎孔**は下顎枝内面にある孔で，三叉神経の第3枝，下顎神経が通る孔である．

24 答え　b

- a × **顔面神経**は内耳孔から出て，顔面の表情筋に分布している．
- b ○
- c × **舌下神経**は舌下神経管から出て，舌の筋肉とオトガイ舌骨筋に分布している．
- d × **舌咽神経**は頸静脈孔から出て，舌後方1/3に分布している．

☑ポイント　下顎孔伝達麻酔とは？

三叉神経の下顎神経を下顎孔の上部で麻痺させるもので，主に下歯槽神経と舌神経を麻痺させる．下顎埋伏智歯の抜歯術や，広範囲にわたる下顎の手術などに行う麻酔法である．

25 答え　c, d

- a ×
- b ×　血圧上昇させるものが多い．
- c ○
- d ○

☑ポイント　局所麻酔に血管収縮薬を添加する目的

①麻酔時間の延長
②急性中毒発現の予防
③出血量減少による術野の明視化・手術時間の延長

26 答え　d

- a ×
- b ×　血管収縮薬にはアドレナリンが使用されている
- c ×
- d ○　血管収縮薬にはフェリプレシンが使用されている

☑ポイント　局所麻酔薬に添加する血管収縮薬

アドレナリンは血圧を上昇させやすいため，高血圧症の患者には注意が必要である．一般的には循環系への影響が少ないフェリプレシンが使用されている．

27 答え　b, d

- a ×
- b ○
- c ×
- d ○

☑ポイント　笑気吸入鎮静法とは？

亜酸化窒素のことを**笑気ガス**といい，笑気吸入鎮静法は亜酸化窒素と酸素の混合ガスを吸入させる方法である．

28 答え　d

- a ○
- b ○
- c ○
- d ×　エピネフリン（アドレナリン）禁忌患者に用いる血管収縮薬である．

4. 全身管理とモニタリング（問題編 p.37〜）

29 答え　c, d

- a ×　麻酔の深度は脳波をもとにした BIS 値が使用される．
- b ×　呼吸状態はパルスオキシメーターなどで酸素化の評価をする．
- c ○
- d ○

30 答え　b, d

- a ×
- b ○
- c ×
- d ○

☑ポイント　パルスオキシメーターとは？

脈拍数と経皮的動脈血酸素飽和度を指先で計測する装置．非侵襲性の小型モニターで，低酸素状態をモニタリングすることができる．

31 答え　d

- a ○
- b ○
- c ○
- d ×　四肢硬直はみられない．

☑ポイント　神経性ショックの症状

徐脈，血圧低下，冷汗，顔面蒼白，悪心，意識消失などである．

32 答え　a

a ×　頻脈がみられる．

b ○

c ○　助産師の手つきとは，手先をすぼめたような
　　　形をとることをいう．

d ○

5. 救命救急処置

（「歯科診療補助論」問題編 p.203〜で出題しています）

第2章

臨床歯科医学

Ⅴ．不正咬合と治療

1. 概要 (問題編 p.38～)

[1] 答え　c

- a ×　**神経系型**は②の曲線で，脳・脊髄・視覚器などの発育を示す．
- b ×　**一般型**は③の曲線で，身長・体重・骨格・筋肉・循環器・消化器などの発育を示す．
- c ○　**リンパ系型**は①の曲線で，胸腺・リンパ節・口蓋扁桃・咽頭扁桃などの発育を示す．
- d ×　**性器型**は④の曲線で，精巣・卵巣・子宮などの発育を示す．

[2] 答え　d

- a ×
- b ×
- c ×
- d ○

☑ポイント　歯の移動様式

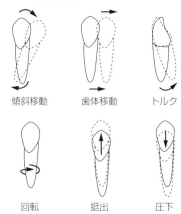

傾斜移動　　歯体移動　　トルク

回転　　　　挺出　　　　圧下

傾斜移動：歯根の根尖 1/3 付近を支点として歯冠部が近遠心的あるは舌的に傾斜すること．
歯体移動：歯全体が平行に移動すること．
ト ル ク：歯冠部を回転中心として，おもに歯根を頰舌的に移動すること．
回　　転：歯軸を中心に回転すること．
挺　　出：歯軸に沿って，歯が歯槽から抜け出る方向に移動すること．
圧　　下：歯軸に沿って，歯槽内に押し込むように移動すること．

[3] 答え　a, d

- a ○　咬合線に達していない．
- b ×

- c ×
- d ○　唇側転位している．

[4] 答え　b

- a ○　**弄舌癖**とは，発音や嚥下時以外に舌を無意識に咬んだり（咬舌癖），舌を突き出したり（舌突出癖）する習癖である．上下顎前歯部の唇側傾斜，前歯部の開咬，空隙歯列などを生じる．
- b ×　下顎が安静位にあるとき，舌背が咬合平面を超えない状態のこと．
- c ○　母指の吸引癖（指しゃぶり）で，開咬，上顎前歯の唇側傾斜，下顎前歯の舌側傾斜，上顎歯列弓の狭窄や臼歯部の交叉咬合などの原因になる．
- d ○　上下顎前歯間に舌尖を挟んで嚥下する幼児型嚥下が 4 歳以降も残存している状態．上下顎前突や開咬の原因となる．

[5] 答え　b, c

- a ×　母指を口蓋に押し当てて吸引する場合は，上顎前突になることが多い．
- b ○
- c ○
- d ×　上顎歯列弓の狭窄が生じることが多い．

[6] 答え　c, d

- a ×　アングルの分類は不正咬合の分類のため，正常咬合は含まない．
- b ×　口呼吸を伴うのはアングルⅡ級 1 類である．
- c ○
- d ○

☑ポイント　アングルの分類とは？

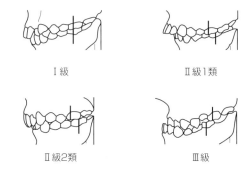

Ⅰ級　　　　　　　　Ⅱ級 1 類

Ⅱ級 2 類　　　　　　Ⅲ級

上顎第一大臼歯の位置を正しい位置として，下顎歯列の近遠心的咬合関係で 3 型に分類したものである．

7 答え　c, d

a ×

b ×

c ○

d ○

一般的原因

①先天的原因：遺伝，先天異常，歯数の異常，歯の形態異常

②後天的原因：顎の発育異常，外傷，内分泌障害

局所的原因

①歯数異常，歯の形態異常

②口腔習癖：拇指吸引癖，舌突出癖，吸唇癖，口呼吸

③乳歯の早期喪失と晩期残存

④う蝕

⑤小帯異常

8 答え　b

a ×　歯が大きいと叢生が生じることが多い.

b ○

c ×　上顎中切歯間に過剰歯が埋伏している場合には，正中離開になることが多い.

d ×　母指吸引癖などにより前歯部が開咬することがある.

2. 矯正歯科治療の流れ（問題編 p.39〜）

9 答え　a

a ○

b ×　フランクフルト（FH）平面

c ×　下顎下縁平面

d ×　顔面平面

10 答え　a, b

a ○

b ○

c ×　メントン（Me）を通り下顎下縁に接するのは，**下顎下縁平面**である.

d ×　**フランクフルト（FH）平面**は，ポリオン（Po）とオルビターレ（Or）を結ぶ平面である.

✓ポイント　側面頭部エックス線規格写真の基準点と基準平面

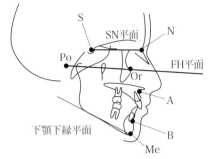

S	セラ	蝶形骨トルコ鞍の中心点
N	ナジオン	鼻骨前頭縫合の最前点
Or	オルビターレ	眼窩縁の最下点
Po	ポリオン	外耳道最上点
A	A点	上顎歯槽基底部外形線上の最深点
B	B点	下顎歯槽基底部外形線上の最深点
Me	メントン	オトガイ正中断面像の最下点

11 答え　b

a ×　A点，ナジオン（N），B点のなす角度. 上下顎骨の相対的な前後的位置関係を表す.

b ○　セラ（S），ナジオン（N），A点のなす角度.

c ×　セラ（S），ナジオン（N），B点のなす角度. 下顎骨の前後的位置関係を表す.

d ×　上顎中切歯の傾斜度合を示す.

12 答え　d

a ×

b ×

c ×

d ○　上記ポイントの，基準点と基準平面の図参照.

13 答え　c

a ×

b ×

c ○　歯槽基底弓長径は，第一大臼歯遠心接触面から中切歯根尖相当部までの距離である.

d ×

✅ ポイント　模型分析

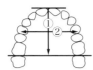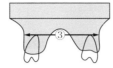

①**歯列弓長径**：左右第一大臼歯遠心接触面から中切歯縁までの距離
②**歯列弓幅径**：左右第一小臼歯頬側咬頭間距離
③**歯槽基底弓幅径**：小臼歯根尖相当部歯肉最深部間距離

⑭　答え　c

a ×
b ×
c ○　**歯体移動**は，歯全体が平行に移動する．
d ×

（→p.28 のポイント「歯の移動様式」を参照）

⑮　答え　b

a ×
b ○
c ×
d ×

✅ ポイント　顎間ゴム

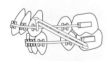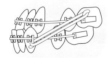

Ⅱ級ゴム　　　　Ⅲ級ゴム

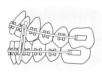

垂直ゴム　　　　交叉ゴム

Ⅱ級ゴム：下顎大臼歯部から上顎犬歯部にかける．
Ⅲ級ゴム：上顎大臼歯部から下顎犬歯部にかける．
垂直ゴム：上下歯列間に垂直にかける．
交叉ゴム：咬合面を超えて斜めにかける．

3. 矯正装置 （問題編 p.41〜）

⑯　答え　a

a ○　**咬合斜面板**は，斜面板付きレジン床，クラスプ，唇側線からなる．過蓋咬合の症例に用いる．

b ×　**リンガルアーチ**は，維持バンド，維持装置，主線，補助弾線からなる．

c ×　**タングリブ**は，側弧線装置，クリブからなる．舌突出癖や母指吸引癖の除去を行う装置である．

d ×　**ナンスのホールディングアーチ**は，維持バンド，主線，レジンボタンからなる．維持歯の近心移動を防止する．

⑰　答え　a，c

a ○

b ×　**ヘッドギア**は上顎臼歯を後ろへ移動したり，上顎の前方への発育をおさえるのに用いる．

c ○

d ×　**リンガルアーチ**は個々の歯の近遠心的，あるいは唇（頬）舌的な歯の移動を起こさせるものである．

✅ ポイント　機能的矯正装置

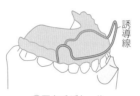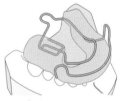

①**アクチバトール**
（上図の他，下顎前歯部にも誘導線があるタイプがある）
②**バイオネーター**

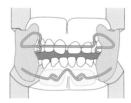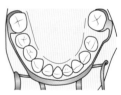

③**ファンクションレギュレーター**　　④**リップバンパー**

①アクチバトール
用途：筋の機能力で上下顎骨の位置の更正
適応：混合歯列期の上顎前突反対咬合，交叉咬合
②バイオネーター
用途：下顎の成長促進
適応：上顎前突を改善
③ファンクションレギュレーター（フレンケル装置）
用途：口腔周囲の異常な筋圧を排除
適応：口腔周囲の異常な筋圧を排除，叢生，上顎前突，下顎前突，開口
④リップバンパー
用途：下唇圧で下顎大臼歯の遠心移動，近心移動の防止
適応：近心転移，傾斜した下顎大臼歯，舌側傾斜した下顎前歯の改善

機能的矯正装置は，装置を介して，咀嚼筋や口腔周囲筋の機能力を矯正力として用いる．

☑ポイント　顎外固定装置

①ヘッドギア
（ヘッドキャップ型）

①ヘッドギア
（ネックストラップ型）

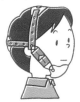

②オトガイ帽装置
（チンキャップ）

③上顎前方牽引装置
（フェイシャルマスク）

①ヘッドギア（ヘッドキャップ型・ネックストラップ型）
　目的：上顎骨の発育抑制
　適応：上顎の過成長
　固定源を頭部（ヘッドキャップ型），あるいは頸部（ネック
　ストラップ型）とする．

②オトガイ帽装置（チンキャップ）
　目的：下顎骨の成長抑制，成長方向の変化
　適応：下顎前突

③上顎前方牽引装置（フェイシャルマスク）
　目的：下顎前突の改善
　適応：上顎に原因のある下顎前突

18　答え　a

a ○　**断続的な力**で作用する．強い矯正力が加わり，
　　　比較的短時間で矯正力が 0 になる．

b ×　⎫
c ×　⎬ **持続的な力**で作用する．矯正力の作用する時間
d ×　⎭　が連続する力である．

　間欠的な力は，装置が装着されている一定時間だけ
作用する矯正力のことをいう．

19　答え　d

a ×　下唇圧の除去には**リップバンパー**を使用する．

b ×　下顎前突の改善には，**オトガイ帽装置**を使用
　　　する．

c ×　写真は**リテーナー**であり，矯正治療で得られ
　　　た咬合状態を維持するために使用し，治療時
　　　の固定歯の移動防止には使用しない．

d ○　リテーナーは保定装置である．

第2章

臨床歯科医学

Ⅵ. 小児の理解と歯科治療

1. 概要（問題編 p.43〜）

1 答え　b, c

- a ×　10 歳ころから成人と同じ胸腹式呼吸になる. 幼少時は胸部の発達が未熟なために, 腹式呼吸である.
- b ○
- c ○　男児は平均 49 cm である.
- d ×　男児の平均体重は 3,000 g, 女児 2,900 g である.

2 答え　a, b

- a ○
- b ○
- c ×
- d ×

☑ポイント　発育指数

成長の相対評価には, 体型や栄養面から評価する発育指数が使われる.

発育指数	対象／計算式	評価
カウプ指数	6 歳未満の幼児 [体重（g） 　／身長（cm）²]×10	22 以上：太り過ぎ 22〜19：優良 19〜15：正常 15〜13：やせ 13〜10：栄養失調 10 以下：消耗型
ローレル指数	6 歳以上の学童 [体重（g） 　／身長（cm）³]×10⁴	160 以上：太り過ぎ 160〜145：太っている 145〜115：正常 115〜100：やせ 100 以下：やせ過ぎ

3 答え　a, c

- a ○
- b ×　はいはいは, 8〜9 カ月ごろから始める.
- c ○
- d ×　走るのは 2 歳ころからである.

☑ポイント　運動機能の発達

3〜4カ月　　　6〜7カ月　　　8〜9カ月
首すわり　　　お座り・寝返り　はいはい

10カ月　　　　12カ月　　　　15カ月
つかまり立ち　一人立ち　　　一人歩き

4 答え　a

- a ○
- b ×　ゴックン口唇食べは離乳初期である.
- c ×　哺乳期にチュッチュ舌飲みをする.
- d ×　離乳後期になると歯ぐきで咀嚼する.

☑ポイント　咀嚼能力の発達

月　齢	特　徴	咀嚼能力
哺乳期 （0〜5 カ月）	チュッチュ舌飲み期	咬合型吸啜 液体を飲める
離乳初期 （5〜6 カ月）	ゴックン口唇食べ期	ドロドロのものを飲み込める
離乳中期 （7〜8 カ月）	モグモグ舌食べ期	数回モグモグして舌で押しつぶし咀嚼する
離乳後期 （9〜11 カ月）	カミカミ歯ぐき食べ期	歯ぐきで咀嚼する

（二木　武：新版　小児の発達栄養行動―摂食から排泄まで生理・心理・臨床―. p.58-59, 医歯薬出版, 1995 より改変）

5 答え　c

- a ×
- b ×
- c ○
- d ×

☑ポイント　身長：頭長の割合および
　　　　　　脳頭蓋：顔面頭蓋の容量比

年齢	身長：頭長	脳頭蓋骨：顔面頭蓋
新生児	4：1	8：1
2 歳	5：1	6：1
6 歳	6：1	5：1
18 歳	8：1	2：1

6 答え　a

a ○

b ×

c ×

d ×

☑ ポイント　乳歯の平均的な萌出時期

	歯　種	男　子	女　子
上顎	乳中切歯	10カ月	10カ月
	乳側切歯	11カ月	11カ月
	乳犬歯	1年6カ月	1年6カ月
	第一乳臼歯	1年4カ月	1年4カ月
	第二乳臼歯	2年5カ月	2年6カ月
下顎	乳中切歯	8カ月	9カ月
	乳側切歯	1年0カ月	1年0カ月
	乳犬歯	1年7カ月	1年7カ月
	第一乳臼歯	1年5カ月	1年5カ月
	第二乳臼歯	2年3カ月	2年3カ月

（日本小児歯科学会，1988.）

7 答え　b

a ×

b ○

c ×

d ×

☑ ポイント　乳歯・永久歯の萌出順序

順　番		1	2	3	4	5	6	7	8	9	10	11	12	13	14
乳歯	上顎	A	B		D		C			E					
	下顎	A			B		D		C	E					
永久歯	上顎			6	1		2	4			3	5			7
	下顎	1	6		2			3	4			5	7		

（日本小児歯科学会，1988.）

8 答え　d

a ×

b ×

c ×

d ○　ターミナルプレーンを知ることはその後の永久歯咬合関係を予測する上で大切である．

☑ ポイント　ターミナルプレーンとは？

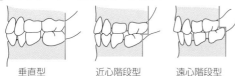

垂直型　　　　　近心階段型　　　　遠心階段型

上下顎第二乳臼歯の遠心面の近遠心的位置関係のことである．上の3つの型がある．

9 答え　d

a ×

b ×

c ×

d ○

☑ ポイント　ヘルマンの咬合発育段階

ⅠA	乳歯未萌出期	無歯期
ⅠC	乳歯咬合完成前	乳歯列期
ⅡA	乳歯咬合完成期	
ⅡC	第一大臼歯および前歯萌出開始期	混合歯列期
ⅢA	第一大臼歯萌出完了あるいは前歯萌出中または萌出完了期	
ⅢB	側方歯群交換期	
ⅢC	第二大臼歯萌出開始期	永久歯列期
ⅣA	第二大臼歯萌出完了期	
ⅣC	第三大臼歯萌出開始期	
ⅤA	第三大臼歯萌出完了期	

10 答え　c

a ×

b ×

c ○

d ×

☑ ポイント　リーウェイスペース

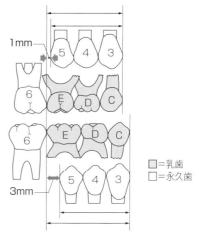

□＝乳歯
□＝永久歯

リーウェイスペースは乳歯と永久歯のスムーズな交換に役立つもので，上下の乳歯側方歯群の近遠心幅径の総和と，永久歯側方歯群の近遠心幅径の総和との差で求めることができる．

［乳犬歯（C）＋第一乳臼歯（D）＋第二乳臼歯（E）］－［犬歯（3）＋第一小臼歯（4）＋第二小臼歯（5）］

上顎では1mm，下顎では3mmである．第二乳臼歯の早期脱落は不正咬合の原因となる．

11 答え　a, c

a ○

b ×

c ○

d ×

✓ポイント　歯間空隙

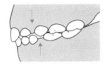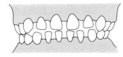

乳歯列期の歯間空隙は**霊長空隙**（図左）と**発育空隙**（図右）の2種類である。

・霊長空隙は上顎乳側切歯と乳犬歯の間，下顎乳犬歯と第一乳臼歯の間のことである。

・発育空隙は霊長空隙以外の歯間空隙を示す。

12 答え　c, d

a ×　乳歯の歯髄腔は永久歯と基本的な差はない。

b ×　エナメル質の厚さは永久歯の約1/2，象牙質も約1/2である。

c ○

d ○

13 答え　c, d

a ×　歯髄は大きく，年齢とともに歯髄腔の容積は小さくなる。

b ×　象牙質の厚さは薄く，年齢とともに厚みが出て，咬合に耐えられるようになる。

c ○

d ○

2. 小児の疾病異常 （問題編 p.44～）

14 答え　b, d

a ×　上顎側切歯口蓋側の基底結節が発育したものを切歯結節という。

b ○

c ×　臼傍結節は大臼歯近心頬側面に出現する異常結節のことである。

d ○

15 答え　b

a ×　2歳ころまでは上顎乳切歯唇側面に多い。

b ○　2～3歳ころは上顎乳切歯隣接面に多い。

c ×　3歳を過ぎると上下顎乳臼歯咬合面に多い。

d ×　3歳6カ月からは上下乳臼歯隣接面に多い。

16 答え　c

a ×　A型は，上顎前歯部のみ，または臼歯のみにう蝕のある者。

b ×　B型は，臼歯部および上顎前歯部にう蝕のある者。

c ○　C_1型は，下顎前歯部のみにう蝕のある者。

d ×　C_2型は，下顎前歯部を含む他の部位にう蝕のある者。

✓ポイント　う蝕罹患状態の分類（3歳児）

厚生労働省は3歳児歯科保健指導要領において，う蝕罹患状態をO（う蝕なし）・A・B・C_1・C_2の5つに分類している。

（→p.95のポイント「3歳児健診のう蝕罹患型判定区分」を参照）

17 答え　a, d

a ○

b ×

c ×

d ○

✓ポイント　哺乳う蝕の特徴

3歳児未満で，就寝時の誤った授乳や哺乳瓶からの甘味飲料の摂取によってう蝕になる。幼児の場合は就寝時にほとんど唾液がなくなるため，口腔内に糖質が残りやすい。

哺乳（瓶）う蝕の特徴的な部位としては上顎乳前歯口蓋側面がある。

18 答え　b

a ×　中学生・高校生の女子に多い。

b ○　主な症状は，上顎前歯部と第一大臼歯の動揺である。

c ×　混合歯列期から永久歯列期にかけて発症する。

d ×　歯槽骨の吸収速度は速い。

19 答え　a, c

a ○　**麻疹ウイルス**による。

b ×　小児にみられる口腔粘膜疾患の中で，ウイルスで感染しないのはアフタ性口内炎である。

c ○　**コクサッキーウイルスA型**によるものが多い。

d ×　新生児の硬口蓋粘膜にできる外傷性潰瘍である。

■ポイント　ウイルスに起因する口腔軟組織疾患

疾患名	ウイルス／症状
ヘルペス性口内炎	単純ヘルペスウイルス 2〜5歳児に発症．水疱が歯肉，口唇，舌，頬粘膜などに出現
麻疹	麻疹ウイルス はしかの初期症状として，臼歯部頬粘膜に発赤した白色から灰白色の小さな斑点が出現（コップリック斑）
水痘（帯状疱疹）	水痘・帯状疱疹ウイルス 初感染時の症状が水痘．一般的に水疱瘡といわれる
ヘルパンギーナ	コクサッキーウイルスA型 発熱，咽頭痛があり，軟口蓋に特徴的な水疱を形成する
手足口病	コクサッキーウイルスA型あるいはエンテロウイルス71型 手掌，足底，口腔粘膜に水疱が出現

⑳　答え　d

a ×　一般に4〜5歳ごろから構音指導を行う．

b ×　一般に生後2〜4カ月ごろに口唇形成術を行う．

c ×　一般に1歳6カ月から2歳ごろに口蓋形成術を行う．

d ○　口蓋床はホッツ床とも呼ばれ，裂部を閉鎖し，哺乳力の向上や口腔機能の発達促す効果もあり，生後すぐに適用する．

㉑　答え　b, c

a ×　歩行し始める1〜2歳で多発する．また活発に活動する7〜9歳にも多発．

b ○

c ○

d ×　歯の破折より転移，脱臼や陥入が多い．

3. 小児歯科患者の評価と対応（問題編 p.46〜）

㉒　答え　a, d

a ○

b ×

c ×

d ○

■ポイント　小児の思考と行動

　小児は一般的に直感的，自己中心的で具体的な考え方をする．感情の変化も強烈で一過性なことが多く，歯科診療時の行動にも現れることがある．このような特徴は年齢とともに変化していく．

㉓　答え　b

a ×　快・不快，興奮は生後2〜3カ月で分化する．

b ○　生後6カ月では不快が分化して怒りや恐れが現れる．

c ×　愛情と得意は1歳で分化する．

d ×　情動の完成は5歳である．

㉔　答え　a

a ○　2歳までは突然の大きな音などの聴覚刺激，暗闇等の視覚刺激が恐れの対象になる．

b ×　　3〜5歳は主に視覚刺激が恐怖の対象となる．
c ×

d ×　6歳以降は想像する事象やお化けなどが対象となる．

㉕　答え　a

a ×　自閉症には特有な口腔所見はない．

b ○

c ○

d ○

㉖　答え　b

a ×

b ○

c ×

d ×

✅ ポイント　障害の特徴と口腔内所見

脳性麻痺 (Cerebral Palsy；CP)
特徴：四肢・体幹機能に問題があることで，運動機能障害がある．痙直型，アテトーゼ型，失調型，強剛型，弛緩型，混合型の 6 型に分類される．
口腔内所見：エナメル質形成不全，狭窄歯列弓，下顎前突・臼歯の舌側傾斜，開咬・上顎前突，咬耗など．摂食・嚥下障害がある場合も多い．

進行性筋ジストロフィー症
特徴：筋肉の異常で運動機能が障害される．
口腔内所見：筋力低下による開咬，巨舌，歯列拡大，逆嚥下，異常嚥下がみられることがある．

ダウン症候群
特徴：21 番目の常染色体が 3 つになることで生じる疾患．精神遅滞を伴い，特有な顔貌を示す．
口腔内所見：永久歯の先天欠如，乳歯の晩期残存，永久歯の萌出遅延，矮小歯，短根歯，円錐歯，狭口蓋（高口蓋），巨舌，溝状舌など．

自閉症
特徴：広汎性発達障害であり，1,000 人に 1〜2 人の割合．男児に多い．知的障害を伴う．
口腔内所見：特になし．

学習障害 (Learning Disabilities；LD)
特徴：学習障害とは，知的発達に遅れはないが，聞く，話す，読む，書く，計算する，または推論する能力のうち，特定のものの習得と使用に著しい困難を示すさまざまな状態を指すものである．
口腔内所見：特になし．

注意欠陥多動性障害 (ADHD)
特徴：衝動性，多動性を示す行動障害で，①不注意優勢型，②多動性型・衝動性優勢型，③両方ある混合型の 3 つに分けられる．
口腔内所見：特になし．

4. 小児の歯科治療（問題編 p.46〜）

27 答え　a, b
a ○　乳幼児は，散剤やドライシロップが与えやすい．
b ○　成人量を基準として体重，体表面積をもとに換算して決定する．
c ×　薬剤に対する有効量と中毒量は幅が狭い．
d ×　薬物の感受性は成人とは異なり，個人差もある．

28 答え　a
a ○
b ×　｝応急処置を必要としているので，突発的な動作
c ×　｝による事故を防ぐ目的により抑制器具を用い
d ×　｝る．

29 答え　d
a ×　**萌出性歯肉炎**は乳歯や第一大臼歯の萌出により，歯肉腫脹や発赤が一過性にみられる．
b ×　**単純性歯肉炎**はプラークや歯肉縁上歯石の付着が原因で起こる歯肉炎である．
c ×　抗てんかん薬やカルシウム拮抗薬の副作用で歯肉増殖することがあり，歯の動揺はない．
d ○

30 答え　b
a ×　開咬は**吸指癖**や**弄舌癖**にみられる．
b ○　爪を咬む**咬爪癖**は 3 歳頃から学童期に増加する癖であり，歯に力が加わることにより，正中離開や叢生になることがある．
c ×　**吸指癖**にみられる．
d ×　**咬唇癖**で下唇をかみ込む場合に，下顎乳前歯部の舌側傾斜や上顎前突がみられる．

31 答え　b, c
a ×
b ○
c ○
d ×

✅ ポイント　歯の脱落時の保存方法

　歯が完全に脱落した場合，汚れが付着しているときは，歯根に付着している軟組織まで除去しないように注意し，軽く水洗する．歯を乾燥させないように，歯牙保存液や冷たい牛乳，生理食塩水に保存して，ただちに歯科医院を受診する．

Ⅶ. 高齢者の理解と歯科治療

1. 高齢社会 （問題編 p.48〜）

1 答え d
- a × 65歳以上を高齢者と呼ぶ.
- b × 85歳以上を超高齢者と呼ぶ.
- c × 65〜74歳を前期高齢者と呼ぶ.
- d ○

2 答え b
- a ○
- b × 超高齢社会と呼ぶのは21％以上である.
- c ○
- d ○

3 答え c, d
- a × 言語聴覚士は嚥下訓練・言語機能訓練に関わる.
- b × 理学療法士は理学療法（リハビリテーション）に関わる.
- c ○
- d ○

4 答え b
- a × 特定高齢者は地域支援事業の対象となる.
- b ○
- c × 要介護1の者は介護給付の対象となる.
- d × 要介護2の者は介護給付の対象となる.

✅ポイント　特定高齢者とは？

要支援者にも要介護者にも該当しない65歳以上の者で，生活機能が低下し，要支援，要介護状態になるおそれの高い高齢者をいう. 特定高齢者に対する施策には「運動機能の向上」「栄養改善」「口腔機能の向上」がある.

5 答え c, d
- a ×
- b ×
- c ○ ⎫ 要支援2で利用できる施設は介護予防ケアプラ
- d ○ ⎭ ンを実施する施設となる.

6 答え b, d
- a × 介護保険の運営主体は市町村である.
- b ○
- c × 介護認定審査委員は，保健，医療，福祉の学識

経験者（医師，看護職員，福祉関係者など）で，市町村長から任命を受けた第3者委員で構成される.
- d ○

2. 加齢変化 （問題編 p.49〜）

7 答え c, d
- a × 麻疹は小児期に多くみられる.
- b × 水痘症は小児期に多くみられる.
- c ○
- d ○

8 答え d
- a ×
- b ×
- c ×
- d ○

✅ポイント　骨折部位

転倒による骨折は大腿骨頸部骨折が多く，そのほか骨遠位端や上腕骨近位端，腰椎圧迫骨折などがあげられる. また男女比では，閉経期，加齢による骨量減少により女性のほうが優位に骨折しやすい.

9 答え d
- a × 免疫機能は20歳をピークに下降し，60歳ではピーク時の1/10となる.
- b × 皮下脂肪は減少する.
- c × 感覚機能や筋肉の減退がみられる.
- d ○ 高血圧症状のことで，収縮期の血圧上昇，拡張期の低下がみられる.

10 答え a, d
- a ○
- b ×
- c ×
- d ○

✅ポイント　高齢者の精神・心理変化

高齢者は生活環境の変化，健康状態，経済状況などによる気分障害を引き起こすきっかけがあり，鬱状態，引きこもりなどがみられる. また脳血管障害やアルツハイマーなどによる認知症状もみられる.

11 答え b, c
- a × 歯髄腔は狭窄する.

b ○

c ○

d × 　根端セメント質は肥厚する.

12 答え　b

a × 　歯の喪失や歯周疾患により骨吸収が起こり,
顎堤は減退する.

b ○

c × 　唾液線が退行性に変化し, 唾液分泌量は減少
する.

d × 　味蕾の数の減少, 神経機能の減退により, 味覚
識別感度は低下する.

13 答え　d

a ○

b ○

c ○

d × 　縦走扁平上皮の角化が薄くなり粘膜下組織も
萎縮する. 弾力を失い傷がつきやすくなる.

14 答え　c, d

a ×

b ×

c ○

d ○ 　シェーグレン症候群は涙腺, 唾液腺を標的と
する自己免疫疾患の 1 つ.

3. 高齢者の歯科治療 （問題編 p.50〜）

15 答え　b, d

a × 　根面カリエスが多発する.

b ○

c × 　根尖部に細胞セメント質の肥厚がみられる.

d ○ 　歯の欠損部の骨吸収が著明な場合には, 元の
高さの 1/2 程度まで吸収することがある.

16 答え　a, d

a ○ 　病歴などの情報収集は, 医療面接の中の問診
で行う.

b ×

c × 　すべてのアセスメントが終了した後, 治療計
画の立案を行う.

d ○

4. 生活機能を低下させる疾患・症候
（問題編 p.50〜）

17 答え　b, c

a × 　M 度の判定基準である.

b ○

c ○

d × 　Ⅰ度の判定基準である.

☑ **ポイント**　認知症高齢者の日常生活自立度判定基準

ランク	判定基準
Ⅰ	何らかの認知症を有するが, 日常生活は家庭内および社会的にほぼ自立している.
Ⅱ	日常生活に支障を来すような症状・行動や意思疎通の困難さが多少みられても, 誰かが注意していれば自立できる. Ⅱa　家庭外で上記Ⅱの状態がみられる. Ⅱb　家庭内でも上記Ⅱの状態がみられる.
Ⅲ	日常生活に支障を来すような症状・行動や意思疎通の困難さが時々みられ, 介護を必要とする. Ⅲa　日中を中心として上記Ⅲの状態がみられる. Ⅲb　夜間を中心として上記Ⅲの状態がみられる.
Ⅳ	日常生活に支障を来すような症状・行動や意思疎通の困難さが頻繁にみられ, 常に介護を必要とする.
M	著しい精神症状や夜間行動あるいは重篤な身体疾患がみられ, 専門医療を必要とする.

(厚生労働省)

18 答え　d

a ×

b ×

c ×

d ○

☑ **ポイント**　要介護・要支援となる原因

要介護の原因		要支援の原因	
第 1 位	認知症 (24%)	第 1 位	関節疾患 (19%)
第 2 位	脳血管疾患 (19%)	第 2 位	高齢による衰弱 (16%)
第 3 位	高齢による衰弱 (12%)	第 3 位	骨折・転倒 (14%)

厚生労働省　2019 年国民生活基礎調査の概要 （大規模調査）

19 答え　a, d

a ○ 　握力の低下は指標となる（男性 26 kg 未満, 女
性 18 kg 未満. ペットボトルのキャップなどの
開閉で診ることもできる).

b × 　年齢は指標にならない.

c × 　残存歯数 20 本以上は 8020 の目標となる.

d ○ 　意図せずに年間 4.5 kg 以上, または 5%以上の

体重減少を指標とする.

5. 通院困難者の病態と処置法 (問題編 p.51～)

20 答え a, d

a ○ 車いすなどで座位を保てる.

b × 立位は不可能である.

c × 誤嚥を予防するため仰臥位では行わない.

d ○ ベッド上で行う場合には側臥位で行う.

☑ ポイント 障害高齢者の日常生活自立度

B2 ランクは移乗, 食事, 排泄に関して介護者の介護を要するが座位は保てる.

(→p.100 のポイント「障害高齢者の日常生活自立度判定基準」を参照)

21 答え a, c

a ○

b × 内視鏡による検査は医師・歯科医師が実施する.

c ○

d × 嚥下機能訓練計画の立案を歯科医師が立てたのち, 歯科衛生士はリハビリテーションを実施する.

6. 高齢者の摂食嚥下障害と口腔機能低下症への対応 (問題編 p.51～)

22 答え d

a ○

b ○

c ○

d × 摂食嚥下の機能低下が原因で骨折を引き起こすことはない.

23 答え a

a ○ 先行期は認知期, 準備期は咀嚼期ともいう.

b ×

c ×

d ×

☑ ポイント 摂食嚥下の流れ

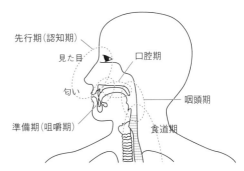

先行期(認知期)

見た目

匂い

口腔期

咽頭期

準備期(咀嚼期)

食道期

(→p.139 のポイント「摂食嚥下の流れ」も参照)

24 答え a, d

a ○

b × 咳嗽反射は低下する.

c × 唾液分泌量は減少する.

d ○

25 答え a, d

a ○

b ×

c ×

d ○

☑ ポイント 摂食機能訓練

摂食機能訓練には, 食物を使わずに行う**間接訓練**と, 食物を使って行う**直接訓練**がある. 介護予防では間接訓練が中心となる.

26 答え d

a × 第1レベルは自発性の低下, 口腔健康に対する無関心, 歯の喪失リスク.

b × 第2レベルは滑舌低下や食べこぼし・軽いむせより食欲低下.

c × 第3レベルは咬合力の低下, 咀嚼・嚥下機能低下よりサルコペニア.

d ○

27 答え b, d

a × 褥瘡は床ずれのことで寝たきり等による血流が滞ることで生じる皮膚病変.

b ○

c × 口腔乾燥や口渇症状がみられる.

d ○

第2章

臨床歯科医学

Ⅷ. 障害児者の理解と歯科治療

1. 基礎知識（問題編 p.53〜）

1 答え　b

　a ×

　b ○　国際障害者歯科学会は世界各地で年 2 回開かれている.

　c ×

　d ×

2 答え　b, d

　a ×

　b ○　障害者もそうでない人も，同じ社会生活を送れることをめざす.

　c ×

　d ○　障害者が共に社会生活を送るために，バリアフリーが必要となる.

（→ノーマライゼーションについては p.94 のポイント「健康の概念」も参照）

3 答え　c

　a ×

　b ×

　c ○　生活機能に大きな影響を与える背景因子として環境と個人の因子があげられる.

　d ×

✅ **ポイント　国際生活機能分類（ICF）**

「ICF」は直訳すると「生活機能・障害・健康の国際分類」となり，障害・健康に関することを分類し，相互作用していることを包括的に考えたモデルである.

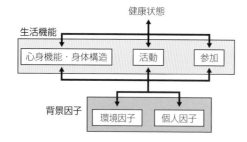

4 答え　c

　a ×　内部障害……イ

　b ×　聴覚・言語障害……ウ

　c ○　肢体不自由……ア

　d ×　視覚障害……エ

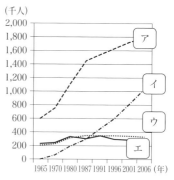

厚生労働省平成 18 年「身体障害児・者実態調査」より

2. 障害の種類と歯科的特徴（問題編 p.54〜）

5 答え　a

　a ×　IQ70 以下は精神遅滞の分類となる.

　b ○

　c ○

　d ○

6 答え　a, b

　a ○　相互的社会関係の障害がある.

　b ○　反復的な常同行動をとる.

　c ×　21 番目の常染色体異常はダウン症である.

　d ×　巨舌や舌突出はダウン症にみられる症状である.

✅ **ポイント　障害の種類**

精神遅滞	①知能機能が遅れている（IQ70 以下），②適応行動の障害，③18 歳未満に発症する，の 3 点で定義される
ダウン症候群	染色体の異常により，特異な顔貌と精神遅滞を示す症候群
自閉症	3 歳までに明らかになる広汎性発達障害の 1 つ．①社会性の障害（対人関係への無関心），②コミュニケーションの障害，③限局した興味や反復的な行動，などがみられる
脳性麻痺	受胎から新生児期にかけての脳の損傷により引き起こされた，四肢の麻痺や運動障害をさす症候群
筋ジストロフィー	筋肉の萎縮と筋力低下により，運動障害が起こる進行性の疾患
てんかん	発作的なけいれんや意識障害などを反復する，慢性の脳疾患
重症心身障害	重度の知的障害と肢体不自由が重複している児童を，重度心身障害児という（児童福祉法に規定）

7 答え　b

a ×　上顎の劣成長がみられる．

b ○

c ×　永久歯の萌出は遅延することが多い．

d ×　筋緊張低下による開口がみられる．

✅ ポイント　ダウン症候群の歯科的特徴

永久歯の先天的欠如，歯の形の異常，歯並びの異常，歯の萌出遅延，狭口蓋，巨舌，開口，舌突出，などがみられる．

3. 障害児者の歯科治療（問題編 p.54〜）

8 答え　b

a ×　ワルファリンは**抗凝固薬**である．

b ○　フェニトインは**抗てんかん薬**で，副作用に歯肉増殖がみられる．

c ×　インシュリンは**血糖値低下**に使用する．

d ×　アスピリンは**抗血小板薬**である．

9 答え　b, c

a ×　患者の協力が得られれば必要ではない．

b ○

c ○

d ×　障害に応じた対応が必要である．

10 答え　c

a ○　麻酔薬を点滴して眠っている時と同様な状態で治療する．

b ○　トレーニングに回数をかけて徐々に慣らす．

c ×　通常の治療で用いる．

d ○　ネットなどで体動を抑制して治療をする．

11 答え　a

a ○　ケガにつながる危険性のあるものは身の回り

から遠ざけ，見守る．

b ×

c ×

d ×

✅ ポイント　てんかん患者への対応

事前に保護者や介護者から発作のパターンを情報収集しておく．発作が起こった場合は，診療は中止するが，あわてずバイタルサインの確認を行う．大発作が5〜10分続き意識が戻らない場合は，救急治療が必要である．

4. 障害児者に対する口腔衛生管理
（問題編 p.55〜）

12 答え　a, b

a ○

b ○

c ×　口腔ケアの道具は患者の障害，介護者の技術に合わせて補助的清掃用具も選択する．

d ×　仰臥位の姿勢は誤嚥の危険があるため，側臥位，セミファーラ位，ファーラ位の姿勢を取って口腔ケアができるよう指導する．

13 答え　b, d

a ×　精神遅滞（知的障害）のあるものに対する注意．

b ○

c ×　自閉性障害のあるものに対する注意．

d ○

5. 障害児者の摂食嚥下障害と口腔機能管理

（「歯科保健指導論」問題編 p.132 と「歯科診療補助論」p.208〜で出題しています）

Ⅰ. 総論

1. 概要 （問題編 p.58〜）

1 答え　b, c

a ×　初期う蝕の充塡は予防処置ではあるが，歯科衛生士が行ってはならない．

b ○

c ○

d ×　ブラッシングはセルフケアとして行うもので，ブラッシング指導は歯科保健指導である．

2 答え　c

a ○

b ○　エアフローは歯面研磨器である．

c ×　修復物充塡の際に使用する仕上げ研磨用器具である．

d ○

✅ポイント　機械的操作とは？

機械的操作とは，超音波スケーラー，手用スケーラー，歯面研磨器具などの器械や器具を用いて行うものである．

3 答え　b, d

a ×　う蝕発生因子の個人差を調べ，う蝕感受性やう蝕の進行がどうなるかを予測するものである．

b ○

c ×　歯質の切削を伴うので歯科医師以外が行ってはいけない．

d ○

✅ポイント　薬物の塗布

歯科衛生士が行える薬物の塗布として，**フッ化物歯面塗布**と**小窩裂溝塡塞，フッ化ジアンミン銀の応用**があげられる．

4 答え　a, b

a ○

b ○

c ×　小窩裂溝塡塞は，第一次予防の特異的防御にあたる．

d ×　MI Dentistry は，第二次予防の早期発見・即時処置にあたる．

(→p.43 のポイント「う蝕の予防レベル」を参照)

✅ポイント　う蝕予防の方法

	健康増進	特異的予防 （疾病予防）	早期発見・早期処置	治療および進行阻止	機能回復 （リハビリテーション）
プロフェッショナルケア（専門的処置・医療）	定期的受診勧奨・リコール 口腔清掃指導 栄養指導 食事指導	フッ化物歯面塗布 小窩裂溝塡塞 う蝕活動性試験 薬物によるプラーク除去 免疫学的予防 スケーリング 予防矯正	う蝕早期診断器による診断 エックス線診断 フッ化ジアンミン銀塗布 再石灰化療法 咬合調整	保存修復処置 歯内療法 継発症予防処置 抜歯 歯科矯正的処置	義歯による喪失歯の機能回復処置 クラウン・ブリッジによる咬合回復処置
セルフケア（日常の注意）	丁寧な口腔清掃 食生活のコントロール	ブラッシング フロッシング フッ化物入り歯磨剤使用 洗口剤による洗口	定期受診の励行		
パブリックヘルスケア（公衆衛生）	栄養指導 食事指導 育児指導 健康教育	水道水フッ化物添加 （フッ化物濃度調整） フッ化物洗口	定期健康診断の実施 保健所，市町村保健センターでの O_2 管理 学校歯科保健における CO 管理	社会保険制度	育成医療などの社会保険制度
	第一次予防		第二次予防		第三次予防

（太字は歯科衛生士のう蝕予防処置の業務範囲を示す）

（中垣晴男他編：歯科衛生士のための齲蝕予防処置法，p.4, 医歯薬出版，2012 より引用）

5 答え　b，c

a ×　ルートプレーニングは，第二次予防の機能喪失阻止にあたる.

b ○　スケーリングは，歯周基本治療で行う場合は第二次予防であるが，定期的な歯科予防処置で行う場合は第一次予防となる.

c ○　PMTC は，第一次予防である.

d ×　咬合調整は，第二次予防の早期発見・即時処置にあたる.

✅ ポイント　歯周病の予防レベル

第一次予防	健康増進 健康教育，口腔清掃，健康維持・増進，禁煙
	特異的予防 意識された口腔清掃，定期的な歯科予防処置，洗口剤・薬用歯磨剤の使用
第二次予防	早期発見・即時処置 定期検診の受診，歯周基本治療
	機能喪失阻止 歯周外科処置，歯の固定
第三次予防	歯周補綴，歯の形態修正，矯正処置

(全国歯科衛生士教育協議会監修：最新歯科衛生士教本　保健生態学，第3版，p.190，医歯薬出版，2019 より改変)

6 答え　c

a ○

b ○

c ×　フッ化物歯面塗布のように高濃度のフッ素を歯の表面に作用させると，フッ化カルシウムが形成される.

d ○

7 答え　b

a ×　フッ化ジアンミン銀塗布は，第二次予防の早期発見・即時処置にあたる.

b ○　フッ化物歯面塗布は，第一次予防の特異的予防にあたる.

c ×　摂食嚥下訓練は，第三次予防のリハビリテーションにあたる.

d ×　MI Dentistry は，第二次予防の早期発見・即時処置にあたる.

✅ ポイント　う蝕の予防レベル

第一次予防	健康増進 口腔衛生教育，栄養指導，育児指導
	特異的予防 フッ化物応用，小窩裂溝塡塞，間食指導，口腔清掃
第二次予防	早期発見・即時処置 精密検査，フッ化ジアンミン銀塗布，MI Dentistry
	機能喪失防止 歯内療法，修復，抜歯
第三次予防	リハビリテーション 補綴装置による喪失歯の機能回復，摂食嚥下訓練

(全国歯科衛生士教育協議会監修：最新歯科衛生士教本 保健生態学，第3版，p.150，医歯薬出版，2019 より改変)

8 答え　d

a ×

b ×

c ×

d ○

2. 対象者の把握 (問題編 p.59〜)

9 答え　b，c

a ×　重度の糖尿病となった場合は注意を要するが，通常は感染に配慮しながら行う.

b ○　超音波の振動によるペースメーカーの誤作動を招く危険性がある.

c ○　エアロゾルの飛散により感染性微生物が空気中に遊離する恐れがある.

d ×　骨密度の低下により，細菌の侵襲を受けやすくなり歯周疾患の進行が速くなるが，使用禁忌ではない.

✅ ポイント　超音波スケーラーの禁忌

①心疾患でペースメーカー使用者の使用

②重篤な全身疾患に罹患している場合

③感染性のある疾患に罹患している場合

④陶材を用いた修復歯の使用

⑤知覚過敏症の歯の使用

⑥急性歯髄炎の歯の使用

⑦子どもに対しての使用

⑧月経閉鎖期の神経過敏な時期の使用

⑨呼吸器系疾患の口呼吸患者の使用

⑩慢性肺疾患の患者の使用

⑪虚弱体質の患者の使用

などの場合は，エアースケーラー使用時も含め，注意を要する.

10 答え　c

a ○

b ○

c ×

d ○

☑ポイント　歯周病のリスクファクター

歯周病のリスクファクターとして細菌因子，環境因子，宿主因子があり，宿主因子の糖尿病患者や環境因子の喫煙者は，歯周病の症状が重篤となる．歯周病は生活習慣病と位置づけられている．

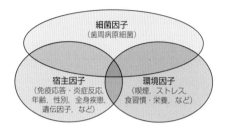

11 答え　c

a ○

b ○　思春期（15～19歳）は女性ホルモンの増加によって発育が促進される菌種が増加して思春期性歯肉炎を引き起こし，重篤な歯周疾患へと進行していく可能性がある．
この前後時期は，第一大臼歯や切歯部における高度の垂直性骨欠損を特徴とする若年性歯周炎が発病しやすい．

c ×　咀嚼機能の低下は成人期の40歳頃から始まる．

d ○

12 答え　c, d

a ×

b ×

c ○

d ○

3. 歯・口腔の健康状態の把握 （問題編 p.59～）

13 答え　a, b

a ○　PMA 指数（PMA Index）は，歯肉炎の広がりを評価する歯周疾患の指標である．

b ○　PI（Periodontal Indx）は，歯周炎の進行度を評価する歯周疾患の指標である．

c ×　OHI（Oral Hygiene Index）はプラークと歯石の付着・沈着状態を評価する口腔衛生状態の指標である．

d ×　PHP（Patient Hygiene Performance）は，ブラッシングの清掃効果を評価する口腔衛生状態の指標である．

14 答え　b

a ×　呼気・吸気の通り道として呼吸機能がある．

b ○　他者とコミュニケーションをとる表情機能がある．

c ×　食物を口に取り込み，胃に送り込む摂食嚥下機能がある．

d ×　舌・口腔粘膜・歯根膜による感覚機能がある．

☑ポイント　口腔の機能

①摂食・嚥下機能　②構音機能　③表情機能　④感覚機能
⑤分泌機能　⑥呼吸機能

15 答え　a

a ×　口腔内の分泌器官は三大唾液腺（耳下腺・顎下腺・舌下腺）と小唾液腺である．

b ○

c ○

d ○

16 答え　a

a ×　歯科医師の役割である．

b ○

c ○

d ○

17 答え　a, c

a ○

b ×　食物が気管に入るのを防止するのは咽頭期である．

c ○

d ×　咽頭と鼻腔の間が閉鎖され（鼻咽腔閉鎖），食物が鼻腔に流れないように防護するのは咽頭期である．

☑ポイント　摂食嚥下運動

摂食嚥下運動は，先行期（認知期）→準備期（咀嚼期）→口腔期→咽頭期→食道期によって食物の移送が行われる．

（→p.39 のポイント「摂食嚥下の流れ」の図を参照）

18 答え　a, c

a ○

b ×　色調は明るいピンク色（サンゴ色）である．

c ○

d ×　薄く硬い.

■ ポイント　正常歯肉と炎症歯肉

	正常歯肉	炎症歯肉
歯肉の色調	明るいピンク色（サンゴ色）	赤色ないし暗赤色
歯肉の表面	スティップリングが認められる	スティップリングが消失している
歯肉の硬さ	薄く硬い	軟らかい
歯肉の外形	歯頸部にそっており薄い	丸味を帯び不ぞろい

19　答え　b, c

a ×　0.2 mm 以内は生理的動揺である.

b ○

c ○

d ×　スティップリングは正常歯肉にみられるものである.

20　答え　b, d

a ×　**フェストゥーン**は, ロール型を呈する遊離歯肉の疾患像である.

b ○　**クレフト**は, オーバーブラッシングなどが原因で起きる歯肉の断裂である.

c ×　**スティップリング**は, 健康付着歯肉表面に出現する, オレンジの皮の表面に似た小さなくぼみである.

d ○　歯の接触点直下の歯肉を「**コル**」と呼ぶ. この部分は粘膜が角化していないので軟らかく, 歯肉炎の初発部位となる.

21　答え　b, d

a ×　慢性の細菌感染による炎症より歯間乳頭が蕾状腫脹をきたし, その後出血し, 炎症の消退から**歯間部が黒い三角形の隙間（ブラックトライアングル）** を作る.

b ○　不適切なブラッシングにより, **唇側歯肉の裂開（クレフト）** が生じる.

c ×　咬合性外傷により, **唇側遊離歯肉のリング状隆起（フェストゥーン）** が生じる.

d ○　口呼吸や喫煙より, **口蓋側歯肉の堤状隆起（テンションリッジ）** が生じる.

■ ポイント　辺縁歯肉の疾患像

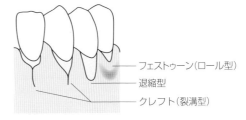

フェストゥーン(ロール型)
退縮型
クレフト(裂溝型)

22　答え　d

a ×　辺縁歯肉＝遊離歯肉

b ×

c ×

d ○　付着上皮＝接合上皮

■ ポイント　歯周組織

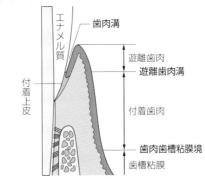

エナメル質
付着上皮
歯肉溝
遊離歯肉
遊離歯肉溝
付着歯肉
歯肉歯槽粘膜境
歯槽粘膜

23　答え　b

a ×　健康な付着歯肉において, 結合組織中の歯肉繊維が上皮を引張り, **スティップリング**というみかんの皮のような小さな窪みを形成する.

b ○

c ×　歯間部歯肉（歯間乳頭）は歯間空隙を満たしている遊離歯肉をいい, 形態的に唇舌側から見ると**ピラミッド状**, 大臼歯部の近遠心側から見ると**鞍状**を呈している.

d ×　**遊離歯肉溝**は, 遊離歯肉を外側からみた時に付着歯肉と遊離歯肉との境にみられる溝をいう. 遊離歯肉溝は, 炎症によって消失する. **付着歯肉**は, 歯および歯槽骨に付着していて, 健康な歯肉ではスティップリングがみられる.

✅ポイント　歯と歯周組織　正常な歯肉

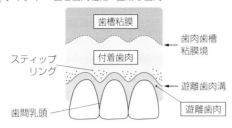

㉔　答え　b

a ✕　**歯槽骨**は，歯根膜を介して歯を支持している顎骨の一部である．

b ◯　**歯肉**は，歯と歯槽骨に付着している軟組織である．歯肉上皮とその下層にある歯肉結合組織に分類される．

c ✕　**セメント質**は，歯根表面を覆う硬組織で，歯と歯肉を結合し歯を支持している．

d ✕　**歯根膜**は，歯根周囲を取り囲む脈管系や神経を含んだ繊維からなる結合組織である．

㉕　答え　c

a ◯

b ◯

c ✕

d ◯

✅ポイント　歯の支持構造

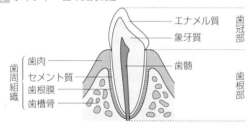

　歯周組織のうち，**セメント質**，**歯根膜**，**歯槽骨**は，歯を直接支持しているので**歯の支持構造**とよばれるが，歯肉は単にそれらを被覆しているもので，歯を直接支持するものではない．

㉖　答え　c

a ◯

b ◯　**歯石**は，プラークの蓄積量を増悪させるプラーク蓄積因子（プラークリテンションファクター）である．

c ✕　口腔内細菌の産生物が付着，増殖したものは**プラーク**である．**マテリアアルバ**は，剥離した

上皮，白血球，菌，唾液などを含んだ軟らかい白色の付着物で，不潔箇所や咬合に関与しない歯に認められる．

d ◯　**色素沈着（ステイン）** には，外因性（外来性）の着色と内因性の着色がある．

　外因性着色：飲食物，喫煙，洗口剤などによるもので，研磨剤入りの歯磨剤と機械的除去等プロフェッショナルケアで除去できる．

　内因性着色：歯髄病変，テトラサイクリン系抗菌薬，歯の形成不全によるもので，機械的除去は不可能である．

✅ポイント　歯面の付着物・沈着物

種類	細菌の有無	洗口による除去	歯ブラシによる除去
ペリクル（獲得被膜）	なし	✕	✕
色素沈着（ステイン）	なし	✕	✕
食物残渣	なし	◯	◯
マテリアアルバ（白質）	あり	◯	◯
プラーク（歯垢）	あり	✕	◯
歯石	（歯石中の生菌は）なし	✕	✕

㉗　答え　b

a ◯

b ✕　唾液由来の糖タンパク質が吸着し形成され，細菌は含まないがプラーク形成の足がかりとなる．

c ◯

d ◯

㉘　答え　a, d

a ◯　クロルヘキシジン洗口剤による着色は，陽イオン性防腐剤と金属塩による化学反応が原因である．

b ✕　喫煙による着色は，喫煙量に必ずしも一致しない．

c ✕　コーヒー，茶，ワインなど飲食物に含まれている色素成分が直接，ペリクルを介して歯面に付着する．

d ◯　金属性着色沈着物は，工場などでの重金属の職業的な曝露や金属塩を含む薬物の経口服用によって起こる．

㉙ 答え　b, c
a ×　**舌苔**は，舌背に沈着した灰白色の泥状物質であり，さまざまな細菌から構成され，口臭発生原因の1つである．細菌の関与により口臭成分の揮発性硫黄化合物が産生される．
b ○　**歯石**は，プラークが石灰化し，歯の表面に沈着したものである．
c ○　**コラーゲン**は，歯肉や歯根膜の主要な構成成分であり，その分解は歯周組織破壊に直接関与する．
d ×　**ペリクル**は，歯を被膜することにより酸などに対するバリアーや歯の表面の浸潤を保つことで乾燥から守る役割など，疾病に対して防御的に働く．

㉚ 答え　d
a ○
b ○　**歯肉縁下プラーク**は主に**嫌気性菌**から成り，**歯肉縁上プラーク**は主に**好気性菌**で構成されている．歯肉縁上プラークといえども厚さの増したプラークには，嫌気性菌が存在する．
c ○
d ×　ブラッシングや歯面研磨によって除去することが可能である．

㉛ 答え　d
a ○
b ○
c ○
d ×　非付着性プラークの歯周ポケット内にみられる主な細菌は，グラム陰性の嫌気性菌が主体の**運動性桿菌**や**スピロヘータ**である．

㉜ 答え　b
a ○
b ×　歯石の成分は，無機質が約80%，有機質が約20%である．
c ○
d ○

㉝ 答え　b, c
a ×　唾液腺開口部付近に好発するのは，歯肉縁上歯石である．歯肉縁下歯石では部位的な分布に差はなく沈着する．
b ○
c ○
d ×　歯肉縁下歯石は歯肉溝を広げ，歯肉炎や歯周炎との関係が深い．

㉞ 答え　d
a ×　エックス線写真で沈着部位を確認できる．
b ×　歯石の成分は無機成分が約80%で大部分はリン酸カルシウムであり，有機成分が約20%である．縁上歯石も縁下歯石も差はない．
c ×　連続して形成されることもあるが，縁下にのみ形成されることもある．
d ○　歯石の表面は粗糙なため，多くのプラークが付着する．

4. プラークコントロール（問題編 p.63〜）

㉟ 答え　b, c
a ×
b ○〕沈着物は，セルフケアのみでは除去することが
c ○〕できず，プロフェッショナルケアが必要である．
d ×

㊱ 答え　c, d
a ×　化学的プラークコントロールに使用する．
b ×　化学的プラークコントロールに使用する．
c ○
d ○

☑ポイント　プラークコントロール

　プラークコントロールの目的は，プラークを取り除き，プラークを付着させない環境を整えて口腔環境を正常に保つことである．プラークを除去するには化学的方法と機械的方法がある．

㊲ 答え　a, c
a ○
b ×　口腔清掃では除去できず，機械的研磨で除去できる．
c ○
d ×　スケーリングやPTCなどの機械的研磨で除去できる．

Ⅱ. 歯周病予防処置

1. 基礎知識 （問題編 p.64〜）

1 答え　b, d

a ×　免疫反応，炎症反応，全身疾患，ブラキシズムは，宿主因子である．

b ○　ストレス，喫煙，歯磨き習慣，肥満，栄養障害などは，環境因子である．

c ×　職業上の理由により，日常的に歯と歯の間に物を挟んで噛む，歯で物を割る，歯を食いしばるなどの習癖は，歯周組織に対して外傷力として働くことがある．宿主因子である．

d ○

2 答え　a, c

a ○

b ×

c ○

d ×

3 答え　a, b

a ○　糖分の過剰摂取を控え必要に応じて代用甘味料を提示する．

b ○

c ×　線維性に富んだ食品を両側でまんべんなく噛む．

d ×　薬の処方ではなく咀嚼回数を多くし，唾液の分泌量を増加させ，自浄作用を促進させる．

✅ポイント　食生活指導のポイント

指導のポイントは，①糖分の量，②食べ方，③よく噛むこと，である．

4 答え　b

a ○　三大栄養素（タンパク質，脂質，糖質）をバランスよく摂取する．食事バランスガイドを参考に指導するとよい．

b ×　ビタミンE，マグネシウムの摂取は免疫力の強化にはならない．

c ○　欠食せず規則正しく食事をする．

d ○

5 答え　b

a ○

b ×　ビタミンB_{12}の欠乏は悪性貧血，末梢神経障害

となる．

c ○

d ○

✅ポイント　歯周病と栄養素

歯周病に関係の深い栄養素は，タンパク質，ビタミンA，ビタミンB_1，ビタミンB_2，ビタミンC，ビタミンD，リン，カルシウムなどである．

6 答え　a, c

a ○

b ×

c ○

d ×

✅ポイント　ペリオドンタルメディシン（歯周医学）

歯周病が全身に及ぼす影響について研究する学問をペリオドンタルメディシン（歯周医学）といい，歯周病罹患者の全身疾患との関連を明らかにし，病態を改善するメカニズムを考えるものである．現在，改善のみられるものとして，糖尿病，誤嚥性肺炎，血管障害，早産，低体重児出産，骨粗鬆症，肥満などがあげられている．

7 答え　a, c

a ○

b ×

c ○

d ×

✅ポイント　歯周病と全身疾患

歯周病のリスクファクターになり得る全身疾患は，糖尿病，骨粗鬆症などである．

歯周病がリスクファクターとなり得る全身疾患は，心臓血管障害（冠状動脈疾患，心内膜炎），糖尿病，誤嚥性肺炎，低体重児出産，早産などである．

ブラキシズムや顎関節症は精神的な問題等から症状が発現するものである．

8 答え　c

a ○

b ○

c ×　短期間で歯槽骨吸収が起こる．

d ○

9 答え　d

a ○

b ○

c ○

d × ミノサイクリン塩酸塩含有軟膏は，歯周炎の急性発作時にポケット内投与する抗菌薬である．

✅ポイント　薬物性歯肉増殖症

てんかんの治療薬フェニトイン，高血圧や狭心症の治療薬ニフェジピン，臓器移植後や自己免疫疾患に用いられる免疫抑制薬シクロスポリンは，副作用として歯肉増殖症を引き起こす．

🔟 答え　d
a ○
b ○
c ○
d ×

1️⃣1️⃣ 答え　b, d
a × 歯周組織に外傷性の損傷を引き起こす咬合のことである．
b ○
c × 最も強く嚙みしめる位置への滑走で，円滑に滑走できなくなる状態をいう．
d ○

✅ポイント　プラークリテンションファクター

口腔内の環境を悪化させるプラークリテンションファクター（プラーク蓄積因子）には，歯石・歯列不正・歯肉歯槽粘膜部の異常，不適合修復・補綴物・歯の形態異常，食片圧入・口呼吸・口腔前庭の異常，歯頸部う蝕・歯周ポケットの存在などがある．

2. 情報収集と評価（問題編 p.65～）

1️⃣2️⃣ 答え　b, d
a ×
b ○
c ×
d ○

✅ポイント　プロービング

プロービングで得られる情報は，歯周ポケットの深さとアタッチメントレベルのほか，歯肉の出血の有無，根分岐部病変などがある．

1️⃣3️⃣ 答え　d
a ×

b ×
c ×
d ○ 歯肉辺縁～歯肉歯槽粘膜境までの距離（8mm）－歯周ポケットの深さ（4mm）＝付着歯肉幅

✅ポイント　付着歯肉幅の計測

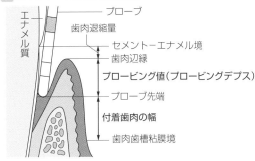

1️⃣4️⃣ 答え　c
a ×
b ×
c ○ 歯肉辺縁～歯肉歯槽粘膜境までの距離（a：6mm）－歯周ポケットの深さ（b：3mm）＝付着歯肉幅
d ×

1️⃣5️⃣ 答え　a, c
a ○
b × 測定時はプローブをできる限り歯面と平行に保ち，斜めに傾けたり先端を歯面から浮き上がらせたりしないよう注意する．
c ○
d × 隣接面の接触点直下をプロービングする際は，やや傾けて測定するが，傾けすぎると接触点を超え，誤った測定となる．

1️⃣6️⃣ 答え　d
a ○ 4点法では頰側面の近心隅角・中央部・遠心隅角の3点と，舌側面の中央部1点を計測する．
b ○ 6点法では，近心隅角・中央部・遠心隅角の3点を頰側・舌側に分けて測定する．
c ○ 大臼歯の6点法の計測部位を示す．
d ×

1️⃣7️⃣ 答え　d
a ×
b ×

c ×

d ○

✅ ポイント　骨縁上ポケットと骨縁下ポケット

　歯周ポケット底部が歯槽骨頂の位置より上（歯冠側）にあるのを**骨縁上ポケット**，下（根尖側）にあるのを**骨縁下ポケット**という．

⑱ 答え　a, b

a ○

b ○

c ×

d ×

✅ ポイント　クリニカルアタッチメントレベルとは？

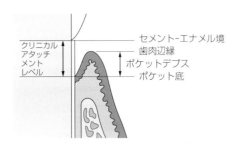

　セメント―エナメル境からポケット底部までの距離をいう．歯肉退縮，歯周疾患の進行や改善などを把握するための歯周組織検査である．

⑲ 答え　b

a ×

b ○　セメント―エナメル境からポケット底部までがクリニカルアタッチメントレベルである．

c ×

d ×

⑳ 答え　d

a ×

b ×

c ×

d ○　1 mm のアタッチメントゲインが認められる．
　　　術前　アタッチメントレベル＝7 mm
　　　　　（PPD 6 mm＋歯肉退縮幅 1 mm）
　　　術後　アタッチメントレベル＝6 mm
　　　　　（PPD 4 mm＋歯肉退縮幅 2 mm）
　　　術前から術後でアタッチメントレベルが
　　　7 mm－6 mm＝1 mm の変化がみられる．

✅ ポイント　アタッチメントロスとアタッチメントゲイン

・アタッチメントレベルは，測定の基準点がセメントエナメル境（CEJ）である．
・クリニカルアタッチメントレベルは，CEJ からポケット底部までの深さである．
・**アタッチメントロス**は，アタッチメントレベルの**増加**で付着の喪失（歯周病の進行）である．
・**アタッチメントゲイン**は，アタッチメントレベルの**減少**で付着の獲得（歯肉の改善）である．

㉑ 答え　a, b

a ○

b ○

c ×　動揺度はピンセットで測定する．

d ×　接触点状態の確認はコンタクトゲージを用いる．

㉒ 答え　b, c

a ×　プローブの操作圧は 15〜25 g である．

b ○

c ○

d ×　上下顎の大臼歯および上顎第一小臼歯の複根歯に用いる．

㉓ 答え　a, b

a ○　歯肉の炎症によって，循環障害が起こり，歯肉の浮腫や腫脹が生じる．

b ○　歯肉が腫脹して仮性ポケットになる．

c ×　歯周炎になると歯槽骨の吸収が生じる．

d ×　アタッチメントロスとは，アタッチメントレベルが根尖側に移動することで，歯周炎で認められる．

㉔ 答え　a

a ×　スティップリングは消失する．

b ○

c ○

d ○

㉕ 答え　b, c

a ×　歯肉炎の広がりを検査するものである．

b ○

c ○

d ×　P：歯間乳頭部，M：辺縁歯肉部，A：付着歯肉部をいう．

（→p.51 のポイント「歯肉の炎症状態を評価するインデック

ス」を参照）

㉖　答え　b，c

a ×　歯肉炎の広がりを検査する．

b ○

c ○

d ×　Aが付着歯肉部を意味し，歯槽粘膜に移行するまでをいう．

㉗　答え　b

a ×

b ○　CPIプローブの黒い部分が歯肉縁にかかっているので，ポケットの深さが4mm以上6mm未満と判定され，コード1となる．

c ×

d ×

㉘　答え　a，c

a ○　2015年の改定で全歯が対象となった．

b ×　改定で歯石を評価項目から外した．

c ○

d ×　コード9は除外歯である．

☑ポイント　改変されたCPIと整合する歯周状態のコード化，コードとWHO CPIプローブの正しい位置関係

歯肉スコア　　　　　歯周ポケットスコア

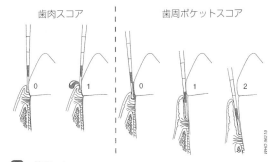

㉙　答え　b，c

a ×　歯頸部のプラーク付着の有無を評価する指標

☑ポイント　CPIの判定基準（「歯周病検診マニュアル2015」厚生労働省）

	コード	所見	判定基準
歯肉出血	0	健全	以下の所見が認められない
	1	出血あり	プロービング後10～30秒以内に出血が認められる
	9	除外歯	プロービングができない歯（例：根の露出が根尖に及ぶ）
	X	該当する歯なし	
歯周ポケット	0	健全	以下の所見がすべて認められない
	1	4～5mmに達するポケット	プローブの黒い部分に歯肉縁が位置する
	2	6mmを超えるポケット	プローブの黒い部分が見えなくなる
	9	除外歯	プロービングができない歯（例：根の露出が根尖に及ぶ）
	X	該当する歯なし	

特徴：歯周状態をBOPとPDのそれぞれのスコアで評価した．測定部位：BOPとPDは全歯を測定する．

☑ポイント　歯肉の炎症状態を評価するインデックス

指標	特徴	測定部位	最高点
PMA index	歯肉炎の広がりを評価する P（歯間乳頭），M（辺縁歯肉），A（付着歯肉）の炎症の有無をチェックする	全歯 前歯 唇頰側歯肉を評価	全歯 82点 前歯 34点
GI	Gingival Index 歯肉炎の広がりの程度と炎症の強さを評価する． 0：炎症は認められない 1：軽度の炎症 2：中等度の炎症 3：高度の炎症	$\frac{6\ \ 2\ \ 4}{4\ \ 2\ \ 6}$ 各歯のスコア合計を被検歯数で除したもの	3点
Gingival Bleeding Index （GBI）	Bleeding on Probing（BOP） ポケット内の炎症状態を評価する． プロービングを行い，30秒以内に出血が認められた部位をプラスとする．	被検歯面に対する出血歯面数の割合を百分率で表す	100%

である.

b ○　PMA 指数. 歯肉炎の広がりを検査する.

c ○　歯周疾患指数. 歯周炎の進行度を評価する.

d ×　口腔清掃実行度ともよばれ, ブラッシングの清掃効果を決められた区分において評価するための指標である.

(→下のポイント「歯周疾患の状態を評価するインデックス」参照)

30 答え　c

a ×

b ×

c ○　歯周病検診の結果は CPI と他の所見を総合して判定されるが, 歯周ポケット 0 の者は「異常なし」または「要指導」に該当する.

d ×

✅ ポイント　歯周病検診で「要指導」とは

「要指導」とは, 未処置歯・要補綴歯・その他の所見が認められず, 次の項目に一つ以上該当する者. ①CPI 個人コードが歯肉出血 1 歯周ポケット 0 の者 ②口腔清掃状態が不良の者 ③歯石の付着 (軽度, 中等度以上) がある者 ④生活習慣や全身疾患, 歯科医療機関などの受診状況等, 指導を要する者

31 答え　b

a ○

b ×

c ○

d ○

✅ ポイント　デンタルミラーの用途

①直視できない部位を鏡にて投影させて見る. ②ライトの光を集束させ術部を明視する. ③口唇・頰・舌の牽引, 圧排.

32 答え　d

a ○

b ○

c ○

d ×

✅ ポイント　エキスプローラー (探針) の用途

①う蝕や根面形態の診査に使用する. ②根面の粗糙さ, 滑沢さを診査する. ③歯肉縁上・歯肉縁下歯石を探知する. ④補綴物・修復物の辺縁適合状態の診査に使用する.

33 答え　b, c

a ×　把持部は軽く握る.

b ○　手と器具を安定させるために設ける.

c ○　作業端部 (ワーキングエンド) の側面を歯面, 根面に適合させる.

d ×　根尖方向に向ける.

34 答え　b

a ○

b ×　プローブにかける圧は 15〜25 g 程度である.

c ○

d ○　プローブは, 隣接面には歯軸の方向だけでなく, 傾けて挿入することが必要である.

✅ ポイント　歯周疾患の状態を評価するインデックス

指標	特徴	測定部位	最高点
PI	Periodontal Index 進行した歯周疾患の状態を評価する 臨床診査とX線所見を併用 0：正常 1：経度の歯肉炎 2：歯肉炎 4：X線で初期の骨吸収 6：歯周炎. 骨吸収は水平性で歯根長 1/2 以内 8：高度の破壊. 骨吸収は 1/2 以上	個々の歯について評価 被検歯の評価値の合計点数を被検歯で除したもの	8 点
PDI	Periodontal Disease Index　歯周疾患の破壊の程度を評価　ポケット測定を行う 0：炎症なし 1：歯肉辺縁の所々に軽度から中等度の歯肉炎 2：歯肉辺縁全体に軽度から中等度の歯肉炎 3：明らかな発赤, 出血, 潰瘍を伴う重度の歯肉炎 4：アタッチメントロスが 3 mm 以内 5：アタッチメントロスが 3〜6 mm 6：アタッチメントロスが 6 mm 以上	$\dfrac{6 \mid 1\ 4}{4\ 1 \mid 6}$ 検査対象歯に対して 0〜6 の評価を与え, 合計したものを被検歯数で除したもの	6 点

35 答え　b

a ×　歯面に強く付着しているため洗口では取れない．

b ○　プラークはペリクル（獲得皮膜）上に形成される．

c ×　歯肉縁下プラークは付着性プラークと非付着性プラークに分類される．非付着性プラークは歯根面の付着性プラークの上やポケット内に浮遊している．

d ×　歯垢中に生息する微生物は，飲食物（特に糖質）から有機酸を作り出す．その結果口腔内の歯垢のpHは低下し酸性となるが，その後，唾液の緩衝作用で再び中和される．

✅ポイント　ペリクルとは？

　ペリクル（獲得被膜）はエナメル質表面に直接接触して形成される唾液由来のタンパク質性被膜であり，プラーク形成の第一段階となる．

36 答え　c, d

a ×　歯石の表面は凹凸があるのでプラークが付着している．

b ×　有機成分の約70％が微生物である．

c ○　プラークの形成は，ペリクル上にグラム陽性好気性球菌が付着・増殖し，次第にグラム陰性球菌や桿菌が増加する．

d ○

37 答え　a, b

a ○

b ○

c ×　歯肉を圧迫して，血流を阻害し，歯肉炎を起こす．また新たなプラークが付着しやすくなる．

d ×　修復物の表面も，プラークを放置しておくと唾液中のカルシウムと結びついて石灰化し，歯石沈着を起こす．

38 答え　b

a ○　歯肉縁下歯石は黒褐色，暗緑色をしている．

b ×　対合歯のない臼歯部小窩裂溝にも歯石が沈着する．

c ○　主成分は無機成分が約80％で，大部分はリン酸カルシウム，特にヒドロキシアパタイトである．

d ○　唾液のpHが高くなるとカルシウム塩が沈殿して歯石が形成される．

39 答え　a, b

a ○

b ○

c ×　}プロービングから得られる情報である．
d ×

✅ポイント　エキスプローラー（探針）の使用目的

　エキスプローラーには，う蝕検査用と歯周検査用がある．歯周検査用の目的は，①歯根面の形態の探査，②歯石の有無，歯石量や硬さ，歯石の分布の探査，③スケーリング後の評価である．

40 答え　a, c

a ○

b ×　歯肉溝内に挿入する時は，組織を傷つけないように圧は弱めに挿入する．

c ○

d ×　歯面に対し垂直・斜めなどさまざまな方向にストロークをする．

41 答え　c

a ○

b ○　感触を指に伝えるために，把持する力は軽く安定させる．

c ×　ストロークは2〜3mm以内で小刻みにする．

d ○

42 答え　a, c

a ○

b ×　修復物の適合は，エキスプローラーにて確認する．

c ○

d ×　歯槽骨のレベルは，エックス線写真にて確認する．

✅ポイント　プロービング

　歯周プローブを使用して歯周ポケットの検査を行い，歯肉縁下の観察できないところの情報を得る．

　プロービングによって得られる情報には，①歯周ポケットの深さ・形態，②歯周組織の抵抗力・炎症の存在，③歯肉の質・形態，④歯根の形態，⑤歯肉縁下プラーク，歯肉縁下歯石の有無と程度，⑥アタッチメントレベル，⑦根分岐部病変の有無と程度，などがある．

43 答え　a, b

a ○

b ○　CPIプローブは繊細に操作し，操作圧は20g以

下とする.

c ×　先端は歯肉を傷つけないように 0.5 mm の球形
　　　になっている.

d ×　作業部が彎曲しているプローブは，ファー
　　　ケーション（根分岐部用）プローブである.

☑ポイント　CPI プローブ（WHO 指定の歯周プローブ）

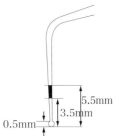

先端が直径 0.5 mm の球
になっており，球上部
から 3 mm 上方の位置
に幅 2 mm の黒い帯が
付与されている.

5.5mm
3.5mm
0.5mm

　CPI プローブ（WHO 指定の歯周プローブ）は，集団（成
人）を対象にした歯周疾患の疫学調査の検査結果から歯周組
織の健康状態を評価するための指数（CPI（地域歯周疾患歯
数））の検査に用いるプローブである. CPI プローブでは，歯
周ポケットの深さ，出血反応の有無をみる.

44 答え　b

a ×　作業部が彎曲しているプローブは，ファー
　　　ケーション（根分岐部用）プローブである.

b ○　インプラント体およびアバットメント表面を
　　　傷つけないようにするため金属製の器具は使
　　　用しない. インプラント用のプローブ，スケー
　　　ラーは，プラスチック製器具となる.

c ×　作業部がハンドルに対して 90 度になっている
　　　プローブは，ノバティック 90 度プローブであ
　　　る.

d ×　作業部の先端が球状になっているプローブは，
　　　CPI プローブである.

45 答え　b

a ×

b ○　作業部がハンドルに対して 90 度になっている
　　　ノバティック 90 度プローブは，臼歯部に入れ
　　　やすい形状になっている.

c ×

d ×

☑ポイント　歯周プローブ

　歯周プローブは，作業部，角度のついた頸部，把柄部から
なっている. 使用目的に応じた適合性や到達性を考慮したう
えで選択することが大切である.

46 答え　b, c

a ×　プローブの先端を歯軸に平行に挿入する.

b ○

c ○

d ×　プロービング圧は 15～25 g である.

☑ポイント　プローブの操作方法

　プローブの先端を歯面から離さず歯軸に平行に挿入し，ポ
ケット底の組織の抵抗を感じるところまで下ろし，15～25 g
のプロービング圧で，1～2 mm 間隔で上下運動させながら
（ウォーキングストローク）操作する.

47 答え　c, d

a ×｜歯の硬組織として，エックス線写真から読み取
b ×｜れるものである.

c ○

d ○

☑ポイント　口腔内写真から読み取れるもの

①歯肉の色（淡いピンク色，発赤，メラニン色素沈着）
②歯肉の形態（退縮，腫脹，肥厚）
③歯肉の質（浮腫性，線維性）
④歯肉の硬さ・緊張度（軟らかい，硬い，引き締まっている）
⑤付着歯肉の幅の程度（正常，狭い，広い）
⑥歯肉の損傷（擦過傷，クレフト）
⑦歯根露出状態（歯頸線の位置）
⑧歯面の状態（プラーク，歯石，外来性沈着物）
⑨歯質の損傷（摩耗，楔状欠損）
⑩歯列の状態（正常，叢生，転位，捻転，離開など）
⑪補綴装置の状態（適合，不適合，破損）

☑ポイント　口腔内写真撮影

　患者の口腔内の状態を明確に記録できる. 処置に対して客
観的評価ができ，患者指導媒体として患者の動機づけに役立
つ.

　1 回の観察で終わるのではなく，初診時，スケーリング・
ルートプレーニング，ブラッシング指導実施後，メインテナ
ンス時などに継続的・定期的に行うことより，患者の状態の
変化を捉え，指導・処置の評価に役立つものである.

48 答え　b, c

a ×　歯列の状態は，叢生，転位，捻転，離開などを
　　　口腔内写真から読み取る.

b ○　エックス線写真より，患者の歯および歯槽骨
　　　などの硬組織の変化を知ることができる.

c ○

d ×　歯肉の硬さと緊張度は，軟らかさ，硬さ，引き

締まりなどを口腔内写真から読み取る.

☑ポイント　エックス線写真から読み取れるもの

1）歯の硬組織
　①歯冠や歯根の長さや形態の異常
　②歯冠と歯根の比
　③歯根の近接程度
　④根間の離開度とルートトランクの長さ
　⑤う蝕，修復物，補綴装置の状態
　⑥隣接面の歯石沈着の状態
2）歯周組織の骨
　①歯槽骨吸収の程度と吸収の形
　②歯槽硬線の肥厚，消失，断裂の状態
　③歯根膜腔の幅
　④骨梁の状態
　⑤槽間中隔，根分岐部の状態
　⑥根尖周囲の骨の状態
エックス線写真で頬舌側の骨の形態を正確に捉えることは困難である.
歯間部の骨レベルを知ることができる.

49 答え　a

a ○ **スティップリング**は健康な付着歯肉および歯間乳頭の表面にみられる多くの小窩のこと.

b × **スキャフォールド**は歯周組織が再生するための必要な要素のこと.

c × **フレミタス**は咬合時・滑走運動時におけるわずかな歯の動揺をいう.

d × **フェストゥーン**は辺縁歯肉がロール状に肥厚した状態で，犬歯や小臼歯の唇頬側に好発する.

50 答え　d

a ×

b ×

c × **クレフト**は辺縁歯肉に生じたＶ字型の裂け目. 唇頬側に生じることが多い.

d ○ **フェストゥーン**は辺縁歯肉がロール状に肥厚した状態で，犬歯や小臼歯の唇頬側に好発する.

（→p.45 のポイント「辺縁歯肉の疾患像」を参照）

51 答え　a

a ○ 犬歯，小臼歯は摩耗症の好発部位である.

b × 欠損部の表面が滑沢であるため，う蝕ではない.

c × 歯の表面全体に（唇側または舌側）の脱灰として現れる.

d × 咬耗症は咬合面に現れる.

52 答え　b

a ×

b ○

c ×

d ×

☑ポイント　Miller の分類

0度	生理的な動揺（0.2 mm 以内）である
1度	唇（頬）舌（口蓋）的にわずかに動揺（0.2〜1 mm）する
2度	唇（頬）舌（口蓋）的に中程度（1〜2 mm），近遠心的にわずかに動揺する
3度	唇（頬）舌（口蓋）的，近遠心的に動揺（2 mm 以上），または垂直的にも動揺する

53 答え　c, d

a × **カンジダ菌数**はカンジダ・アルビカンスの感染による真菌症の評価に用いる.

b × **RDテスト®**はう蝕のリスク評価に用いられる.

c ○ **PMA インデックス**は歯肉の炎症の広がりを評価するものである.

d ○ **プロービング後の出血**はその部位に歯肉炎症があることを示す.

54 答え　c

a ○ 歯周炎では歯槽骨の吸収はエックス線透過像で診る.

b ○ 歯周炎は歯周組織が根面から剥がれることで，アタッチメントロスが生じている状態をいう.

c × 歯周局所の炎症の程度を調べる検査である.

d ○ 歯槽骨の吸収が進行し，歯肉が退縮すると，歯槽骨に付着していた角化歯肉の幅が減少する.

55 答え　b, d

a × 習癖の検査は正常者と「どこが」「どのように異なるのか」を検討する.

b ○

c × エックス線写真撮影は歯科医師が行う.

d ○

✓ ポイント　歯周疾患の検査項目

　歯科衛生士が行える歯周疾患の検査項目には，①プラーク付着状況の検査，②ポケットデプスの測定，③プロービング時の出血，④歯肉の炎症の程度，⑤歯の動揺度の検査，⑥根分岐部病変の検査，⑦アタッチメントレベルの測定，⑧研究用模型の印象採得，⑨口腔内写真の撮影，がある.

56 答え　a

　a ×

　b ○

　c ○

　d ○

✓ ポイント　歯周病の治療計画

　歯周疾患患者の全体的な治療計画は，次の項目を考慮して立てる.
　①緊急・主訴の診断と対応
　②全身状態・全身疾患
　③生活習慣と社会的背景
　④プラークとプラークリテンションファクター（プラーク蓄積因子）
　⑤咬合性因子

57 答え　b, c

　a ×　治療計画は，医療者（歯科医師および歯科衛生士）のみで立案するものではない. 患者も計画立案そして治療に参加してもらい，良好な信頼関係を築くことが大切である.

　b ○　患者からの正しい情報を得るためのコミュニケーションを心がける.

　c ○　患者の保健行動を理解し，計画立案に反映する.

　d ×　歯周病治療の成否はコンプライアンス（医療受容度）に左右されるため，患者の理解は大切である.

3. スケーリング・ルートプレーニング
（問題編 p.74〜）

58 答え　c

　a ×　シックルタイプスケーラーの断面図である. 二等辺三角形の底辺両角に刃部がある.

　b ×　ユニバーサルタイプキュレットスケーラーの断面図である.

　c ○　グレーシータイプキュレットスケーラーの断面図である. ドーム型の底辺片側に刃部がある.

　d ×　ユニバーサルタイプキュレットスケーラーの

断面図である.

✓ ポイント　スケーラーの刃部断面部

シックルスケーラー（鎌形）	キュレットスケーラー（鋭匙型）	
切縁　内面　切縁　背面	切縁　内面　切縁　側面　側面　背面（ユニバーサルタイプ）	内面　切縁　側面　側面　背面（グレーシータイプ）

赤い部分が刃部である.

59 答え　d

　a ×

　b ×

　c ×

　d ○　グレーシータイプキュレットスケーラーの第一シャンクに対する刃部内面の角度は 70 度で，左右いずれかに傾斜している.

60 答え　d

　a ×　前歯部は # 1/2・#3/4・#5/6 を使用する.

　b ×　臼歯部舌側面は # 7/8 を使用する.

　c ×　臼歯部遠心隣接面は # 13/14 を使用する.

　d ○

✓ ポイント　主なグレーシータイプキュレットスケーラーの使用部位

番　号	使用部位
#1/2	前歯部
#3/4	前歯部
#5/6	前歯部，臼歯部
#7/8	臼歯部頰舌側面
#9/10	臼歯部頰舌側面
#11/12	臼歯部近心面および近心方向の隣接歯間部
#13/14	臼歯部遠心面および遠心方向の隣接歯間部

61 答え　c

　a ○

　b ○

　c ×　キュレット # 13/14 は臼歯部遠心隣接面用である.

　d ○

62 答え　c

　a ○　刃部両側にカッティングエッジ（切縁）がある.

　b ○　刃部内面は 90° に設定されている.

　c ×　オフセットブレードを有するのはグレーシー

タイプキュレットスケーラーである．

d ○ 部位非特異的であり，すべての歯面で使用可能である．

☑ポイント　キュレットスケーラー

キュレットスケーラーは，**グレーシータイプ**と**ユニバーサルタイプ**の2種類がある．ユニバーサルタイプは，部位非特異的である．

㊳ 答え　a, c

a ○ **ミニファイブ**は，刃部の長さが短いので，挿入の難しい歯根形態や狭い歯周ポケットに対して垂直ストロークが可能である．

b × **アフターファイブ**は，臼歯部の5mm以上の深いポケットに使用する．

c ○ **フィニッシングタイプ**は，シャンクに弾力があり，繊細な感覚を得られる．

d × **リジットタイプ**は，セメント質に強固に付着した歯肉縁下歯石の除去に用いる．

☑ポイント　グレーシータイプキュレットスケーラー

グレーシータイプの刃部は，シャンクおよび刃部の長さ・幅によって，①スタンダード，②アフターファイブ，③ミニファイブの3種類に分けられる．

また，刃部のシャンクの太さによって，①スタンダード，②リジットタイプ，③フィニッシングタイプの3種類に分けられる．

㊴ 答え　c, d

a × 超音波スケーラーは使用方法が簡便なうえ，短時間に多量の歯石を除去できるので疲労は少ない．

b × 歯質の削除量は少なく，したがって周囲への損傷も少ない．

c ○ エアスケーラーより振動数が多いので，刺激も大きい．

d ○

㊵ 答え　c

a × 40～80gのフェザータッチで使用する．

b × 歯面を傷つけないよう垂直に当てず，チップの側面先端から1～2mmを使う．

c ○

d × 一か所に長くとどまらず，移動させて使う．

㊶ 答え　c, d

a × 術前に口腔外でキャビテーションの発振確認をする．口腔内確認は行わない．

b × 使用角度は15°前後である．

c ○ ストロークは，垂直（上下），水平（左右），斜めの3方向の使い分け操作である．

d ○ フェザータッチで行う．インサートチップ先端は，歯面に垂直に当てず，側面を使用して歯面を傷つけないように，一点に留まらず常に移動させて行う．

㊷ 答え　c

a ○

b ○ 歯軸と平行になるように根面に当てポケット底を感じたらフェザータッチで行う．

c × インサートチップを振動させず，ポケット底を感じるところまで入れ，側方圧をかけずに行う．

d ○ 歯に必要以上の圧力をかけずに超音波振動を与え，歯根表面で5～10秒間軽く動かす．同じ場所に長時間インサートチップを当てない．

㊸ 答え　a, d

a ○

b × 超音波スケーラーに比べると振動数が少ないため，歯石除去率はやや低い．

c × 30kHz前後は超音波スケーラーの周波数（1秒間の振動数）．エアスケーラーは2.5～7kHzである．

d ○

㊹ 答え　d

a × 超音波スケーラーと同様，40～80gのフェザータッチで使用する．

b × 固定に力をいれると，振動が強くなり，歯面を傷つける．

c × インサートチップの角度は15度前後が適当である．

d ○

㊺ 答え　c

a × キュレットの歯肉縁下への挿入角度が0度である．

b ×

c ○ 歯石除去角度としては45～90度が適している．

d ×

71 答え　a, c

a ○

b ×　グレーシータイプキュレットスケーラーの適正操作角度は 45〜90 度である.

c ○

d ×　エアスケーラーの適正操作角度は 15 度である.

☑ ポイント　スケーラーの適正操作角度

シックルタイプスケーラー	70〜85 度
グレーシータイプキュレットスケーラー	45〜90 度
超音波スケーラー	15 度
エアスケーラー	15 度

72 答え　b, c

a ×　4—7 口蓋側面は側方位または, 前方位がよい.

b ○

c ○

d ×　7—4 頬側面は側方位または, 前方位がよい.

73 答え　c, d

a ×　刃部の操作距離は 1〜3 mm 以内の制御された動きにする.

b ×　浅い歯肉縁下の歯石除去にも用いられる.

c ○

d ○

74 答え　a, b

a ○

b ○

c ×　歯面に対して 70〜85 度の操作角度を保って行う.

d ×　歯軸と垂直ではなく, 平行に操作する.

75 答え　a, c

a ○

b ×　固定歯は施術歯または 1 歯右隣の歯にとる.

c ○

d ×　唇舌側中央は垂直ストロークで操作する.

76 答え　d

a ×　キュレット操作は縦, 横, 斜めの操作を行ってよい.

b ×　知覚過敏がある場合は刺激しない.

c ×　キュレットタイプスケーラーは刃の側面を主

に使用する.

d ○

77 答え　d

a ○

b ○

c ○

d ×　有機性沈着物は歯面の最表層についているので最初に除去する.

78 答え　a, c

a ○

b ×　キュレットを強く把持すると指先の感覚が鈍くなってしまう.

c ○

d ×　固定は術者の第 4 指で行う.

79 答え　d

a ○

b ○

c ○

d ×　フッ化ジアンミン銀塗布後に歯面に形成される.

80 答え　a, b

a ○

b ○

c ×　比較的小さい力で, かつ一定の力で研ぐ.

d ×　粗い砥石から細かい砥石の順で使用する.

81 答え　d

a ×

b ×

c ×

d ○

82 答え　a

a ○　**インディア砥石**は, 天然石を加工したものなので潤滑剤は鉱物油である.

b ×　**アーカンサス砥石**は, 天然石のため潤滑剤は鉱物油を用いる.

c ×　**セラミック砥石**は, 粒子が細かく, 潤滑剤は水を用いる. 日常のシャープニングに適している.

d ×　**カーボランダム砥石**は, 人工石のため潤滑剤は水である. 用途は切れ味の鈍くなった器具

の形態修正に用いる.

✅ ポイント 砥石の種類と特徴

	種類	潤滑剤	きめの細かさ
カーボランダム砥石	人工石	水	粗い
ルビー砥石	人工石	水	粗い
インディア砥石	人工石 （天然石を加工）	鉱物油	中程度
アーカンサス砥石	天然石	鉱物油	細かい
セラミック砥石	人工石	水または不要	細かい

　砥石は，天然砥石と人工砥石がある．**天然石には鉱物油**，**人工石には水**を潤滑剤として用いる.
　砥石の表面は，器具を磨くための研磨粒子からできていて，粒子の粗い砥石は速く研ぐことができるので切れ味の鈍くなった器具に使用する．粒子の細かい砥石は日常のシャープニング，繊細な仕上げ用に用いる.

83 答え a

　a ○ 砥石から 10〜20 度傾けて，刃部側面が砥石に適合するようにする.

　b ×

　c ×

　d ×

84 答え a, b

　a ○

　b ○

　c × 砥石を 10〜20 度傾けて側面を研ぐ.

　d × 砥石を 2 cm 程度上下に動かして研ぐ.

85 答え d

　a ○

　b ○

　c ○

　d × 砥石を先端に適合するように 45° に傾け，刃部先端のシャープニングを行う.

✅ ポイント 刃部側面のシャープニングの角度

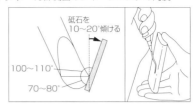

✅ ポイント 刃部先端のシャープニングの角度

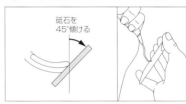

86 答え d

　a ×

　b ×

　c ×

　d ○ 刃部先端に適合するように砥石を 45 度傾ける.

87 答え c

　a ○ 刃部をテスト棒に当て，上方へストロークを加える．刃部の確認は，作業部位である先端だけではなく，刃部の中央，かかと部分も行う.

　b ○ 鈍くなった器具に光をあてると切縁（カッティングエッジ）の丸みの面が光反射し，カッティングエッジに沿って白い線が見える．鋭利なカッティングエッジは光反射しないため白い線は見えない.

　c × シャープニング終了の目安としてスラッジ（金属の削りかすと油が混ざった泥状物）が出る．このスラッジが刃部上面に出たらシャープニングを終える．鋭利さの確認項目ではない.

　d ○ ルーペにてシャープニング面を確認する.

✅ ポイント シャープニング

　シャープニングによる鋭利さを確認する方法としては，視覚による方法と触覚による方法がある.

4. 歯面清掃・研磨 （問題編 p.81〜）

88 答え a, d

　a ○

　b ×

　c × 根面の滑沢化はルートプレーニングの目的で

ある．

d ○

☑ポイント　歯面研磨の目的

①スケーリングで傷ついた歯面を滑沢化し，歯石の再沈着を予防する，②スケーリング後も残留している細かな歯石，色素沈着，プラークを除去する，などがある．

89 答え　a, b

a ○

b ○

c ×　ポリッシングブラシは咬合面に使用する．

d ×　ラバーカップは歯面に使用する．

90 答え　a, b

a ○

b ○

c ×　強アルカリによる殺菌作用と，組織を刺激することによる硬組織形成作用があり，歯科治療で頻繁に使用されている．

d ×　ヨードグリセリンの成分の一つである．

91 答え　a, c

a ○

b ×　摩擦熱が生じないよう，過度の圧接をしない．

c ○

d ×　操作中は研磨剤を含め，湿った状態で操作する．

92 答え　b, d

a ×　ラバーカップ辺縁は歯面に直角にあてる．

b ○　ラバーカップが歯面に的確にあたるようにするためである．

c ×　歯周ポケットに余分な研磨剤が入らないよう，歯肉側から歯冠方向へ動かす．

d ○

93 答え　b

a ○

b ×　水が噴射されるので鼻呼吸できないと水が口にたまって苦しい．

c ○

d ○

94 答え　d

a ○

b ○

c ○

d ×

☑ポイント　PMTCの術式

プロフェッショナル　メカニカル　トゥースクリーニングの術式は，①プラークの染め出し→②研磨剤の注入または塗布→③隣接面の清掃・研磨→④頬舌側面・咬合面の清掃・研磨→⑤歯面の洗浄（歯周ポケット内の洗浄）→⑥フッ化物塗布，である．

95 答え　b

a ○

b ×　研磨剤は粒子の細かいものを使用する．

c ○

d ○

96 答え　b

a ○

b ×

c ○　超音波スケーラーでのルートプレーニングに使用できるタイプもある．

d ○

97 答え　b

a ○

b ×　フッ化物入りペーストを用いる．

c ○

d ○

☑ポイント　歯面清掃

歯科治療終了後，新たな疾病を発症させないため，また進行させないために，患者に定期的に来院を促し，歯面の清掃を行う．

5. メインテナンス（問題編 p.83〜）

98 答え　a

a ×　ホワイトニングは歯周治療のメインテナンス処置には該当しない．

b ○

c ○

d ○

99 答え　a, d

a ○

b ✕　歯の動揺がみられる場合に行う歯周基本治療である.

c ✕　咬合調整はSPTに含まれるが歯科医師が行う.

d ○　スケーリング・ルートプレーニングは歯科衛生士が行う.

✅ポイント　SPT

　SPT（サポーティブ ペリオドンタル セラピー）は，病状は安定したが，病変の進行が休止したポケットが残存した場合，歯周組織を長期にわたり病状安定させるための治療である.

　プラークコントロール，スケーリング，ルートプレーニング，咬合調整などの治療を中心に原因因子の除去に努め，口腔衛生指導および再動機づけを行う.

100　答え　a, b

a ○

b ○

c ✕　一般患者ではなく，中等度の歯周ポケットのあった患者を対象とする.

d ✕　歯周病のリスクの高い患者の口腔管理を行うことである.

✅ポイント　メインテナンスと SPT

　最近では「サポーティブ ペリオドンタル セラピー（supportive periodontal therapy：SPT）」という用語を使うことが多くなっている. SPTは，歯周病の再発を防ぐため，患者さん自身によるセルフケアとともに術者によるプラークコントロール，スケーリング，咬合治療等を継続的に行うことである.

101　答え　a, c

a ○

b ✕　BOP は（－）である.

c ○

d ✕　歯の動揺は生理的な範囲内である.

102　答え　a, d

a ○

b ✕　歯肉退縮により歯根が露出し，根面う蝕が生じる可能性がある.

c ✕　口腔衛生状態を確認し，プラークコントロールが効果的に行われているかを評価する.

d ○

✅ポイント　メインテナンスに移行する時の理想的な基準

	状　態
全身状態	全身疾患のコントロールができる
咬合	安定が得られる
歯列	安定が得られる
歯の動揺	生理的な範囲内（0.2 mm 以内）である 長期的に付着の喪失を伴わない程度の動揺
歯周ポケット	3 mm 以下（4 mm 未満）で推移している
歯肉出血	BOP：－
歯肉の状態	発赤，腫脹などの炎症所見はない
口腔清掃状態	良好である（PCR 20%以下）
エックス線像	歯槽硬線の明瞭化，均一な歯根膜腔の存在

✅ポイント　メインテナンス

　メインテナンスは，治癒した歯周組織を長期間維持するための健康管理である.

　歯周疾患は再発しやすい疾患であるため，歯周疾患が改善された後も定期的に来院（リコール）してもらい，獲得した健康を維持していく必要がある. リコールは，3〜6カ月ごとに1回で再評価を行い，必要に応じて口腔清掃指導やスケーリングおよびその他の治療を行う.

Ⅲ．う蝕予防処置

1. 基礎知識 （問題編 p.84〜）

1 答え　a

a ○
b ×
c ×
d ×

☑ポイント　う蝕の原因と予防法

う蝕の原因	予防法
宿主要因	フッ化物応用，小窩裂溝塡塞
糖質要因	食事・間食指導，代用甘味料の利用
細菌要因	口腔清掃
時間要因	規則正しい食生活，食後・就寝前の歯磨き

2 答え　c

a ×　う蝕にはなっていないためフッ化ジアンミン銀塗布の必要はない．

b ×　まだ完全に萌出されていないため，ラバーダム防湿が困難である．Bis-GMA 系ではなくセメント系シーラント塡塞の適応である．

c ○

d ×　う蝕になっていないためコンポジットレジン充塡の必要はない．

3 答え　d

a ○
b ○
c ○
d ×　フッ化物はう蝕予防に効果がある．

4 答え　d

a ×　C_3は歯髄に達したう蝕であるため，根管治療が必要である．

b ×　C_2は象牙質う蝕であるため小窩裂溝塡塞の適応ではない．

c ×　C_1はエナメル質に限局したう蝕である．フッ化ジアンミン銀塗布は永久歯には用いない．

d ○

5 答え　d

a ×

b ×　フッ化ジアンミン銀塗布は初期う蝕進行抑制薬である．

c ×　フッ化物洗口は 4 歳ごろから開始できる．

d ○

（→p.95 のポイント「1 歳 6 カ月児健診のう蝕罹患型判定区分」を参照）

6 答え　b, c

a ×
b ○
c ○　症状として口腔内乾燥がある．
d ×

☑ポイント　う蝕リスクの要因

う蝕のリスクを高める原因としては口腔衛生管理が不十分であることと，加齢・全身疾患による唾液腺の萎縮，服薬（降圧利尿薬，抗ヒスタミン剤，抗精神薬，抗がん剤，抗パーキンソン薬，鎮咳去痰薬，制吐薬など）による口腔乾燥，心因性口腔乾燥などがあげられる．

7 答え　c

a ×
b ×
c ○
d ×

8 答え　a, c

a ○
b ×　吸収されたフッ化物は主に肝臓で分解される．
c ○　歯や骨などの硬組織に沈着する．
d ×　ほとんどが尿中に排泄される．

9 答え　d

a ×
b ×
c ×
d ○　**見込み中毒量**とは，おそらく中毒を起こすであろうと考えられる量のこと．NaF として 11 mg/kg（体重），F として 5 mg/kg（体重）である．体重 20 kg では 20×5＝100 mgF となる．**悪心・嘔吐発現フッ化物量（最小中毒量）**（→p.67 ポイント参照）とは異なるので注意する．

10 答え　c, d

a ×　塗布である．
b ×　塗布である．
c ○
d ○　他にフッ化ナトリウム（NaF）がある．

⓫ 答え　c

a ○

b ○

c ×　フッ化物のう蝕予防効果としては，フルオロアパタイトの生成，細菌の酸産生の抑制，再石灰化の促進，アパタイト結晶性の向上などがある．グルカンとは，D-グルコースから構成される多糖の総称でありグルカン合成の促進はフッ化物の作用にはない．

d ○

2. 情報収集と評価 (問題編 p.86～)

⓬ 答え　b, c

a ×

b ○

c ○

d ×

⓭ 答え　a, d

a ○

b ×　操作時間が短く，高度な技術を要しないこと．

c ×　判定時間は短いほうがよい．ただしその場で結果が得られない試験法もある．

d ○

⓮ 答え　a, d

a ○

b ×　スナイダーテスト：唾液中の主として乳酸菌の酸産生能

c ×　RD テスト®：レサズリン還元性菌の活性測定

d ○

✅ **ポイント　う蝕活性試験一覧**

	う蝕活性試験	評価項目	検体
宿主因子	エナメル生検法 (Enamel Biopsy)	エナメル質の耐酸性	エナメル質
	グルコースクリアランステスト	口腔内グルコース残留時間（自浄作用）	唾液
	ドライゼンテスト (Dreizen Test)	唾液緩衝能	唾液
	スワブテスト (Swab Test)	プラーク中の酸産生能	歯垢
微生物因子	RD テスト® (RD Test®)	レサズリン還元性菌の活性度（総菌数）	唾液
	スナイダーテスト (Snyder Test)	微生物酸産性能	唾液
	ミューカウント®	ミュータンスレンサ球菌数	唾液
	デントカルト®-SM	ミュータンスレンサ球菌数	唾液
	サリバチェック® SM	*S. mutants* 菌数レベル	唾液
	デントカルト®-LB	乳酸菌数	唾液

⓯ 答え　c, d

a ×　エナメル生検法はエナメル質を検体とする．

b ×　スワブテスト (Swab Test) は歯垢を検体とする．

c ○

d ○

⓰ 答え　a

a ○

b ×　ミューカウント® は唾液を検査材料とする．

c ×　デントカルト®-SM (Dentocult®-SM) は唾液を検査材料とする．

d ×　RD テスト® は唾液を検査材料とする．

⓱ 答え　b

a ×　スナイダーテストは唾液中の酸産性能を測定する．

b ○

c ×　ミューカウント® は唾液中のミュータンスレンサ球菌数を測定する．

d ×　RD テスト® は唾液中のう蝕関連性菌の活性度を判定する．

⓲ 答え　b

a ×　デントカルト®-LB (Dentocult®-LB) は唾液中の乳酸菌数を測定する．

b ○

c ×　スワブテストは歯垢中細菌の酸産生能を測定

する.

d ×　ドライゼンテスト（Dreizen Test）は唾液中の
緩衝能を測定する.

19 答え　a, c

a ○　スナイダーテストは pH 指示薬であるブロモク
レゾールグリーンと, 糖として 2% グルコース
が添加された寒天培地に, 患者唾液を摂取し
て, 24〜96 時間培養後, 培地の色の変化で酸
の産生を判定する.

b ×

c ○　デントカルト®-SM は 37℃ で 48 時間の培養が
必要である.

d ×

20 答え　a

a ○　写真はデントカルト®-LB の器材である.

b ×　レサズリン還元性細菌の活性度を測定する検
査は, RD テスト® である.

c ×　ミュータンスレンサ球菌数を測定する検査と
して, ミューカウント®, デントカルト®-SM な
どがある.

d ×　唾液の緩衝能を測定する検査として, ドライ
ゼンテスト, デントバフ®-STRIP（Dentobuff®-
STRIP）などがある.

21 答え　a, c

a ○

b ×　グルコースクリアランステストは口腔内のグ
ルコース残留時間を測定する宿主因子の試験
法である.

c ○

d ×　ドライゼンテストは唾液の緩衝能を測定する
宿主因子の試験法である.

22 答え　a, d

a ○

b ×　デントカルト®-LB は唾液中の乳酸菌数を測定
するものである.

c ×　スワブテストは歯垢中の酸産生能を測定する
ものである.

d ○

23 答え　a, c

a ○　写真は RD テスト® の器材である.

b ×　滴下量は少なめに, レサズリンディスクの濾

紙の周囲は一層乾燥した部分を残すようにす
る.

c ○

d ×　RD テスト® は恒温装置を必要とせず, 上腕内
部に透明フィルムを添付し体温（32〜37℃）で
15 分保温する.

24 答え　d

a ×　デントカルト®-LB の判定 Class 3 は最も菌数
が多いレベルである.

b ×　グルコースクリアランステストではグルコー
ス検出時間は通常 15 分であるので低いとはい
えない.

c ×　RD テスト® は腕の体温を利用し 15 分後に判定
できる. う蝕活動性が低いのは青色である.

d ○

25 答え　c, d

a ×

b ×

c ○　ステファンカーブでは飲食によって歯垢の pH
がどのように変化するかがわかる.

d ○　10% ブドウ糖溶液で洗口した後の歯垢の pH
の変化をグラフにした.

✅ **ポイント　ステファンカーブ**

飲食などにより, プラーク中に存在する細菌が口腔内の糖
を分解して酸を作る. その酸により口腔内の pH は急激に低
くなり, 臨界 pH である 5.5 以下に低下し, 脱灰が起こる.
しかし, 時間の経過とともに唾液の緩衝作用によって徐々に
元の状態に回復する.

26 答え　a, d

a ○

b ×　唾液流出量, 食物形態と量, 咀嚼様式と運動量
等の要因が自浄作用に影響を与える.

c ×　歯磨き回数の増加により, 口腔内環境が良好
に保たれる.

d ○

27 答え　a, b

a ○

b ○

c ×　唾液流出量は加齢とともに少なくなる.

d ×　一般に唾液流出量が少ないとう蝕のリスクは
高くなり, 相関関係がある.

28 答え　a, b

a ○

b ○

c ×　ハードレーテストは寒天培地を利用.

d ×　デントカルト®-SMはミュータンスレンサ球菌の壁付着性を利用.

29 答え　b

a ×　唾液中の潜血濃度は歯周病リスクを検査する.

b ○

c ×　PMA指数は歯肉炎の広がりを検査する.

d ×　プロービングデプスは歯周ポケットの深さを検査する.

30 答え　d

a ×　毎日法では0.05%, 週1法では0.2%フッ化ナトリウム溶液を準備する.

b ×　学齢期における1回のフッ化物溶液の使用量は10 mLである.

c ×　集団応用の場合, 調整した洗口液の残りは実施のたびに廃棄する.

d ○　洗口液を口に含み, 30〜60秒ブクブクうがいをする.

31 答え　d

a ×

b ×

c ×

d ○

☑ポイント　フッ化物歯面塗布

　現在最もよく用いられている2%リン酸酸性フッ化ナトリウム（APF溶液・ゲル）は通常, 年1〜2回の塗布を行う. 2%フッ化ナトリウム溶液（NaF溶液）の場合, 通常, 2週間以内に4回の塗布を行う.

32 答え　b, c

a ×　フッ化物洗口の開始年齢は4歳である.

b ○　仕上げ磨き時に切った爪程度の少量をつけて行う.

c ○　綿球塗布法や歯ブラシ法にて行う.

d ×　小窩裂溝填塞は一定時間開口する必要があるため, 1歳6カ月児は適切でない.

☑ポイント　歯面塗布の時期と主な対象歯

年齢	塗布の主な対象歯
1歳児	乳前歯
2〜4歳児	乳臼歯
5〜7歳児	第一大臼歯・永久歯前歯
8〜9歳児	永久歯前歯・第一小臼歯
10〜11歳児	第一小臼歯・犬歯
12〜13歳児	第二大臼歯・第二小臼歯

3. フッ化物応用によるう蝕予防（問題編p.90〜）

33 答え　b, c

a ×　1回に2 mL使用し, 3〜4分間歯面に塗布し続ける.

b ○

c ○

d ×　フッ化物はガラス製品を腐食させる恐れがあるため, プラスチック容器を用いる.

34 答え　c

a ×　2%NaF溶液……中性（7）（NaF＝フッ化ナトリウム）

b ×　SnF_2……2.8（SnF_2＝フッ化第一スズ）

c ○　（APF＝リン酸酸性フッ化ナトリウム）

d ×　APFゲル（2法）……3.5

35 答え　b

a ×　溜まった唾液は飲み込まないようにしましょう.

b ○　APFの場合, 年に1〜2回塗布を行う.

c ×　塗布後30分は飲食を控えましょう.

d ×　SnF_2を塗布した場合, 歯面に着色が生じる場合がある.

36 答え　a, d

a ○

b ×　ケイフッ化ナトリウムは, 水道水フロリデーションに使われる.

c ×　モノフルオロリン酸ナトリウム（MFP）は, フッ化ナトリウム（NaF）, フッ化スズ（SnF_2）と共に歯磨剤に使われる.

d ○

37 答え　a, b

a ○

b ○　上限が1,500 ppmである.

c ×　フッ化物洗口（週1回法）は，900 ppm である.

d ×　フッ化物洗口（毎日法）は，225 ppm である.

38 答え　d

a ○

b ○

c ○

d ×　MFP（モノフルオロリン酸ナトリウム）は歯磨剤に使われる.

✅ポイント　フッ化物応用法に使用する主なフッ化物

フッ化物	フッ化物応用法（溶液%）
フッ化ナトリウム溶液（NaF溶液）	歯面塗布（2%） 洗口（毎日法 0.05%， 　　　週1回法 0.2%）
リン酸酸性フッ化ナトリウム溶液（APF溶液）	歯面塗布（2%）
フッ化第一スズ溶液（SnF₂溶液）	歯面塗布（8%，4%）
モノフルオロリン酸ナトリウム（MFP）	フッ化物配合歯磨剤
ケイフッ化ナトリウム	水道水フロリデーション

39 答え　b

a ×

b ○

c ×

d ×

✅ポイント　フッ化物とフッ化物イオン濃度

フッ化物	フッ化物イオン濃度
フッ化ジアンミン銀塗布溶液	43,000 ppm
リン酸酸性フッ化ナトリウム溶液（第2法）	9,000 ppm
2%フッ化ナトリウム歯面塗布溶液	9,000 ppm
0.2%フッ化ナトリウム洗口液（週1回法）	900 ppm
0.05%フッ化ナトリウム洗口液（毎日法）	225 ppm

40 答え　d

a ×

b ×

c ×

d ○

✅ポイント　フッ化物応用法とフッ化物イオン濃度

フッ化物応用法	フッ化物イオン濃度
F歯面塗布法	9,000 ppm
F配合歯磨剤	1,500 ppm（上限）
F週1回法洗口	900 ppm
F毎日法洗口	225 ppm
F上水道添加	0.8 ppm

※上記F歯面塗布法は，NaF溶液，APF溶液（第2法）を使用の場合.

41 答え　c

a ×　2%フッ化ナトリウム溶液は 9.0 mg/mL である.

b ×　リン酸酸性フッ化ナトリウム溶液（第2法）は 9.0 mg/mL である.

c ○

d ×　0.05%フッ化ナトリウム溶液は 0.225 mg/mL である.

42 答え　a, b

a ○

b ○

c ×　ハッチンソンの歯は先天性梅毒に関連する.

d ×　斑状歯（歯のフッ素症）は慢性中毒である.

43 答え　c, d

a ×　急性中毒は悪心・嘔吐を生じる. 斑状歯（歯のフッ素症）は慢性中毒で現れる.

b ×　体重1 kg 当たり2 mg 以上で急性中毒が生じるとされる.

c ○

d ○

44 答え　c

a ×

b ×

c ○　体重1 kg のフッ化物最小中毒量（F量）は 2 mg である. 体重 15 kg の女児で，2 mg×15 kg ＝30 mg となる. 2%フッ化ナトリウム溶液は 100 ml 中 NaF が 2 g であり，その中のF量は 45%の 900 mg である. 900 mg：100 mL＝30 mg：XmL. X＝3.3 mL となる.

d ×

45 答え　a, d

a ○

b ×　リン酸酸性フッ化ナトリウム溶液（第2法）は

体重÷4.5（mL）で，2%フッ化ナトリウム溶液と同じ計算式である．

c × 0.2%フッ化ナトリウム溶液は**体重×2.2（mL）**である．

d ○

✅ポイント　フッ化物による悪心・嘔吐発現量の簡便法

使用フッ化物	フッ化物イオン濃度	悪心・嘔吐が発現するフッ化物溶液量（mL）
2%フッ化ナトリウム溶液リン酸酸性フッ化ナトリウム溶液（第2法）	9,000 ppm	**体重（kg）÷4.5**
0.2%フッ化ナトリウム溶液	900 ppm	**体重（kg）×2.2**
0.05%フッ化ナトリウム溶液	225 ppm	**体重（kg）×8.9**

46 答え　b

a ×

b ○

c ×

d ×

✅ポイント　悪心・嘔吐発現フッ化物量

悪心・嘔吐発現フッ化物量は 2 mgF/kg（体重）である．
よって体重 20 kg では，2 mg×20 kg＝40 mg となる．また 2%NaF 溶液は 1 mL に 9 mg のフッ化物が含まれているので．
計算式　1 mL：9 mg＝X：40 mg
　　　　ゆえに　X＝4.4 mL となる．
次の簡便法でもよい．20 kg÷4.5＝4.4 mL

47 答え　c, d

a × 2 ppm を超えると歯のフッ素症が生じる．

b × 8 ppm を超えると骨硬化症が生じる．

c ○

d ○

✅ポイント　フッ化物による慢性中毒

フッ化物量	症状
2 ppm 以上	歯のフッ素症（斑状歯）
8 ppm 以上	骨硬化症・骨多孔症
50 ppm 以上	甲状腺に変化
125 ppm 以上	腎障害

48 答え　b

a ○

b ×

c ○

d ○

✅ポイント　フッ化物急性中毒の対処法

摂取量が 5 mgF/kg（体重）以上の場合は，胃の内容物を吐き出させるか胃洗浄を行い，経口で牛乳・5%グルコン酸カルシウム液等のカルシウム剤を与えて経過をみる．利尿剤は，15 mgF/kg（体重）以上の場合，必要であれば投与する．

49 答え　d

a × APF 溶液の第 2 法は 9,000 ppm である．

b × 上水道フッ化物添加濃度は 0.6～1 ppm で，日本の基準は 0.8 ppm である．

c × フッ化物配合歯磨剤は 1,500 ppm 以下である．

d ○

50 答え　b, c

a × フッ化カルシウム溶液は水道水フロリデーションに利用される．

b ○

c ○

d × リン酸ナトリウム溶液は歯磨剤の pH 調整剤として用いる．

51 答え　b, c

a × 2%NaF 溶液は中性で，歯への取り込みが少ない．よって，通常は 2 週間以内に 4 回の塗布を行う．

b ○

c ○

d × 白濁ではなく黒染させる．

52 答え　b

a × 冷暗所（冷蔵庫）に保存し，決められた期間内に使い切る．

b ○

c × リン酸酸性フッ化ナトリウムゲルは常温で 6 カ月以上放置しても pH の変化はない．長期間の保存が可能である．

d × フッ化ナトリウム溶液はプラスチック容器に保存する．

53 答え　c

a × 2%フッ化ナトリウム溶液は歯への取り込みが少ない．

b × 薬液の量は 2 mL 以内が望ましい．

c ○

d × 萌出直後の歯は反応性が高く，フッ素の取り

込みが多い.

54 答え　a, d

a ○

b ×　体重 18 kg の悪心・嘔吐発現フッ化物量は, 2 mg×18 kg＝36 mg となる. F：0.9%＝9.0 mgF/mL なので綿球 0.25 mL に含まれるフッ素量は 9.0 mg：1 mL＝Xmg：0.25 mL　X＝2.25 mg

1 個の綿球に含まれる F 量は 2.25 mg であり, 36 mg÷2.25 mg＝16 個

16 個以上誤飲すると悪心嘔吐が発現する危険性があることになる.

c ×　状況を担当歯科医師に報告後, 指示を仰ぐ.

d ○

55 答え　a

a ○

b ×　無色透明だが, 酸味がある.

c ×　通常, 年に 2 回塗布を行う.

d ×　イオン導入法には中性の 2%フッ化ナトリウム溶液を用いる.

56 答え　a, c

a ○

b ×　水道水フロリデーションのう蝕抑制率は永臼歯で 40〜60%, 乳歯で 30%である.

c ○

d ×　フッ化物配合歯磨剤のう蝕抑制率は 30〜40%である.

57 答え　a, c

a ○

b ×　フッ素の取り込み時間は溶液とゲルに差はない.

c ○

d ×　ゲルの方が高価である.

58 答え　d

a ×

b ×

c ×

d ○

ポイント　インプラントとフッ化物歯面塗布

インプラント体にはチタンが使用されている場合が大多数で, 酸性のフッ化物ではチタンの腐食が懸念されるため, 中性のフッ化物（フッ化ナトリウム溶液）を使用する.

59 答え　d

a ×

b ×

c ×

d ○　防湿除去後, 30 分間は洗口, 飲食をしないよう患者に指導する.

60 答え　c, d

a ×　イオン導入法には中性のフッ化ナトリウム溶液を使用する.

b ×　上顎を先に行う.

c ○

d ○

61 答え　b, c

a ×　トレー法ではトレーを口腔内に挿入し, 歯列に圧接して 3〜4 分間軽くかませる.

b ○

c ○

d ×　成人期・老年期においても歯の脱灰・再石灰化は繰り返すため, 生涯においてフッ化物の応用は欠かせない.

62 答え　a, d

a ○

b ×　溶液の使用量は 1 人の対象者に平均 2 mL または 1 g 程度である.

c ×　塗布時間は 3〜4 分間, 歯面が湿潤状態を保つように何回も塗りつける.

d ○

63 答え　d

a ×　2 週間以内に 4 回塗布を行うのはフッ化ナトリウム溶液であり, リン酸酸性フッ化ナトリウム溶液（ゲル）の場合は通常年に 1〜2 回である.

b ×　ゲルのため歯面に塗り続ける必要はなく, 歯面全体に塗布し, 3〜4 分その状態を保つ.

c ×　溜まった唾液は吐き出させる.

d ○

64 答え b

a ○

b × う蝕抑制機序となるフッ化カルシウムが生成されるのは，歯面塗布など高濃度のフッ化物を応用したときである．

c ○

d ○

65 答え b

a ×

b ○

c ×

d ×

✓ポイント　口腔内残留フッ素量

　0.2%NaF 溶液 10 mL のフッ素量は 9 mg である．その 10% が口腔内に残留した場合，9 mg×0.1＝0.9 mg である．

66 答え b

a × 0.05%フッ化ナトリウム溶液は毎日法のときに用いる．

b ○

c ×

d ×

✓ポイント　フッ化物洗口のフッ化ナトリウム溶液

洗口回数	NaF 濃度（フッ化物イオン濃度）	1 mL 中のフッ化物量
週 1 回法	0.2%NaF 溶液（900 ppm）	0.9 mg/mL
毎日法	0.05%NaF 溶液（225 ppm）	0.225 mg/mL

67 答え b, d

a × 小窩裂溝塡塞は，個人のう蝕経験，口腔衛生，萌出状況などを考慮する必要があるため集団応用には適さない．

b ○

c × フッ化ジアンミン銀塗布はう蝕進行抑制の目的があるが，塗布部が黒く着色することから集団応用には適さない．

d ○

68 答え a, b

a ○

b ○

c × 洗口は 1 人 5～10 mL で 30 秒から 1 分間とする．

d × 洗口の時期は 4～14 歳までが最も効果がある．

69 答え b, d

a × 平滑面，特に前歯部に効果が高い．

b ○

c × 効果的にうがいができる 4 歳ころからである．

d ○

70 答え a, d

a ○

b × 30～60 秒間ブクブクうがいを行う．

c × 洗口後，30 分程度うがいや飲食を避ける．

d ○

71 答え c

a ○

b ○

c × うがいは下向きかげんで全歯面に洗口液がいきわたるようにする．

d ○

72 答え c

a ○

b ○

c × 洗口後の残存量は 10～15%である．

d ○

73 答え b, d

a × 洗口法のフッ化物イオン濃度は 225～900 ppm，一般的な歯面塗布法は 9,000 ppm である．

b ○

c × 4～14 歳頃までが最も効果的である．

d ○

74 答え b

a × 18 kg の悪心嘔吐発現量は 18 kg×2 mg＝36 mgF．1 回の使用量を 5～10 mL とすると 5 mL で 1.125 mg，10 mL で 2.25 mg のフッ化物が含まれる．よって急性中毒の心配はない．

b ○

c × ブクブクうがいの練習をする．

d × フッ化物を使用する際は，アンワックスタイプのフロスを使用する．

75 答え c

a ×

b ×

c ○　体重 1 kg のフッ化物最小中毒量（F 量）は 2 mg である．体重 20 kg の女児で，2 mg×20 kg ＝40 mg となる．250 ppm のフッ化物洗口液 1 mL 中にはフッ素 0.25 mg が含まれている．したがって，

1：0.25＝X：40　X＝40÷0.25＝160

となり，160 mL 以上の誤飲により急性中毒症状を呈することになる．

d ×

76　答え　d

a ○

b ○

c ○

d ×　個人のブラッシング習熟度はフッ化物集団応用には必要ない．

77　答え　a, d

a ○

b ×　計画後，歯科医師の指導の下，十分な打ち合わせが必要であるため実施はすぐには難しい．

c ×　効果判定はしやすい．

d ○

78　答え　d

a ×　洗口液の調整は専門家行うか，専門家の指導を受けた監督者や保護者が行う．

b ×　洗口液は冷暗所に保管する．

c ×　洗口液は溶解後 3 週間から 1 カ月程度で使い切る．

d ○

79　答え　b

a ×　洗口法と他の局所応用法を組み合わせて実施しても特に問題はない．

b ○

c ×　洗口時間は 30〜60 秒間である．

d ×　洗口液は就学前幼児は約 5 mL である．

80　答え　d

a ○

b ○

c ○

d ×　リン酸酸性フッ化ナトリウム（APF）は歯面塗布に使用する．

81　答え　a, d

a ○　乳歯の萌出が開始したら使用を開始する．

b ×　6 カ月〜2 歳では 500 ppm の歯磨剤を切った爪程度の少量を使用し，使用後は残余物を軽くふき取る．

c ×　フッ化物配合歯磨剤のう蝕抑制率は 30〜40% 程度である．

d ○　2017 年 3 月に 1,500 ppm の高濃度のものも認証され販売が開始された．

82　答え　a, b

a ○

b ○

c ×　ブラッシング後は歯磨剤を吐き出し，5〜15 mL の水を口に含み，5 秒程度ブクブクうがいをする．

d ×　洗口は 1 回のみとし，吐き出した後はうがいをしない．

83　答え　c

a ×

b ×

c ○　医薬部外品

d ×

84　答え　b

a ×

b ○　0〜5 歳までは 500 ppm が適切である．

c ×　6〜14 歳までは 1,000 ppm が適切である．

d ×　15 歳から成人は，1,500 ppm が適切である．

85　答え　c

a ×

b ×

c ○　図は 6 歳児の口腔内萌出状況である．第一大臼歯は萌出直後であることと，裂溝が深いことから小窩裂溝塡塞（シーラント）を行うとよい．

d ×

86　答え　b, d

a ×　1 歳 6 カ月児はまだぶくぶくうがいができないのでフッ化物洗口は適切ではない．

b ○

c ×　O_2 型はう蝕が認められないためフッ化ジアンミン銀塗布の必要はない．

d ○

87 答え　d

a ×　側切歯は 7〜8 歳頃萌出

b ×　犬歯は 10 歳頃萌出

c ×　第一大臼歯は 6 歳頃萌出

d ○　第二大臼歯は 12 歳頃萌出する．萌出直後の歯は未成熟のためフッ化物の効果は高い．

4．小窩裂溝塡塞（問題編 p.99〜）

88 答え　b

a ×　エッチング材は残さず水洗する．

b ○

c ×　対象歯は完全萌出していなくとも実施する場合がある．その場合はグラスアイオノマーセメントを用いる．

d ×　咬合が高いと脱落の原因になるため咬合調整は必ず行う．

89 答え　b

a ×

b ○　Bは裂溝内容物であり，塡塞材やエッチング材ではない．

c ×

d ×

90 答え　a，c

a ○

b ×　リン酸の濃度は，一般的に 30〜50％を使用する．濃度が高いとタッグを作ることができず接着の保持が弱くなる．

c ○

d ×　乳歯にも永久歯にも応用できる．

91 答え　c，d

a ×　小窩裂溝が深い歯はカリエスリスクが高いため行ったほうがよい．

b ×　唾液や汚染物の防湿，治療の効率化等の観点からラバーダム防湿を行う．

c ○

d ○

92 答え　b

a ×　グラスアイオノマー系はエッチングを必要としない．

b ○

c ×　乳歯のほうが無小柱エナメル質が厚いため酸処理時間を長くして（60〜90 秒）脱落防止をする．

d ×　フッ素を徐放する塡塞材もある．

93 答え　b

a ×　酸処理時間は一般的に 30〜60 秒である．長い時間おいてしまうとタッグが形成されない．

b ○

c ×　フッ化物を使用すると化学反応を起こすため酸処理前は使用しない．

d ×　エポキシ系接着剤は接着剤のため小窩裂溝塡塞には用いない．

94 答え　b，c

a ×　裂溝の浅い咬合面には適応しない．

b ○

c ○

d ×　隣接面にう蝕がある場合は治療を優先する．

95 答え　b

a ○

b ×　萌出後間もない乳歯も対象となる．

c ○

d ○

96 答え　d

a ×　フッ化物の前処理で接着力は増加しない．

b ×　一般的には 30〜50％のリン酸溶液またはゲルを用いるため，濃度が高いほど，タッグ形成能は高いとはいえない．

c ×　一般的には 30〜60 秒であり，それ以上時間をおくとタッグ形成がうまく作れない．

d ○

97 答え　b

a ×　小窩裂溝が深い場合は適応症として考えられる．

b ○

c ×　エッチング時間は，一般的には 30〜60 秒である．

d ×　イオン結合をするものではない．

98 答え　a，b

a ○

b ○

c ×　エナメル質表面に凹凸をつくりシーラントを接着しやすくする.

d ×　酸処理の濃度は 30～50%前後のリン酸溶液である.

99　答え　a

a ×　小窩裂溝塡塞時にはポリッシングブラシを使用して, 時々注水しながら低速回転で行う. フッ素入り歯面研磨材はPMTC時に使用する.

b ○

c ○

d ○

100　答え　d

a ○　咬合紙と咬合紙ホルダーである. 咬合調整に用いる.

b ○　ラバーダムフレームである. ラバーシートの固定に用いる.

c ○　光照射器である. 光重合型の塡塞剤の硬化時に用いる.

d ×　タービンとダイヤモンドバーである. 歯牙を切削する際に用いる.

101　答え　b

a ×

b ○　正しい手順は, ラバーダム防湿→小窩裂溝の清掃, 乾燥→酸処理, 水洗, 乾燥→塡塞, 重合

→咬合のチェック

c ×

d ×

102　答え　a

a ○

b ×　手技により差がでるので熟練を要する.

c ×　リコールは必要である.

d ×　術式が複雑なことや時間費用の面から臨床応用に適している.

5. メインテナンス（問題編 p.102～）

103　答え　b

a ○

b ×　リスク評価は初診時, 処置終了後, リコールなど個人のリスクに応じて決定する.

c ○

d ○

104　答え　a

a ○　RD テストと *S. mutans* コロニー数の判定から微生物因子のう蝕活動性が高いと評価される. グルコースクリアランステストと刺激時唾液分泌量は宿主因子である.

b ×

c ×

d ×

第4章　歯科保健指導論

Ⅰ. 総論

1. 概要 （問題編 p.104〜）

1 答え　a, b

a ○

b ○

c × 生活習慣や態度を望ましい歯科保健行動に変容させる.

d × 口腔疾患を予防していくことは歯科予防処置である.

2 答え　c

a ×

b ×

c ○

d ×

☑ポイント　健康の概念

人々が「健康」に求めるものは単に病気や虚弱でないだけでなく, 社会的にも精神的にも完全に良好な状態にある QOL （生活の質）の高さである.

3 答え　a, d

a ○

b × **ジュネーブ宣言**とは, 1948年, 第2回世界医師会総会で規定された医の倫理に関する規定であり, ヒポクラテスの倫理的精神を現代化・公式化したものである.

c × **ヘルシンキ宣言**とは, 1964年, ヘルシンキで開かれた世界医師会第18回総会で医学研究者が自らを規制するために採択された, 人を対象とする医学研究の倫理規範である.

d ○

☑ポイント　アルマ・アタ宣言とオタワ憲章

保健医療分野で重要な役割を担っている WHO（World Health Organization 世界保健機関）の本部はジュネーブにあり, その健康戦略の柱となっているのが1978年の**アルマ・アタ宣言**（プライマリヘルスケア）と, 1986年の**オタワ憲章**（ヘルスプロモーション）である.

（→p.94のポイント「健康の概念」も参照）

4 答え　b, c

a × プライマリヘルスケアはソ連アルマ・アタで採択された**発展途上国向け健康戦略**である.

b ○

c ○

d × プライマリヘルスケアは住民の基本的ヘルスケアを地域費用で運用する**健康推進活動**である.

5 答え　b, c

a × 健康戦略を述べたものであるが発展途上国向けという指定はない.

b ○

c ○

d × 健康の改善をすることが目標である.

6 答え　a, b

a ○

b ○

c × 地域活動の活性化である.

d × 個人技術の開発である.

☑ポイント　ヘルスプロモーション

活動内容は, ①健康な公共政策づくり, ②健康を支援する環境づくり, ③地域活動の強化, ④個人技術の開発, ⑤治療中心から自己健康管理中心の保健サービスへの方向転換である.

7 答え　b

a ○

b × **ノーマライゼーション**は, 障害をもった人でも区別されることなく同じ社会生活が営めるべきであるという考え方.

c ○

d ○

8 答え　c

a ×

b ×

c ○

d × **トータルヘルスプロモーション**は, 厚生労働省が推進する労働者を対象とした総合的な「心とからだの健康づくり運動」のこと.

9 答え　a

a ×

b ○　フィードバッグシステムは PDCA サイクルと
もいい，計画―実施―評価―改善のサイクル
である．

c ○　ハイリスクアプローチとともにポピュレー
ションアプローチも取り入れている．

d ○　EBPH（Evidence Based Public Health）は科学
的根拠に基づく健康施策である．

☑ポイント　健康日本 21 とは？

2000 年度に厚生省（現・厚生労働省）により策定された，
国の総合的な健康政策である．国民の健康の推進・増進に関
する基本的な方向や，目標に関する事項を定めている．

2013 年度からは全面改正された「健康日本 21（第二次）」
が適用となった．第二次は，2022 年までの 10 年間の予定
だったが，2023 年度までに延長された．

10 答え　d

a ○

b ○

c ○

d ×　非侵襲性修復治療である．

11 答え　b

a ○

b ×　問題解決のために歯科衛生計画を立てる．歯
科衛生士は診断は行わない．

c ○

d ○

☑ポイント　歯科衛生過程とは？

歯科衛生士が対象者の歯・口腔の健康問題を解決するため
の論理的思考，および実践のことである．

12 答え　b, c

a ×　歯科予防処置と同時に行う．

b ○

c ○

d ×　豊かな人生を送れるように支援する．

13 答え　c

a ○

b ○

c ×　成人期のみならず全てのライフステージが対
象である．

d ○

14 答え　b

a ○

b ×　ポピュレーションアプローチ（集団アプロー
チ）は，集団全体の予防方法をさす．

c ○

d ○

2.　基礎知識（問題編 p.106〜）

15 答え　d

a ×

b ×

c ×

d ○　実際の行動を防げているものがあると行動に
移しにくい．

16 答え　a

a ×　歯や口に関しての習慣は，幼少期から身につ
けたものであっても永久に不変ではない．

b ○

c ○

d ○

17 答え　b

a ×　健康教育の政策立案モデルである．

b ○

c ×　健康と QOL を考えるものである．

d ×　ヘルスプロモーション実践展開モデルである．

18 答え　d

a ○

b ○

c ○

d ×

☑ポイント　自己効力感とは？

自分はその行動を上手にやることができるという自信のこ
とを自己効力感という．自信があるとその行動をとれる可能
性が高くなる．行動は結果や効果に対する期待と動機によっ
て決定される．

19 答え　c

a ×　**セルフコントロール**は自己管理のことである．

b ×　**セルフエスティーム**は自己価値観のことである．

c ○　**セルフエフィカシー**は自己効力感のことで，「自分がある行動をできる」と思うこと．

d ×　**セルフモニタリング**は自己観察のことである．

20 答え　b

a ○

b ×　5つのステージを通るプロセスである．

c ○

d ○

21 答え　d

a ○

b ○

c ○

d ×　行動期は，生活習慣を変えて6カ月未満である．維持期が，生活習慣を変えて6カ月以上である．

22 答え　b

a ×　「やめたらかえってストレスになりそう」は，無関心期のセリフである．

b ○　「やめたいと思う」は，準備期のセリフである．

c ×　「一日1回だけとることにしている」は実行期のセリフである．

d ×　「間食をやめたら口の中が粘つかなくなった」は，行動変容を行ってしばらくしてからのセリフである．

23 答え　b

a ○

b ×　健康信念モデルの考え方は，行動のプラス面と行動のマイナス面を秤にかける．

c ○

d ○

✅**ポイント　健康信念モデル（ヘルスビリーフモデル）**

　健康信念モデルでは，人が健康によいとされる行動をとるためには，①健康に対する危機感，②行動のプラス面とマイナス面を秤にかけプラス面が大きいと考える，という2つが必要だとされる．

24 答え　b

a ×　自己表現のことである．

b ○

c ×　対人問題解決のことである．

d ×　自己主張のことである．

✅**ポイント　ストレスとコーピング**

　ストレスは，保健行動を以前の不健康な習慣に逆戻りさせるきっかけとなる．そのためストレスを除去したり緩和したりする対処方法，すなわちコーピングが重要となる．

25 答え　a

a ×　幼児期は，本人が積極的にセルフケアを行うことは困難である．そのため母親の援助が重要となり，ホームケアとしてフッ化物応用を実施し，う蝕予防を行うことが大切である．

b ○

c ○

d ○

26 答え　c, d

a ×　プロフェッショナルケアである．ADLの低下によるセルフケア不足になるため，定期的な歯科受診行動は必要である．

b ×　プロフェッショナルケアである．唾液分泌量の低下により，残存歯根面のう蝕感受性が高くなる．

c ○

d ○

27 答え　b

a ○

b ×

c ○

d ○

✅**ポイント　ハイリスクアプローチとポピュレーションアプローチ**

　疾患を発生しやすい高いリスクをもった人に絞り込んだ予防方法を**ハイリスクアプローチ**（高リスクアプローチ）と呼び，集団全体を対象とする予防方法を**ポピュレーションアプローチ**（集団アプローチ）と呼ぶ．

28　答え　d

　　a ○

　　b ○

　　c ○

　　d ×　歯科健診で歯周病のリスクが高いことがわ

かった対象者に行う歯科保健指導は，ハイリスクアプローチである．保健活動の集団に対して，健康づくりに対する社会資源を活用し行う歯科保健指導は，ポピュレーションアプローチである．

Ⅱ．情報収集

1. 個人 (問題編 p.109〜)

1 答え　b, d
- a ×　うがいは判定項目にない.
- b ○　食事は判定項目である.
- c ×　義歯清掃は判定項目にない.
- d ○　移動は判定項目である.

☑ポイント　日常生活動作

　日常生活動作能力（または日常生活活動　Activities of daily living；ADL）は食事・更衣・移動・排泄・入浴・整容など生活上の基本的で具体的な活動のこと. それぞれの項目を評価することで生活自立度を表現する. 障害やリハビリテーションの効果測定のために開発されたものであるが, 近年は, 高齢者の生活機能を測るものとして用いられることが多い.

2 答え　c
- a ×　A-2 では屋内での生活ではおおむね自立している.
- b ×　B-1 では車いすに移乗する.
- c ○　B-2 では車いすへの移乗は介助を要する.
- d ×　C-1 では排泄, 食事, 着替えに介助を要する.

（→p.100 のポイント「障害高齢者の日常生活自立度判定基準」を参照）

3 答え　b
- a ×　Ⅰは何らかの認知症を有するが, 日常生活は家庭内および社会的にほぼ自立している.
- b ○　Ⅱは日常生活に支障を来すような症状・行動や意志疎通の困難さが多少見られても, 誰かが注意していれば自立できる.
- c ×　Ⅲは日常生活に支障を来すような症状・行動や意志疎通の困難さがときどき見られ, 介護を必要とする.
- d ×　Ⅳは日常生活に支障を来すような症状・行動や意志疎通の困難さが頻繁に見られ, 常に介護を必要とする.

（→p.38 のポイント「認知症高齢者の日常生活自立度判定基準」を参照）

4 答え　b, c
- a ×　HCV 抗体＋は, C 型肝炎に感染していることを示す.
- b ○

- c ○
- d ×　白血病, 急性炎症, 心筋梗塞などで高値を示す.

5 答え　a, c
- a ○　CT あるいは MRI を撮って確定診断する.
- b ×　急性期の脳出血では収縮期血圧が 200〜220 mmHg 以上. 脳血管障害の慢性期であれば血圧のコントロール（カルシウム拮抗薬など）といった全身管理を行う.
- c ○
- d ×　口腔は下部脳神経の支配を受けており, 舌, 軟口蓋, 咽頭の各器官の働きが悪くなると嚥下障害や構音障害を来す.

6 答え　b
- a ×　**ロコモ**とはロコモティブシンドローム, 運動器症候群のことで, フレイルの身体的側面と関係がある.
- b ○　**フレイル**は心身の脆弱性はあるが, 適切な介入により生活機能の維持向上が可能な状態像である.
- c ×　**サルコペニア**とは全身の筋力低下および身体機能の低下のことで, ロコモの基礎疾患となる.
- d ×　**サルコイドーシス**とは原因不明の多臓器疾患のことである.

7 答え　a, b
- a ○
- b ○　脳の発達過程によって左右され, 年齢とともに変化するが, 性格の違いにも影響される.
- c ×　家族構成や住居の状態にも関わりがある.
- d ×　パーソナリティの基本的な性格は, 乳児期にできあがる. 乳児期までの人間関係は親子関係が中心であるため, 保護者の関わり方が個人の性格形成に影響を与える.

8 答え　b, c
- a ×　対象の態度の把握には観察, 面接が適している.
- b ○
- c ○
- d ×　先入観をもたないようにする.

9 答え b, c

a ×　歯科保健指導に関わりのあることについて詳しく聞く.

b ○

c ○

d ×　対象者の状態の変化に応じて繰り返し行う.

10 答え d

a ×　保健所は, 通告先ではないが児童虐待の通報や相談の窓口として機能している.

b ×　児童館とは, 健全な遊びを通して子どもの生活の安定と子どもの能力の発達を援助していく拠点施設である. 不登校やいじめへの対応, 虐待など深刻な問題の早期発見の場としても期待される.

c ×　警察署は, 通告先ではないが児童虐待の通報や相談の窓口として機能している.

d ○　児童虐待に関する通告は, 市町村, 都道府県の設置する福祉事務所もしくは児童相談所に行うよう規定されている.

✅ポイント　児童虐待の防止等に関する法律

　児童虐待の防止等に関する法律の第 6 条では「児童虐待を受けたと思われる児童を発見した者は, 速やかに, これを市町村, 都道府県の設置する福祉事務所若しくは児童相談所又は児童委員を介して市町村, 都道府県の設置する福祉事務所若しくは児童相談所に通告しなければならない」と定められている.

11 答え b, d

a ×　1 つの質問文に複数の項目を入れると, どれに回答すればよいかわかりにくくなるので避ける.

b ○　誘導する言葉を入れると, 回答が本当の答えとちがってしまう危険があるため避ける.

c ×　専門用語は, 回答者によっては理解できないため, できるだけ使用しない.

d ○　質問文が長すぎると, わかりにくいため, できるだけ短くする.

12 答え a

a ○

b ×⎫
c ×⎬ 客観的情報である.
d ×⎭

✅ポイント　主観的情報と客観的情報

　主観的情報とは, 主訴, 現病歴, 生活習慣などの患者本人から得る情報であり, **客観的情報**とは, 歯・歯列の観察, 歯周組織検査など診療録や検査結果から得た情報をいう.

13 答え d

a ×　無関心期は 6 カ月以内に行動を変える気がない時期.

b ×　関心期は 6 カ月以内に行動を変える気があるが行動していない時期.

c ×　準備期は 1 カ月以内に行動を変える気があるが行動していない時期.

d ○

14 答え a, d

a ○　効率よく, 知識を確認する場合は, 質問紙法がよい.

b ×　技術や習慣を確認する場合は, 観察を行うのがよい.

c ×　面接法は, 質問票ではとらえにくい気持ちや考えを聞く場合に有用である.

d ○　習慣を確認する場合は, 観察を行うのがよい.

15 答え c

a ×　「毎日 3 回以上磨く者」は増加傾向にあり, 黒色の部分である.

b ×　「毎日 2 回磨く者」は増加傾向にあり, グレー部分である.

c ○　「毎日 1 回磨く者」は減少傾向にあり, 白い部分である.

d ×　「磨かない者」または「ときどき磨く者」は減少傾向にあり, もっとも少ない割合の斜線部分である.

16 答え a, b

a ○

b ○

c ×　プラークを位相差顕微鏡で観察するまでは動機づけとして用いるが, 専門用語まで理解させる必要はない.

d ×　ブラッシング時間ではなく, しっかりと歯垢除去を行うことで歯肉の炎症が治まることを理解させる.

17 答え　b, d

a ×　R（うがい）が自立であるため，唾液の吸引装置は不要である．

b ○　D（義歯の着脱）が全介助のため，清掃前に介助者が義歯を外す．

c ×　B（歯磨き）が一部介助のため，介助者が常に歯ブラシを把持する必要はない．

d ○　Bが一部介助のため，介助者の仕上げ磨きは必要である．

（→下のポイント「BDR指標」を参照）

18 答え　c

a ×　主訴である．

b ×　既往歴である．

c ○

d ×　家族歴である．

✓ポイント　現病歴とは？

主訴に関連して，症状の始まりから現時点までの経過についての情報である．

19 答え　c, d

a ×　扼痕（やくこん）とは，手や指，爪で頸部を圧迫した際に残る痕跡のことで，多くは皮下出血や爪の痕が残る．

b ×　索状痕は紐などによって頸部を圧迫した際に皮膚に残る痕跡をいう．

c ○

d ○

✓ポイント　ネグレクト

子どもに多数の未処置のう蝕，口腔清掃不良による極端な歯垢沈着，歯肉の腫脹や口臭があれば，ネグレクトが疑わしい．ネグレクトとは育児放棄，育児怠慢のことであり，養育者が子どもの世話をしないことで，児童虐待の一つである．

20 答え　c, d

a ×　最小値は0，最高値は12である．

b ×　スコア2，3において歯肉縁下に点状または帯状に歯石が沈着しているものを評価する．

c ○

d ○

（→p.80のポイント「口腔清掃状態を評価するインデックス」を参照）

21 答え　a, d

a ○

b ×　$\frac{6\ 1}{6}\Big|\frac{6}{1\ 6}$　の6歯を観察する．

c ×　中切歯欠損の場合は，それぞれ反対側の中切歯の唇側を観察する．

d ○　順次遠心位に完全に萌出している第二，第三大臼歯を観察する．

22 答え　a, d

a ○

b ×　OHIの測定部位は第三大臼歯を除く全歯が対

✓ポイント　BDR指標　口腔清掃の自立度判定基準

B：歯磨き，D：義歯着脱，R：うがい　を示す．

	項目	自立	一部介助	全介助
BDR指標	B：Brushing（歯磨き）	a．ほぼ自分で磨く 1．移動して実施する 2．寝床で実施する	b．部分的には自分で磨く 1．座位を保つ 2．座位は保てない	c．自分で磨かない 1．座位，半座位をとる 2．半座位もとれない
	D：Denture wearing（義歯着脱）	a．自分で着脱する	b．外すか入れるかどちらかはする	c．自分では全く着脱しない
	R：Mouse rinsing（うがい）	a．ブクブクうがいする	b．水は口に含む程度はする	c．口に含むこともできない
歯と義歯の清掃状況	自発性	a．自分から進んで清掃する	b．いわれれば自分で清掃する	c．自発性はない
	習慣性	a．毎日清掃する a1：1日2回以上 a2：1日1回程度	b．ときどき清掃する a1：週1回以上 a2：週1回以下	c．ほとんど清掃していない
	巧緻性（部位到達・操作・時間）	a．清掃用具を的確に操作し口腔内をほぼまんべんなく清掃できる	b．清掃部位への到達や刷掃動作など，一部清掃行為で有効にできない傾向がある	c．清掃部位への到達や刷掃動作など多くの清掃行為で有効にできていない

象である.

c ×　OHI の最高値は 12，OHI-S の最高値は 6 である.

d ○

㉓ 答え　c, d

a ×　口腔内を 6 分割し 1 区分の唇頬側，舌側（口蓋側）で最も高い値を選び全区分の合計を区分の数で割り，プラークと歯石を合計して算出する.

b ×　$\frac{6\ 1\ |\ \ 6}{\ \ \ |\ 1}$ は唇頬側のみを，$\overline{6|6}$ は舌側のみを観察する.

c ○

d ○

㉔ 答え　b, d

a ×　PHP（Patient Hygiene Performance）の最高点は 5 点である.

b ○

c ×　OHI（Oral Hygiene Index）の最高点は 12 点で

ある.

d ○

㉕ 答え　c, d

a ×　歯頸部のプラーク付着の有無を評価するものである.

b ×　歯面を頬側，舌側，近心，遠心の 4 つに分け，染色された歯頸部歯面数を数える.

c ○　第三大臼歯を含む全歯を対象とする.

d ○

㉖ 答え　b, c

a ×　歯頸部の歯垢付着の有無を評価するため，咬合面は歯面数に数えない.

b ○

c ○　具体的な目標値（%）を設定して使用すると有効である.

d ×　分母は被検「歯面」数の合計となる.

✅ ポイント　口腔清掃状態を評価するインデックス

指標	特徴	測定部位	最高点
PHP	歯垢の付着を評価する.	$\frac{6\ 1\ |\ \ 6}{6\ \ |\ 1\ 6}$ 1 歯面を 5 分割	5 点
OHI	歯垢と歯石の付着を評価する. OHI＝DI＋CI ［DI の基準］ 0：付着なし 1：歯垢が歯冠 1/3 以内か，範囲に関係なく着色付着 2：歯垢が歯冠 1/3〜2/3 3：歯垢が歯冠 2/3 以上 ［CI の基準］ 0：付着なし 1：縁上歯石が歯面 1/3 以内 2：縁上歯石が歯面 1/3〜2/3 か，点状の縁下歯石 3：縁上歯石が歯面 2/3 以上か帯状の縁下歯石	第三大臼歯を除く永久歯列 6 歯群各歯群の唇頬側，舌側（口蓋側）の最も高い点数のものを選ぶ.	12 点
OHI-S (Oral Hygiene Index-Simplified)	OHI を簡略化 歯垢と歯石の付着を評価する. OHI-S＝DI-S＋CI-S	$\frac{6\ 1\ |\ \ 6}{6\ \ |\ 1\ 6}$　代表歯を用いる.上下 6 番がないときは，7 番を測定.下顎 6 番は舌側，他の 4 歯は唇頬側を測定	6 点
P ℓ I (Plaque Index)	歯肉辺縁に隣接した歯面のプラーク量を評価する 0：プラークは認められない 1：プラークは肉眼的には認められないが，プローブで擦過して認められる 2：プラークが視認できる 3：プラークが多量に認められる	$\frac{6\ 2\ |\ 4}{\ 4\ |\ 2\ 6}$ 1 歯 4 面を評価し平均を求める	3 点
PCR (Plaque Control Record)	歯頸部のプラーク付着の有無をチェックする PCR＝プラーク付着部位÷被検歯数×100（%）	全歯 1 歯 4 面を評価	100%

27 答え　c, d

a ×

b ×

c ○ ⎫ 隣接面のプラークの付着が認められるため歯
d ○ ⎭ 間清掃用具を選択する.

PCR＝

$$\frac{歯垢付着歯面数}{被検歯面数}\frac{50}{120（30本×4歯面）}×100$$

＝41.66…であり，指導の必要がある.

一般によく磨けていると判断されるのは PCR
20％以下である.

28 答え　c

a ×

b ×

c ○ うすいアミ部分（▢）が OHI-S の対象歯である.

$$DI\text{-}S=\frac{10}{6},\ CI\text{-}S=\frac{10}{6},$$

$$OHI\text{-}S=\frac{10+10}{6}=\frac{20}{6}=3.33…$$

d ×

29 答え　b

a ×

b ○　$DI=\frac{12}{4},\ CI=\frac{12}{4},\ OHI=\frac{12+12}{4}=\frac{24}{4}=6$

c ×

d ×

30 答え　d

a × TBI は**ブラッシング指導**のことである.

b × RSST は**反復唾液嚥下テスト**のことで，随意的な嚥下反射惹起を定量的に評価する.

c × ADL は**日常生活動作**のことである.

d ○

☑ポイント　反復唾液嚥下テスト（RSST：Repetitive Saliva Swallowing Test）

　嚥下機能を測定するスクリーニングテスト. 頸部をやや前屈させた座位姿勢で，被検者の喉頭隆起および舌骨相当部に指腹を当てて，被検者に空嚥下をさせる. 30秒間の嚥下回数が観察値となる. 嚥下運動に伴い，喉頭隆起と舌骨は指腹を乗り越え，上前方に移動しまた元の位置に戻るので，それを1回と数える.

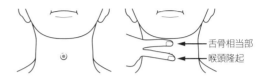

舌骨相当部
喉頭隆起

2. 集団・組織・地域 （問題編 p.115～）

31 答え　b

a ×

b ○

c ×

d ×

☑ポイント　プリシード・プロシードモデル

　プリシード・プロシードモデルとは，Green らによって開発されたヘルスプロモーション活動展開のためのモデルの一つである.

1番目に社会診断をし，ニーズを確定する

2番目に疫学診断では健康問題を明らかにして介入の優先順位を定める

3番目に行動，環境診断を行う

4番目に教育，組織診断を行う

5番目に運営政策診断を行う

　参与観察はプリシード・プロシードモデルとは関係がない

32 答え　d

a ×

b ×

c ×

d ○ 支援活動を始めるにあたり，まず情報収集を行い，被災者の状況や状態を知ることが肝要である.

Ⅲ. 口腔衛生管理

1. 基礎知識（問題編 p.116〜）

1 答え　d

a ×　歯ブラシの規格には，「日本工業規格（JIS）」と「国際標準化機構（ISO）」によるものがある．JAS は日本農林規格である．

b ×　使用感による歯ブラシの毛の硬さと表示は一致しない．

c ×　刷毛の硬さは毛の太さに比例し，毛の長さに反比例する．

d ○

2 答え　c

a ×　歯ブラシの毛の耐熱温度が約 80 度なので，熱湯消毒するとプラスチックの毛が変質する．

b ×　歯ブラシは強い水流でしっかり水洗する．

c ○

d ×　歯ブラシの交換は，少なくとも 1 カ月に 1 回は必要である．

3 答え　d

a ×　直線に平切りされている．

b ×　グラインダーと呼ばれるヤスリを毛先に当てて丸くカットしている．

c ×　ラウンド毛よりさらに先端を細くし，細部到達性を高める加工をしている．

d ○

4 答え　c

a ×　補綴歯周辺にも使用できる．

b ×　振動数は電動歯ブラシより多い．1 分間に約 30,000 回の音波振動が発生する．

c ○

d ×　音波歯ブラシは触る程度の軽いタッチで少しずつ移動させて使用する．

5 答え　b，c

a ×　歯面へワックスが付着するのでフッ化物塗布時には使用しない．

b ○

c ○

d ×　すでにスポンジ状フロスとスレッド（糸通し）が一体化している．

6 答え　d

a ×　歯間空隙が大きな場所や歯列不正のある場所，矯正装置やインプラントが入っている場所に適する．

b ×　} 歯間部清掃器具だが清掃効果は低い．
c ×

d ○

7 答え　c

a ×　コーンタイプである．

b ×　バレル（たる）タイプである．

c ○

d ×　テーパータイプである．

8 答え　b，c

a ×　植毛は一束のものが多い．

b ○

c ○

d ×　歯間ブラシの特徴である．

9 答え　a，d

a ○

b ×　しなりのある長さの軟らかい毛のためプラークの除去効果はやや劣る．

c ×　1 本の毛の太さは 0.08〜0.13 mm の細くて軟らかい毛が植毛されている．

d ○　孤立歯の周辺は口腔粘膜に覆われているため適する．

10 答え　a

a ○

b ×

c ×

d ×

☑ ポイント　歯磨剤の成分

研磨剤	リン酸水素カルシウム，水酸化アルミニウム，無水ケイ酸，など
湿潤剤	グリセリン，ソルビトール，など
発泡剤	ラウリル硫酸ナトリウム，など
粘結剤	カルボキシメチルセルロース，アルギン酸ナトリウム，カラギーナン，など

11 答え　d

a ×　歯周病予防

b ×　象牙質知覚過敏抑制

c ×　歯周病予防

d ○

✅ポイント　歯磨剤薬効成分の目的

う蝕予防	フッ化ナトリウム，モノフルオロリン酸ナトリウム，フッ化第一スズ
歯周病予防	グリチルリチン酸，ヒノキチオール，塩化ナトリウム
知覚過敏抑制	乳酸アルミニウム，硝酸カリウム

⑫　答え　d

a × 洗口液は歯磨きの後に使用する．歯磨きの代わりになるのは液体歯磨きである．

b × 洗口液には研磨剤，発泡剤，粘結剤が配合されていない．

c × 洗口液は薬機法（医薬品医療機器等法）の規制を受けており，化粧品と医薬部外品に分けられる．

d ○

2.　指導の要点（問題編 p.118〜）

⑬　答え　c

a × BDR の評価項目は歯磨き（Brushing），義歯着脱（Denture-wearing），うがい（Mouth rinsing）の３項目である．

b × 歯磨き状況としては，有効性，自発性，習慣性で判定する．

c ○

d × 自立度は，自立，一部介助，全介助と判定する．

（→p.79 のポイント「BDR 指標」を参照）

⑭　答え　c, d

a × 測定の方法は視診である．

b × 9 分割する．

c ○ スコア 0，1，2 の３段階で評価する．

d ○ TCI が 50% 以上（合計スコアが 9 点以上）ならば口腔衛生状態不良とする．

⑮　答え　c, d

a × 歯周病のリスク因子の改善となる．

b × 歯周病のリスク因子の改善となる．

c ○ セルフケアの技術獲得と習慣化が重要となる．

d ○

⑯　答え　a

a ○

b ×

c ×

d ×

✅ポイント　ブラッシング法別の特徴

スティルマン法	歯肉のマッサージ．清掃効果は低い
スティルマン改良法	歯肉のマッサージと歯頸部，歯冠部のプラーク除去
チャーターズ法	歯間乳頭部のマッサージ
ローリング法	歯頸部の清掃効果が悪い
スクラビング法	歯頸部，歯間部，咬合面の清掃効果が高い
フォーンズ法	短時間で口腔内の顕著な汚れを落とす
バス法	歯頸部や歯周ポケットのプラーク除去に効果がある

⑰　答え　a, b

a ○

b ○

c × 歯ブラシのわき腹を使用する．

d × 歯ブラシのわき腹を使用する．

⑱　答え　a

a ○

b × チャーターズ法

c × スティルマン法

d × バス法

⑲　答え　c, d

a × スティップリングとは，健康な歯肉の付着上皮表面にみられる小さな浅い凹みのことである．

b × ステッキー・フィッシャーとは，う蝕診断においてう窩の形成を伴わないごく初期のう蝕性病変のことである．

c ○ クレフトとは，辺縁歯肉のＶ字型の裂け目のことである．

d ○ フェストゥーンとは，辺縁歯肉のロール状の肥厚のことである．

⑳　答え　b, c

a × 基本形態はストレートネックである．

b ○ ストレートで短いネックほど，毛先に力が伝わる．

c ○

d × カーブネックは毛先に力が伝わりにくい．

21　答え　c

a ×　**ベンチュリー効果**とは，気体または液体を一定の方向から噴きつけると，気圧の差により，中のものが吸い上げられることで，ジェット水流洗口器で起こる．

b ×　**歯間ブラシ**は歯間部清掃やブリッジ基底面の清掃に使用する．

c ○

d ×　**ワンタフトブラシ**は，最後臼歯遠心面，インプラント，歯列不正などに適応する．

22　答え　c

a ×　**スポンジブラシ**は，主に口腔粘膜の清掃に使用する．

b ×　**タフトブラシ**は，歯間空隙が大きい場合に用いる．

c ○

d ×　**ジェット水流洗口器**は，歯周ポケット内の非付着性プラークの洗浄，歯肉マッサージに有効である．

23　答え　c, d

a ×　歯間ブラシの先端を，歯間乳頭部の歯肉形態よりも少し歯冠側方向に傾けて挿入する．

b ×　ラバーチップの先端を，歯間乳頭部の歯肉形態よりも少し歯冠側方向に傾けて挿入する．

c ○

d ○

☑ポイント　口腔清掃用具の種類と特徴

デンタルフロス	・ワックスタイプとアンワックスタイプがある．歯軸に対して 45°の角度で歯面に沿わせながら，歯肉溝の中に挿入する ・補綴装置連結部やブリッジ基底面に対して挿入が困難な場合はフロススレッダーを使用する
歯間ブラシ	・空隙がある歯間部隣接面に適応する．サイズは空隙にあったものを選ぶ ・ブラシの先を歯間乳頭に合わせてやや歯冠側に向けて挿入するとスムーズに入る
タフトブラシ	・歯間空隙が大きい，歯肉炎，歯肉に腫脹があるなどに適する ・プラークを除去したい部分に毛先をあてて振動を加える
スポンジブラシ	・歯ブラシの使用が困難な方や口腔粘膜，舌の清掃に適する ・口腔粘膜の清掃の場合，口腔前庭の臼歯部から開始するとよい．臼歯部から前庭部に向かって除去する．舌の場合は，舌根部から舌の先端に向かって軽い力で拭き取る

24　答え　a, b

a ○

b ○

c ×　フッ化物歯面塗布前には，歯面にワックスが残らないようアンワックスタイプを使用する．

d ×　接触点への挿入は，フロスを頬舌方向にスライドさせながら行う．

25　答え　c

a ×　歯の周囲や補綴装置，矯正装置の周囲などにも使用する．

b ×　歯や歯肉を傷つけないよう静かにゆっくりと歯間に挿入し，頬舌的に動かして清掃する．舌側からも同じように挿入して清掃する．

c ○

d ×　マッサージは兼ねていない．また力を加えすぎると歯間部乳頭部を損傷することがある．

26　答え　d

a ×　舌苔は一度に取ろうとせず，数回に分けて取るようにする．

b ×　舌根から舌尖方向にブラシを移動させる．

c ×　舌表面を傷つけないように，舌ブラシあるいは軟らかめの歯ブラシでやさしく取る．

d ○

27　答え　b, c

a ×　口腔粘膜用ブラシの毛は軟らかく，ステイン除去には適さない．

b ○

c ○

d ×　しなりのある長い毛のため，プラークの除去効果は劣る．

28　答え　c

a ×　1 日 2〜3 回と頻度が高いことが望ましい．

b ×　洗口は 1 回のみ（5〜15 mL の水で 5 秒間程度ぶくぶくうがい）．

c ○

d ×　使用後 1〜2 時間程度は飲食をしないことが望ましい．

29　答え　a, d

a ○　香料やキシリトールで風味付けしたものがあるので確認して使用する．

b ×　適量を過ぎると口腔内に残り不快感が生じる．

c × すすぎは 20〜30 秒でよい．

d ○ 数回スプレーして使用する．

30 答え b, c

a × 義歯洗浄剤での洗浄は毎日使用する．

b ○

c ○

d × 有効成分（過酸化物系，次亜塩素酸系，酵素系など）によって効果や使用方法は異なる．

3. 対象別の指導（問題編 p.121〜）

31 答え c

a × 歯ブラシは軽く丁寧に磨くように指導する．力を入れて磨くと乳幼児が痛く嫌がる場合がある．

b × 保護者が磨く場合，対面磨きと寝かせ磨きがあり，保護者がやりやすい方法で行う．

c ○

d × 保護者は仕上げ磨きを行うよう指導する．

32 答え a

a ○ 2 歳 6 カ月ぐらいまでは，特に上顎乳前歯部の清掃に留意する．

b × 乳臼歯は萌出直後であり，臼歯のう蝕は増加しない．

c × 4 歳までは経過観察症例であり，その背景を個々に検討し対処する．

d × 1 歳 6 カ月あたりからう蝕が増加するので，積極的な口腔衛生管理が必要である．

33 答え b, d

a × 乳前歯のう蝕が増加し始めるのは 1 歳半〜2 歳である．

b ○

c × 保護者の仕上げ磨きが必要である．

d ○

34 答え c

a × 成人期，高齢期で歯間部の空隙がある場合に使用する．

b × 硬い食品，繊維性の食品を積極的に摂るように指導する．

c ○

d × 歯間部隣接面の清掃をするために指導する．

35 答え a, b

a ○ 肥厚した歯肉は過剰な刺激を受けていることを認識させる．

b ○ まず不適切な使用法の確認をして，問題解決を共に考える．

c × モチベーションを下げずに解決策を検討するのが望ましい．

d × 電動歯ブラシ使用で解決できないときは，その他の口腔清掃用品を使用する．

36 答え a, b

a ○

b ○

c × 毎食後ブラッシングしているので，食後のブラッシングの必要性を指導する必要はない．

d × 鉤歯付近から出血があるので，歯ブラシの毛は軟らかいものを指導する．

37 答え a, d

a ○

b × 歯肉退縮，歯面の摩耗などがみられるため，現在使用中の歯磨剤を次回来院時に持参してもらい，研磨剤の種類や RDA を確認して継続使用か中止かを検討する．

c ×

d ○ 強いブラッシング圧や硬い歯ブラシの使用を長期間続けると，歯肉退縮やフェストゥーン，クレフトを生じるので注意する．

✅ ポイント　RDA 値

　歯磨剤または歯面研磨剤の研磨性を国際的に比較するための値．数値が大きいほど研磨性が高い．
　世界標準では ISO 規格で 250 以下と定められている．

38 答え b

a × 義歯表面に傷がつくので，清掃時には研磨剤の入ってない歯磨剤で磨く．

b ○

c × 硬いブラシで力を入れて磨くと義歯表面に傷がつき細菌が繁殖しやすくなる．

d × クラスプ周辺は汚れが残りやすいので，歯ブラシで丁寧に清掃した後に化学洗浄を行う．

39 答え b, c

a × 口腔機能管理に関わる指導である．

b ○ 舌苔の除去は口臭の改善に重要である．

第 4 章

歯科保健指導論

c ○　口臭予防効果のある有効成分を含んだ洗口液の選択について指導する.

d ×　歯面だけでなく，口腔全体の歯垢除去や舌苔の除去が口臭予防の原則となる.

㊵　答え　a, c

a ○　保湿剤を利用することの利点について指導しておく.

b ×　口呼吸は口腔乾燥の原因の一つであり，さらに口腔乾燥を強めてしまう.

c ○　薬の副作用によって口腔乾燥を生じている場合も多いため，内服薬の把握が必要である.

d ×　唾液分泌を促進するために，食事中はよくかむことを意識する．そのため，食事時間を短くする必要はない.

㊶　答え　d

a ×　つわりの時期には，無理をせずに口腔の清潔を
b ×　保つように指導を行う.

c ×　生まれてくる子どもの歯科保健指導は，妊娠中から行うのがよい.

d ○

㊷　答え　c

a ×　本人と介助者への指導を行う.

b ×

c ○

d ×　汚れが残りやすい麻痺側に注意しながら，口腔内全体の清掃を指導する.

㊸　答え　c

a ×　本人とともに，介助者や指導員への指導が必要である.

b ×　がんばって歯磨きをさせ過ぎると，上肢，肩甲骨や頸部に無理な姿勢，力が加わり疲労や二次的な障害が生じる可能性がある.

c ○

d ×　歯ブラシは本人が把持しやすい方法で指導する.

㊹　答え　c, d

a ×　片麻痺がある場合は，麻痺側を上にする.

b ×　歯ブラシの把持力低下には，把柄部を太めにする.

c ○

d ○

㊺　答え　a

a ○　心的外傷後ストレス障害といい，事故や自然災害などによって強い恐怖を感じた場合に起こる精神的後遺症をいう.

b ×　男女比は 4：1 で男性に多い先天性の脳障害．遺伝性の因子もある.

c ×　知的能力の発達が遅延し，学習や知的な作業，身辺の管理，社会的な生活が困難なものをいう.

d ×　徐々に進行する認知障害を主症状とし，物忘れから発症する場合が多い.

Ⅳ. 生活習慣指導

1. 基礎知識 (問題編 p.124〜)

1 答え b, d

- a × 肺癌を代表とする全身疾患だけではなく, 口腔癌や歯周病の発症にも関係が深い.

- b ○

- c × 呼吸器疾患, 循環器疾患, 消化器疾患などの全身疾患に関係が深い.

- d ○

☑ポイント 喫煙と関係のある口腔疾患および症状

能動喫煙	急性壊死性潰瘍性歯肉炎, 歯周病, 歯肉メラニン色素沈着, 口腔癌, 根面う蝕, 口臭 など
受動喫煙	歯周病, 乳歯う蝕, 歯肉メラニン色素沈着 など
妊婦喫煙	口唇裂, 口蓋裂 など

2 答え b

- a ×
- b ○
- c ×
- d ×

☑ポイント 離乳期の摂食時の口唇・口角の動き

年齢	離乳期	
5〜6カ月	初期	口唇:上唇の形は変わらず下唇が内側に入り口唇は閉じる. 口角:あまり動かない.(への字→水平)
7〜8カ月	中期	口唇:左右同時に伸縮する. 口唇が随意に閉鎖する. 口角:左右同時に伸縮する.(ほぼ水平)
9〜11カ月	後期	口唇:片側に交互に伸縮する. 口角:片側に交互に伸縮する.
12〜18カ月	完了期	口唇:意識的に自由に形が変えられる. 口角:咀嚼側が縮む

3 答え b

- a × **肺炎**とは何らかの病原微生物が肺まで侵入して感染を起こし, 炎症をきたした状態を指す.

- b ○ **糖尿病**とは易感染性の生活習慣病で, 高血糖が続くことにより, 特に口腔環境において唾液分泌量の減少, 唾液および歯肉溝滲出液中のグルコースの増加などが起こる.

- c × **白血病**とは白血病細胞が体内で著増する血液疾患. 急性骨髄性白血病では歯肉腫脹の症状がみられ, 急性白血病では口腔内出血の症状がみられる.

- d × オーラルジスキネジアは口唇, 舌などの不随意運動で唾液分泌量には関与しない.

☑ポイント 非感染性疾患(NCDs)

WHOの定義では, 不健康な食事や運動不足, 喫煙, 過度の飲酒などの原因が共通しており, 生活習慣の改善により予防可能な疾患をまとめて「非感染性疾患(NCDs)」と位置づけている. 主には心血管疾患, がん, 糖尿病, 慢性呼吸器疾患などである.

4 答え c, d

- a × 血液を介する感染症である.

- b × HIV(ヒト免疫不全ウイルス)の感染による感染症である.

- c ○

- d ○

2. 指導の要点 (問題編 p.124〜)

5 答え a

- a ○
- b × ⎫ 歯槽骨の吸収やアタッチメントの喪失が大き
- c × ⎬ い.
- d × ⎭

6 答え d

- a ○
- b ○
- c ○
- d × 禁煙ステージは準備期である. どのステージにおいても, ニコチンが含有されているタバコを紹介することは適切でない.

7 答え b, c

- a × 無理やり行動させることはせず, まず禁煙への動機づけを行う.

- b ○

- c ○

- d × 薬物による治療が有効とされる. 日本では, 経口禁煙補助薬(非ニコチン経口薬)の投与やニコチン代替療法剤としてのニコチンパッチやニコチンガムが用いられる.

8 答え b

- a × 準備期におけるサポートである.

- b ○

- c × 関心期におけるサポートである.

第 4 章

歯科保健指導論

d ×　準備期におけるサポートである.

☑ポイント　禁煙ステージと禁煙支援（サポート）

無関心期	禁煙を考えていないステージ 無理やり行動させることはせず，禁煙への動機づけを行う
関心期	関心はあり，6 カ月以内に禁煙するつもりはあるが，すぐに（1 カ月以内に）禁煙するつもりはないステージ 動機づけの強化を行う．禁煙の具体的な方法を提示して，禁煙の実行を促す
準備期	関心があり，すぐに（1 カ月以内に）禁煙しようと思っているステージ 禁煙開始日を決定し，禁煙宣言などの決意を示させる 禁煙後の離脱症状について説明．喫煙関連商品の処分を促す
実行期	禁煙を実行するステージ（禁煙して 6 カ月以内） 自信を強化し，定期的に相談にのる 禁煙が継続するよう支援
維持期	禁煙を継続し（6 カ月以上），維持・評価をするステージ 定期歯科健診を兼ねた来院機会を設け，いつでもフォローできることを伝える

9 答え　d

a ×　準備期に行う.

b ×　準備期に行う.

c ×　準備期に行う.

d ○　喫煙しており，今は禁煙を考えていないという無関心期である．このステージでは，無理やり行動させることはせず，禁煙への動機づけを行うのがよい.

10 答え　c

a ×

b ×

c ○　（行動変容）無関心期→関心期→準備期→実行期→維持期

d ×

3. 対象別の指導（問題編 p.126〜）

11 答え　a, b

a ○

b ○

c ×　ライフステージ別に食品のもつ硬さの要素に注意を払い，食生活指導をすすめる.

d ×　指導前と指導後の行動変容や指導項目の各値を比較するなど，フィードバックを行い評価する.

12 答え　a, b

a ○

b ○

c ×　甘味嗜好は，その人の食生活の一部である．甘味嗜好の改善のために代用甘味料に替えるだけでは，問題は解決しない．対象の食生活，食習慣全体および生活の仕方のコントロールの中にシュガーコントロールを含ませる必要がある.

d ×　間食のエネルギー量の目安は，3〜5 歳児では 1 日の摂取エネルギーの 15〜20％にするとよい（1〜2 歳児では 10〜15％）.

13 答え　b, c

a ×　咀嚼は唾液の分泌を高めて消化を助けるなどの働きがあるため，よくかむことが大事である.

b ○

c ○

d ×　少しでも食欲がでるように，本人の好物や季節感のある旬の食材を使用したり盛り付けを工夫して，見た目や香りで食欲をそそるような献立を指導する.

Ⅴ．食生活指導

1. 基礎知識（問題編 p.127〜）

1 答え　c

a ×　**クロム**はミネラルの一種で，インスリンの働きを強めたり，免疫反応を改善する作用がある．

b ×　**グアニン**は遺伝子（DNA）に含まれる核酸塩基である．

c ○　**グルコース**は糖質であり，ブドウ糖ともよばれる．

d ×　**グリセロール**は脂質であり，グリセリンともよばれる．

2 答え　c, d

a ×　**ラウリン酸**はココナッツオイルやヤシ油に含まれている飽和脂肪酸である．

b ×　**ステアリン酸**は動物性・植物性脂肪に多く含まれている飽和脂肪酸である．

c ○

d ○

✅ポイント　不飽和脂肪酸

一価	パルミトオレイン酸，オレイン酸
多価	リノール酸，α-リノレン酸，アラキドン酸，エイコサペンタエン酸（EPA），ドコサヘキサエン酸（DHA）

3 答え　b

a ○

b ×　「歯に信頼」マークの説明である．

c ○

d ○

4 答え　b, d

a ×　**スクロース**はショ糖のことで，う蝕原因菌により酸を産出する．

b ○　**スクラロース**は人工甘味料の一つで，ショ糖のように細菌の栄養源にはならない．

c ×　**トレハロース**は天然糖質でショ糖の45%の甘味である．

d ○　**マルチトール**は糖アルコールの一つで，酸への代謝がされにくく，う蝕になりにくい．

5 答え　d

a ○

b ○

c ○

d ×　これは「歯に信頼」マークの許可内容である．国際トゥースフレンドリー協会が食品テストを行い，摂取後30分以内にプラークのpHを5.7以下に低下させない食品にのみ付けることが許可されている．

✅ポイント　特定保健用食品マーク（左）と
　　　　　　歯に信頼マーク（右）

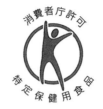 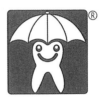

6 答え　d

a ○　トクホマークはう蝕予防効果のあるものに表示できる．

b ○　歯に信頼マークは日本トゥースフレンドリー協会認定のマークである．

c ○　ヘルスクレームには，「むし歯になりにくい」「歯が再石灰化しやすい環境にする」などの健康強調表示がある．

d ×　特別用途食品マークは，乳幼児の発育や，妊娠中・授乳中・高齢・病気の方などの健康の保持や回復などに適していることが認められた食品につけられる．

7 答え　a, d

a ○

b ×　コレステロールが高めの人向けの食品である．

c ×　ミネラルの吸収を助ける食品である．

d ○

✅ポイント　特定保健用食品とは？

　特定保健用食品は，「身体の調子を整える」働きがある成分を加工した食品で，効果や安全性が科学的に証明されたものである．①おなかの調子を整える食品（オリゴ糖・乳酸菌・食物繊維など），②コレステロールが高めの人向けの食品（大豆たんぱく・植物性ステロールなど），③血圧が高めの人向けの食品（ペプチド・杜仲茶葉など），④ミネラルの吸収を助ける食品（クエン酸リンゴ酸カルシウム・ヘム鉄など），⑤血糖値が気になりはじめた人向けの食品（グァバ葉ポリフェノール・難消化性デキストリンなど），⑥歯を健康で丈夫にする食品やむし歯の原因になりにくい食品，などがある．

8 答え　a

a ○

b ×　食物繊維の不足…野菜飲料の摂取

c ×　食塩摂取量の増加…酢，レモンの旨味

d ×　運動量の低下…適正体重の認識

9 答え　a，b

a ○

b ○

c ×　他にも体力低下，学業成績への影響，落ち着き
のなさやキレやすさなどとの関連があげられ
ている．

d ×　子どもを取り巻く家庭環境や社会環境などの
変化が大きく影響している．

10 答え　b，c

a ×　好ましい間食は食事の一部と考えて，3回の食
事では補充できない栄養成分がとれる内容の
ものとする．

b ○

c ○

d ×　間食の摂取エネルギー量の目安は，1〜2歳児
で10〜15％，3〜5歳児では15〜20％がよい
とされる．

11 答え　b，d

a ×　**食事バランスガイド**とは，1日に「なにを」「ど
れだけ」食べればよいのかをわかりやすく示し
たものである．

b ○

c ×　毎年11月に実施される．

d ○

✅ポイント　食事バランスガイド

　右上のイラストはコマをイメージしており，食事バランス
が悪いと倒れてしまうことを意味している．また，コマの軸
は水・お茶であり，食事に欠かせないものであることを強調
している．料理区分は5つで，主食，副菜，主菜，牛乳・乳
製品，果物である．これに加え適度に摂りたいものとして，
菓子・嗜好飲料類があげられる．運動はコマを回す原動力と
なる．

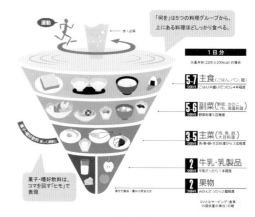

農林水産省

12 答え　a

a ○　炭水化物エネルギー比率については，逆に年
齢が高いほど高い傾向がある．

b ×　ここ10年来，減少の一途を辿っているが，摂
取基準値に比べるとまだ高い．

c ×　男性では20〜30歳代，女性では20歳代で最
も少なく，男女とも60歳代で最も多い．

d ×　動物性脂肪：植物性脂肪＝1：2〜1：1が望ま
しい．

13 答え　b，d

a ×　健康な個人，または集団を対象とする．

b ○　目標とするBMIは18.5〜24.9とされる．

c ×　20〜30％程度が望ましいとされる．

d ○

14 答え　a

a ○

b ×

c ×

d ×

✅ポイント　食生活指導

　健康日本21の食物摂取に関する目標は，①適正体重を維
持している人の増加，②脂肪エネルギー比率の減少，③食塩
摂取量の減少，④野菜の摂取量の増加，⑤カルシウムに富む
食品の摂取量の増加の5項目があげられる．

15 答え　d

a ○

b ○

c ○

d ×　思春期は，1日3食バランスよく，加工食品やインスタント食品に偏らないように注意し，食べ過ぎ・偏食・ダイエットに用心しながら適度な運動を勧め，健康づくりをしていく．

16 答え　d

a ×　ごはん，パン，麺は**主食**である．

b ×　きのこ，野菜，いも，海草料理は**副菜**である．

c ×　チーズは**牛乳・乳製品**である．

d ○　卵，大豆料理，肉，魚は**主菜**である．

17 答え　c, d

a ×　ビタミンA欠乏は皮膚乾燥症がおこる．出血傾向はビタミンK欠乏でおこる．

b ×　ビタミンB₁欠乏では，脚気，ウェルニッケ脳症がおこる．

c ○

d ○

18 答え　b, d

a ×　血糖値は，空腹時血糖値126 mg/dL以上で糖尿病と判定する．

b ○

c ×　HbA1c（グリコヘモグロビン）値は，6.5％以上（NGSP値）で糖尿病と判定する．

d ○

✅ ポイント　低栄養状態の指標

BMI（体格指数） 体重（kg）÷（身長 （m）×身長（m））	18.5未満で低栄養のリスクがある
体重減少率	体重が6カ月間に2～3 kg減少　または1～6カ月間の体重減少率が3％以上
血清アルブミン値	血液中の主要タンパク質で，3.5 g/dL未満で低栄養のリスクがある

2. 指導の要点（問題編 p.129～）

19 答え　a, c

a ○

b ×

c ○

d ×

✅ ポイント　食品の物理的性質

食品の，硬さ・凝集性・弾力性・粘着性などの物理的性質は，食感（テクスチャー）に影響する．

20 答え　a, b

a ○

b ○

c ×　義歯装着者の場合，口腔の容積が狭められるなどの変化に対応するため，新たな咀嚼運動の学習が必要となる．

d ×　歯根膜や口腔粘膜には感覚センサーが存在し，情報を脳に伝え，中枢神経系とネットワークを形成し，咀嚼運動を調節している．

21 答え　c

a ○

b ○

c ×　食物本来の味がわかり，おいしく味わうことができる．

d ○

✅ ポイント　「よくかむこと」の効用

①栄養素の吸収，②胃腸の働きを助ける，③唾液の分泌をうながす，④顎骨や咀嚼筋に刺激を与え正常な成長・発達をうながす，⑤肥満の予防，⑥脳の活性化，などがあげられる．

22 答え　b

a ○

b ×

c ○

d ○

23 答え　c

a ○

b ○

c ×　砂糖代用（替）甘味料にタンパク質は加わらない．

d ○

24 答え　b

a ×　パラチノースはオリゴ糖のショ糖の異性体で，甘味度は砂糖の50％くらい．糖アルコールの中で最も甘いのは，キシリトールである．

b ○　ソルビトールは，いちご，りんご，桃など果実類や海藻類に存在する糖アルコールである．

c ×　アスパルテームはアミノ酸系の非う蝕性甘味料．フェニルアラニンが含まれているためフェニルケトン尿症患者には使用できない．

d ×　サッカリンは世界で初めて作られた甘味成分．日本で開発された糖質甘味料はカップリング

シュガーである.

25 答え　a, b

a ○

b ○

c × 耐酸性の強い歯の形成はフッ素が関与する.

d × 硬組織の構成成分である.

☑ポイント　歯の形成と栄養素

糖質・タンパク質………歯の有機基質を形成する
カルシウム，リン………歯を形成する主成分である
ビタミンA………………エナメル質形成に必要である
ビタミンC………………象牙質形成に必要である
ビタミンD………………カルシウム，リンの吸収，代謝に重要である
フッ素……………………歯の耐酸性を向上させる

26 答え　a, b

a ○

b ○

c ×

d ×

☑ポイント　潜在脱灰能

食品の潜在脱灰能は，食品の糖質量（酸産性能としての評価）と粘着性（口腔内残留時間）から求められる.
潜在脱灰能＝食品の酸産生量×停滞量
（食品の示す指数が大きいほど，う蝕を起こしやすい）

27 答え　c

a ○

b ○

c ×

d ○

☑ポイント　う蝕誘発能指数（CPI）

う蝕誘発能指数（CPI）は，プラーク形成能（PFA），酸産生能（APA），摂取中の作用時間（IT），嚥下後の作用時間（CT）の 4 つの要素から求められる.
う蝕誘発能指数（CPI）＝（プラーク形成能＋酸産生能）× （摂取中の作用時間＋嚥下後の作用時間）

28 答え　b, d

a × 非糖質系の代用甘味料にはステビオサイド，アスパルテームなどがある. 糖質系の代用甘味料にはキシリトールのほか，ソルビトール，マルチトールなどがある.

b ○ キシリトールは砂糖とほぼ同じ甘さである.

c × キシリトールは 1 g あたり 3 kcal である.

d ○ 糖アルコール類であるキシリトールは大量に摂取すると下痢を起こしやすい.

29 答え　b

a ○

b × 消化管での吸収が遅く低カロリーである.

c ○

d ○

3. 対象別の指導（問題編 p.131〜）

30 答え　a, d

a ○

b × 間食の量，種類，回数，摂取するエネルギーなどがう蝕の発症に関与している.

c × 「よくかむこと」で顎骨や咀嚼筋に刺激を与え，正常な成長・発育を促進させる.

d ○

31 答え　c, d

a × 乳汁だけではビタミン，カルシウム，鉄分などの栄養素が不足するため生後 5〜6 カ月になったころ，離乳を開始するのがよい.

b × 砂糖などの糖類によるう蝕発生には，摂取した糖類の総量よりも摂取頻度のほうが問題となるため，砂糖の摂取の仕方に注意するよう指導するとよい.

c ○

d ○

32 答え　b, d

a × 離乳開始時期はおよそ生後 5〜6 カ月になったころが適当である.

b ○

c × 離乳食の開始条件は，首が座ることと原始反射が消失していることである.

d ○

33 答え　a, b

a ○

b ○

c × 食品の潜在脱灰能は，食品の糖質量（酸産生能）と粘着性（口腔内残留時間）から求められ，この数値が高いほどう蝕誘発性が高い.

d × 摂取してそのまま眠ってしまった場合，睡眠

時は唾液の分泌が抑制されるため，プラーク
のpHは低下したまま回復せず，翌朝まで脱灰
が進行する．

34 答え　b，c
a ×　哺乳ビンの中にう蝕誘発性の高い飲み物を入
れておくと，上顎前歯部にう蝕が多発（ボトル
カリエス・哺乳ビンう蝕）しやすので注意が必
要である．
b ○
c ○
d ×　甘みが弱くても含糖飲料であるため酸産生能
をもち，う蝕を誘発させる．

35 答え　a，b
a ○

b ○
c ×　個々の咀嚼・嚥下能力に合わせて流動食，ミ
キサー食，ゼリー食なども選択する．
d ×　個々の咀嚼・嚥下能力に合わせた形態のもの
を選択する必要がある．

36 答え　a，b
a ○
b ○
c ×　食事制限を設けなければ，栄養バランスを崩
すことになる．
d ×　無理に食べさせようとせず，食事形態や食材
を工夫して栄養素を摂取してもらう．

第4章

歯科保健指導論

Ⅵ. 健康教育

1. 健康教育の要点 （問題編 p.133〜）

1 答え　c

a ×　講話は健康教育の方法の一つであるが主体ではない.

b ×　討論は効果的な方法である.

c ○

d ×　参加者が「自らの健康は自らが守る」という認識と自覚を高めることが重要である.

2 答え　c

a ×　無関心群も含まれる.

b ×　健康教育には個別健康教育と集団健康教育があり，集団健康教育では参加者の具体的な要望内容を入れる.

c ○

d ×　講演会は健康教育に含まれる.

3 答え　d

a ×　集団に対して，ブラッシング法を修得することなどによって期待される効果を示し，「そうなりたい」といった意欲に働きかける.

b ×　小集団に分けて実習をすることはあるが，個々に詳しく説明することはない.

c ×　示説や実習，講話や講義などいろいろな方法で理解させることは可能である.

d ○

4 答え　c

a ×　6 カ月以内に生活習慣を変える気がない.

b ×　6 カ月以内に生活習慣を変える気がある.

c ○

d ×　生活習慣を変えて 6 カ月未満である.

5 答え　a

a ○

b ×

c ×

d ×

✓ポイント　各種法規

地域保健法

1944 年に「保健所法」が改正され「地域保健法」となった. 地域保健対策の推進に関する基本指針や保健所設置などについて定められている.

健康増進法

2002 年に国民の健康増進と疾病予防を目的に制定された法律（施行は 2003 年）. 従来の栄養改善法の内容を生活習慣全体に拡充したもので，「健康日本 21」の法的基盤となっている.

介護保険法

2000 年に施行された，介護保険制度について定めた法律. 介護保険制度とは，要介護状の高齢者に対しその能力に応じて自立した生活を送れるよう，必要な保健医療サービスや福祉サービスを提供する保険システムである.

保健所法

「地域保健法」に改正される前の法律で，この法律によって保健所が設置された.

6 答え　c

a ×　プライマリヘルスケア：世界の健康格差の解消

b ×　ノーマライゼーション：共生社会の実現

c ○　ヘルスプロモーション：個人と公共による健康改善プロセス

d ×　トータルヘルスプロモーション：総合的健康づくり

✓ポイント　健康の概念

プライマリヘルスケア

1978 年，WHO の**アルマ・アタ宣言**で初めて定義された. 「すべての人々に健康を」の理念のもと，①国や地域が開発の程度に応じて負担可能な費用でまかなえ，②現実的，科学的，かつ社会に受け入れられる手法と技術で，③住民が参加し普遍的に利用できる，ヘルスケアのこと.

ノーマライゼーション

障害者や高齢者も，健常者と区別なく同じ生活が営めるような社会が本来あるべき姿である，という考え方.

ヘルスプロモーション

1986 年，WHO が**オタワ憲章**で提唱した健康戦略.「人びとが自らの健康をコントロールし，改善できるようにするプロセス」と定義されている.

トータルヘルスプロモーション（THP）

厚生労働省が推進する，労働者を対象とした総合的な「心とからだの健康づくり運動」のこと. 事業者は，健康測定結果に基づきスタッフや産業医などによる指導や相談を行い，労働者の心身の健康をサポートする.

2. 健康教育の対象（問題編 p.134～）

7 答え　d

a ×　幼児本人が積極的に口腔清掃を行うのは難しいので保護者への指導は大切である．

b ×　生活習慣や甘味摂取状況，間食の与え方などの指導が重要である．

c ×　3歳では本人の歯磨きでは不十分で保護者の点検と仕上げ磨きが必要であり，4歳では保護者の援助が必要である．

d ○

8 答え　d

a ×　施設の関係者に，歯の痛みを訴える幼児の数や歯科医院へ通院して休む者の数などを聞き取ることができる．

b ×　子どもと保護者ならびに職員が対象である．

c ×　時間が長いほど効果が上がるわけではない．時間や目的に合わせて方法を選ぶ．

d ○

9 答え　b, c

a ×　4歳児への講和は15～20分程度がよい．

b ○　ペープサートとは紙人形劇のことである．

c ○

d ×　集団に対してはデンタルフロスの使用方法は，青年以上の年代に実施する．

10 答え　b, d

a ×　食物形態としては滑らかなプレーンヨーグルトくらいの硬さのものから始めるとよい．

b ○

c ×　生後7～8カ月頃は舌で潰せるくらいの固さがよい．歯ぐきで潰せる固さは9～11カ月頃の離乳後期である．

d ○

11 答え　d

a ×

b ×

c ×

d ○

✅ ポイント　1歳6カ月児健診のう蝕罹患型判定区分

O₁型	う蝕がなく，かつ口腔環境もよい
O₂型	う蝕はないが，口腔環境が悪い
A型	上顎前歯部のみ，または臼歯部のみう蝕がある
B型	臼歯部および上顎前歯部にう蝕がある
C型	臼歯部および上下顎前歯部にう蝕がある（下顎前歯部のみにう蝕を認める場合もこれに含む）

12 答え　a

a ○

b ×　危険因子は「清涼飲料水をよく飲む」．

c ×　指しゃぶりは乳児期や幼児期前半では生理的なものである．

d ×　危険因子は「母乳を与えている」．

13 答え　d

a ×

b ×

c ×

d ○

✅ ポイント　3歳児健診のう蝕罹患型判定区分

O型	う蝕がない
A型	上顎前歯部のみ，または臼歯部のみう蝕がある
B型	臼歯部および上顎前歯部にう蝕がある
C₁型	下顎前歯部のみう蝕がある
C₂型	下顎前歯部を含む他の部位にう蝕がある

14 答え　c

a ×　児童自身が体験して学習することが主体となる．

b ×　児童自身が体験し評価する保健学習，保健指導の方法が多くなっている．

c ○

d ×　各種ブラッシング法を一通り説明するより，汚れを確実に落とす磨き方を身につけることが必要である．

15 答え　a, b

a ○

b ○　学校保健法は2009年に学校保健安全法に改題された．

c ×　学校保健活動推進の統括責任者は校長である．

d ×　学校における健康診断ではスクリーニングを行う．

16 答え a, b

a ○ 保健教育のなかの保健学習にあたる.

b ○ 保健教育のなかの保健指導にあたる.

c × 保健管理のなかの対人管理にあたる.

d × 保健管理のなかの対物管理にあたる.

17 答え c

a × CO はう歯数に数えない.

b × CO は処置勧告の対象にならない.

c ○

d × 口腔内清掃指導や甘い飲食物の摂取指導は重要である.

✅ポイント 学校歯科健康診断
　　　　「歯および口腔の疾病および異常の有無」CO

　毎年 6 月 30 日までに,学校歯科医により歯・口腔の健康診断が行われ,その結果に基づき事後措置を実施する. CO は要観察歯のことで,現在明らかなう窩はないが,このままの状態が続けばう蝕に進展する可能性がある歯を指す.

18 答え c

a ×

b ×

c ○ 事後措置として受診の指導はせず,口腔清掃などの指導を行う.

d ×

✅ポイント 学校歯科健康診断
　　　　「歯および口腔の疾病および異常の有無」GO

　GO(歯周疾患要観察者)は歯肉に軽度の炎症所見を認めるが歯石の沈着はなく,注意深いブラッシングにより改善が期待できるであろう者を指す.

19 答え a, b

a ○

b ○

c × トータルヘルスプランとしての教育は大切である.

d × 健康保険組合が行う場合もある.

20 答え a

a ○

b × 常時 50 人以上の労働者を使用する事業者は,衛生管理者を選任しなければならない.

c × 労働衛生管理の基本は①作業環境管理,②作業管理,③健康管理の 3 つであり,④労働衛生

教育と⑤労働衛生管理体制を加えた 5 管理が重要である.

d × 労働安全衛生法により義務づけられている.

21 答え b

a × 市町村が行う.

b ○ 保健所が行う.

c × 都道府県が行う.

d × 市町村が行う.

22 答え b

a × 地域保健法に規定されている.

b ○

c × 保健所の職員構成は医師,歯科医師,獣医師,薬剤師,保健師,(管理)栄養士,臨床検査技師,歯科衛生士などである.

d × 都道府県,中核市,政令市,特別区に設置されている.

23 答え c

a × 保健所の業務である.

b × 市町村の教育委員会が行う.

c ○ 市町村保健センターの他の業務には,1 歳 6 カ月児の歯科健康診査や,健康教育,健康診査などがある.

d × 歯科医院や病院等で行う.

24 答え b

a × 現状はよい状態なので,現状を維持するように指導する.

b ○

c × う蝕進行阻止の処置や治療を受ける,哺乳ビンを使用していればやめる,などの指導をする.

d × 歯科医院でう蝕の処置を受ける,甘い飲食物の摂取には注意する,などの指導をする.

25 答え c

a × O 型に対する指導である.

b × A 型に対する指導である.

c ○

d × C_2 型に対する指導である.

26 答え b, c

a × 指導の内容は ADL 状態だけではなく,訪問時に実際の状況を確認したうえで決める.

b ○

c ○

d × 専門的な口腔清掃などの口腔ケアを行う.

27 答え d

a × 義歯の調整が必要な場合には歯科医師による調整が必要なことを説明する.

b × 義歯は, 研磨剤の入っていない歯磨き剤で丁寧に磨くようすすめる.

c × 義歯は, 口腔内からはずして磨くように指導する.

d ○

28 答え b

a × 集団的な健康教育よりも個別的な歯科保健指導が基本となる.

b ○

c × 本人および介護者に糖分摂取を含めた専門的な栄養指導を行う.

d × 本人や介護者が行いやすいブラッシング法を指導し, 定期的な歯科受診をすすめる.

29 答え a, b

a ○

b ○

c × 口腔清掃の自立など, 介護予防を目指す.

d × 体位は, 基本的には座位が最も安全である. 座位やファーラー位が無理な場合は側臥位で行う.

✅ポイント　ファーラー位

　ファーラー位は半座位ともいい, 上半身を45度に起こした体位のこと. またセミファーラー位は上半身を15～30度に起こした状態, 座位は90度起こした状態をいう.

30 答え a

a ○

b × 初回訪問時には歯科医師と一緒に行く.

c × 訪問口腔衛生指導の場合, BDR指標(口腔清掃の自立度判定基準)を使用することが多い.

d × 本人と介護者に口腔清掃の必要性の説明を行う.

31 答え b

a × BDR指標の判定項目には, ①歯磨き, ②義歯着脱, ③うがいの3項目がある.

b ○

c × 栄養状態は, 身体計測や血液生化学的指標によって判定をする.

d × 意識障害レベルにはJCSがある.

(→p.79のポイント「BDR指標」を参照)

32 答え d

a × ランクJである.

b × ランクAである.

c × ランクCである.

d ○

(→p.100のポイント「障害高齢者の日常生活自立度判定基準」を参照)

33 答え a

a ○

b × 清掃指導は本人と介助者に行う.

c × 側臥位をとる場合は片麻痺側を上にする.

d × 歯科医師が口腔内診査を行う.

Ⅰ．総論

1. 概要 （問題編 p.140〜）

1 答え　a, c

a ○

b × 　歯科医師の指示のもとで行う.

c ○

d × 　歯科衛生士法には歯科診療の補助行為が具体的に規定されていない.

2 答え　a, d

a ○

b × ⎫ 歯科医師が行うのでなければ衛生上危害を生

c × ⎭ ずる恐れのある行為である.

d ○

3 答え　c

a × 　歯科医師による医療行為である.

b × 　バキューム操作は歯科診療の介助である.

c ○

d × 　歯科医師による医療行為である.

4 答え　c

a × 　ブラッシング指導は独占業務ではない.

b × 　看護士・歯科衛生士以外の者が行うのは違法であり，罰せられる.

c ○

d × 　概形印象採得は行えるが，クラウンやブリッジなどの精密印象採得は認められない.

☑ポイント　歯科衛生士の独占業務

独占業務として以下の２つが認められている.

①歯の露出面，および正常な歯ぐきの遊離縁下の付着物および沈着物を，機械的操作により除去すること.

②歯および口腔に薬物を塗布すること.

5 答え　b

a ○

b × 　インレーの精密印象採得は認められない.

c ○

d ○

6 答え　b

a × 　歯科医師による医療行為である.

b ○

c × ⎫ 歯科医師による医療行為である.

d × ⎭

7 答え　c

a ○

b ○

c × 　エックス線撮影を許されているのは，医師・歯科医師・診療放射線技師だけである.

d ○

8 答え　b

a × 　診療録への記入は歯科医師の業務である.

b ○

c × 　歯科医師による医療行為である.

d × 　歯科衛生士が合着を行うことはできない.

9 答え　c

a ○ 　歯科衛生士法施行規則で定められている.

b ○

c × 　省略語などは規定のものがある.

d ○

10 答え　a, b

a ○

b ○

c × 　診断は歯科医師が行う.

d × 　う蝕処置は歯科医師が行う.

11 答え　c

a × 　医療廃棄物は医院へ持ち帰り破棄する.

b × 　ベッドサイドではなく，ゴミ袋を使用し，周囲に飛び散らないよう注意する.

c ○

d × 　アセスメントは必須.

12 答え　a, b

a ○ 　まずは軟らかいものから摂食してもらい，義歯に慣れてもらうことが大事である.

b ○ 　取り外した場合，変形を防ぐために水中で保管する.

c ×　歯磨剤は義歯を傷つけてしまうので使用しない．

d ×　入れ歯用洗浄剤などを使用して，常に清潔に保つことが望ましい．

2. 情報収集（問題編 p.142〜）

13 答え　d

a ×　心拍数である．

b ×　動脈血酸素飽和度である．

c ×　収縮期血圧である．

d ○

14 答え　c

a ○

b ○

c ×　プロトロンビン時間測定時に使用する．

d ○

15 答え　c

a ×

b ×

c ○

d ×

✅ポイント　口腔乾燥の臨床診断基準

度数	所見
0度	口腔乾燥や唾液の粘性亢進はない
1度	唾液が粘性亢進，やや唾液が少ない．唾液が糸を引く
2度	唾液が極めて少ない．細かい泡がみられる
3度	唾液が舌粘膜上にみられない

3. 患者への対応（問題編 p.142〜）

16 答え　c

a ×　麻酔が効いているので，食事は麻酔が切れてから行うよう説明する．

b ×　血餅が剥がれてしまう恐れがあるため，うがいは頻繁に行わない．

c ○

d ×　抜歯当日は，アルコール・激しい運動・お風呂などは，血流がよくなるので避けるよう説明する．

17 答え　a, d

a ○

b ×

c ×

d ○

✅ポイント　高齢者へ話しかけるとき

　聞き取りにくい小さな声や，逆に大きい威圧的な声は，患者に嫌悪感を与える結果となる．声のトーンは低すぎると暗い印象，高すぎては耳障りとなるので注意する．

18 答え　a, b

a ○

b ○

c ×　高齢だからといって過剰に介助する必要はない．

d ×　最後まで話は聞き，時々フィードバックして確認する．

19 答え　b

a ×　水平位が取れない場合は半座位で行うことがある．

b ○

c ×　大動脈圧迫を防ぐため左側を下にする．

d ×　うつぶせでの診療は行わない．

20 答え　a, b

a ○

b ○

c ×　日常の血圧を把握しておくことは，診療中の血圧変動時の指標となる．

d ×　降圧剤や常用薬を来院当日もきちんと服用していることを確認する．

21 答え　b

a ×　糖尿病の患者には，電気メスや根管長測定器の使用は禁忌ではない．

b ○

c ×　エピネフリンは血管収縮薬のため，血圧を上昇させる．

d ×　ニトログリセリン舌下錠は狭心症の治療薬である．

22 答え　a, d

a ○

b ×　橋本病は甲状腺機能低下のためヨード剤の使用には注意が必要である．

c ×　全身性エリテマトーデスは自己免疫疾患であり，口腔内の潰瘍などに注意が必要である．

d ○

脳血管疾患や狭心症の患者は，抗血液凝固薬や抗血小板薬を服用していることがあるため，観血処置後の止血は注意が必要である．

㉓　答え　a，c

a ○

b ×　ヘッドレストを下げると，咽頭部への刺激が加わり，発作を誘発することがあるため，なるべく下げないことが望ましい．

c ○

d ×　エアロゾルなどの吸引は，十分に行うことが望ましい．

㉔　答え　c

a ○

b ○

c ×　ビニール袋に入れ密封後，感染性廃棄物として，橙色のバイオハザードマークがついた収納ボックスに廃棄する．

d ○

㉕　答え　c，d

a ×　側臥位にする場合は麻痺側を上にする．

b ×　ベッドから移乗の際，健常側に車椅子を寄せる．

c ○

d ○

㉖　答え　d

a ○

b ○

c ○

d ×　フェイスボウは咬合採得時に用いる．

生活自立	ランクJ	何らかの障害等を有するが，日常生活はほぼ自立しており独力で外出する 1　交通機関等を利用して外出する 2　隣近所へなら外出する
準寝たきり	ランクA	屋内での生活はおおむね自立しているが，介助なしには外出しない 1　介助により外出し，日中はほとんどベッドから離れて生活する 2　外出の頻度が少なく，日中も寝たり起きたりの生活をしている
寝たきり	ランクB	屋内での生活は何らかの介助を要し，日中もベッド上での生活が主体であるが座位を保つ 1　車いすに移乗し，食事，排泄はベッドから離れて行う 2　介助により車いすに移乗する
寝たきり	ランクC	日中ベッド上で過ごし，排泄，食事，着替えにおいて介助を要する 1　自力で寝返りをうつ 2　自力では寝返りもうたない

(厚生労働省)

4. 診療時の共同動作 (問題編 p.144〜)

㉗　答え　c

a ○　3時の位置で補助する場合が多く，その他に1時〜4時のこともある．術者と補助者は患者の口腔を中心として，対称となる位置を基準とすることが多い．

b ○

c ×　椅子には浅く腰かける．

d ○

㉘　答え　b，c

a ×　ライトの距離40〜50 cmは座位の診療時．

b ○

c ○

d ×　上顎の照射の際はヘッドレストを下げる．

㉙　答え　a，c

a ○

b ×　容器ごと差し出す．または，滅菌ガーゼでつまんで受け渡す．

c ○

d ×　受け渡しは術者に近い位置で渡す．

診療時に器具の受け渡し，バキューム操作等を術者と補助者の4つの手で行い，能率的かつ正確に診療するためのテクニックのこと．

30 答え　a, d

a ○

b ✕　クランプフォーセップスの受け渡しはパームグリップである.

c ✕　インレー修復物は, つまみ持ち状で受け取る.

d ○

31 答え　a, c

a ○

b ✕　リーマー・ファイルは容器ごと差し出す. または, 滅菌ガーゼに刺して受け渡す.

c ○

d ✕　クランプフォーセップスはパームグリップで受け渡す.

☑ポイント　ペングリップとパームグリップ

　ペングリップは執筆状の把持法で, パームグリップは掌握状の把持法である. パームグリップで器具を受け渡すときは, 術者の手のひらに器具の把柄部があたるように手渡す.

32 答え　a, c

a ○

b ✕　術者と補助者が共同のルールに基づいて行う.

c ○

d ✕　ミラーはスリーウェイシリンジで汚れを除去する.

33 答え　a, b

a ○

b ○

c ✕　動揺度はピンセットなどを使用して測定する.

d ✕　高速切削時の高温化は, エアタービンの回転時に注水することによって防ぐ.

34 答え　c

a ○

b ○

c ✕　咽頭の水や唾液は臼後三角で吸引する.

d ○

5. 診療設備の管理（問題編 p.146〜）

35 答え　d

a ○

b ○

c ○

d ✕　モデルトリマーは, 印象から撤去した模型の

バリや不必要な部分を除去する器械である.

36 答え　a

a ✕　アシスタントサイドでも調整を行うことができる.

b ○

c ○

d ○

37 答え　a, d

a ○　エアスケーラーは圧縮空気を利用しているためエアコンプレッサーの確認は必要である.

b ✕　洗浄水は流れたので排水回路は問題ない.

c ✕　無影灯はついたので電気回路はつながっている.

d ○　作動スイッチとなるフットコントローラーの確認は必要である.

38 答え　b

a ✕　回転する力（トルク）は弱いが, 回転速度を上げることによって効率よく切削できる.

b ○

c ✕　動力は, 圧縮した空気である.

d ✕　注油等のメインテナンスが重要である.

39 答え　c

a ○　回転速度は遅いが, 回転する力（トルク）は強い.

b ○

c ✕　コントラ用のバーには, 軸部に保持用の溝が刻まれている.

d ○

40 答え　b, d

a ✕　種類には組織透過型レーザーと組織表面吸収型レーザーがある.

b ○

c ✕　レーザーの波長は種類によって異なる.

d ○

41 答え　c, d

a ✕　エチレンオキサイドガスは, ガス滅菌に用いる. 有毒である.

b ✕　酸素ボンベの色は黒色, 笑気のボンベは上部が青色, 下部が灰色である.

c ○

d ○

㊷　答え　d

a ○　空気よりも高濃度の酸素を人為的に送る機器.

b ○　動脈血の酸素飽和度をモニターする機器.

c ○　酸素と笑気を同時に流しながら吸入鎮静を行う機器.

d ×　血圧計は，血圧を測定する機器. 心筋の周期運動を測定する機器は心電図モニタである.

㊸　答え　b

a ○

b ×　唾液は口腔内バキュームを使用する.

c ○

d ○

㊹　答え　c

a ×　一度とり出した粉末はビンへ戻さず破棄する.

b ×　寒天印象材は60℃で貯蔵する.

c ○

d ×　直射日光をさけ，湿気のない所に室温で保管する.

㊺　答え　d

a ×　未開封でも有効期限が切れている場合は使用しない.

b ×　薬瓶の口までいっぱいに入れると，蓋をしたときにあふれてしまうことがあるので，入れ過ぎないようにする.

c ×　毒薬は黒地に白枠白字，劇薬は白地に赤枠赤字のラベルである.

d ○

✅ポイント　毒薬・劇薬の表示マーク

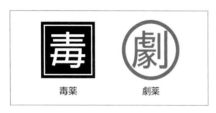

毒薬　　　劇薬

6．消毒・滅菌（問題編 p.147〜）

㊻　答え　b

a ×　芽胞，ウイルスを含むすべての微生物を死滅させ完全に除去し，無菌状態にすることを，滅菌という.

b ○　人体に有害な微生物の感染性をなくすか菌量を少なくすることで無毒化することを消毒という.

c ×　流水と洗浄剤を用いて，目に見える汚れを洗い流すことを，洗浄という.

d ×　無菌状態にすることは，滅菌である.

㊼　答え　a, c

a ○

b ×　熱湯は使用しない. 洗浄液にはタンパク質分解酵素が入っている製品が多いので，高い温度では，酵素の働きが弱まり，タンパク質が凝固する.

c ○　ゴムは超音波を吸収するため，洗浄効果は低い.

d ×　ハンドピース類はオイル洗浄を行う.

㊽　答え　b

a ○

b ×　滅菌効果はないが，消毒剤を使用した場合は消毒効果は期待できる.

c ○

d ○

㊾　答え　b, c

a ×　眼窩および副鼻腔，顔面骨の評価に適しているエックス線撮影方法である.

b ○　ブラシを用いず（爪周囲のみブラシ使用），スクラブ剤でもみ洗いを行った後，速乾性擦式手指消毒剤で消毒する.

c ○　CDC（米国疾病予防管理センター）が推奨する新しい手術手指消毒法. 普通石けんによる手洗いと速乾性擦式手指消毒剤のみで行う.

d ×　歯頸部清掃に適しているブラッシング法である.

㊿　答え　a

a ○

b ×　タービンハンドピースは高圧蒸気滅菌が適している.

c ×　ガーゼは高圧蒸気滅菌やEOG滅菌が適している.

d ×　ガッタパーチャポイントは熱に弱いためEOGが適している.

✅ ポイント　主な滅菌法の特徴

	高圧蒸気滅菌	エチレンオキサイドガス（EOG）滅菌
温度	121〜134℃	40〜60℃
時間	10〜50分	2〜24時間
対象	歯科用機材，金属製器材，リネン類，ガーゼ，ガラス製品	歯科用機材，金属製器材，プラスチック製品，ガラス製品
長所	短時間で確実な滅菌ができる 毒性や環境汚染がない	すべての微生物に有効 加熱滅菌できないプラスチックやゴム製品にも使用できる
短所	高温に耐えられない器材には使用できない	滅菌後の残留ガスに毒性がある 運用コストが高い

51 答え　a, d

a ○

b ×
c × ⎫ 人体へは毒性が強いために使用できない．
⎭

d ○

52 答え　c

a ×　血液・体液・排泄物に汚染された器具・リネン・環境などの消毒に用いる．

b ×　金属・非金属器具，手指・皮膚の消毒に用いる．

c ○

d ×　人体へは毒性が強いために使用できない．

✅ ポイント　主な消毒剤と用途

消毒剤	希釈濃度・消毒用途
グルタールアルデヒド（グルタラール）	2%：器具
次亜塩素酸ナトリウム	0.1〜0.5%：血液，体液等に汚染された器具，環境等 0.02〜0.05%：器具・病室等
ポビドンヨード	10%：手術野 7.5%：手指 0.25〜0.5%：含嗽用
エタノール	70〜90%：器具・手指・皮膚
逆性石けん（塩化ベンザルコニウム・塩化ベンゼトニウム）	0.1〜0.2%：手術野の皮膚 0.1%：器具 0.05〜0.1%：手指・皮膚 0.01〜0.25%：手術野の粘膜
クロルヘキシジングルコン酸塩	0.1〜0.5%：手指・皮膚・器具 0.05%：創面

53 答え　a

a ○

b ×　手術野の皮膚消毒に用いる．

c ×　金属・非金属器具，手指・皮膚の消毒に用いる．

d ×　10%グルタールアルデヒドは使用しない．

54 答え　a, d

a ○

b ×　安全性は高く，低コストである．

c ×　他の滅菌法に比べて毒性もなく，比較的短時間で滅菌ができる．

d ○　ほとんどの金属製品，ガーゼや綿球，ガラス製品，耐熱性のある一部のプラスチックなどの滅菌が可能．

55 答え　d

a ×　ゴム製品やプラスチック製品も滅菌できる．

b ×　40〜60℃で滅菌を行う．

c ×　芽胞にも効果はある．

d ○　滅菌時間は2〜24時間かかる．毒性があるためエアレーションが必要である．

56 答え　d

a ×　毒性はないのでエアレーションは必要としない．

b ×　プラズマ滅菌は滅菌材が過酸化水素なので，リネン類・ガーゼ・綿花などの過酸化水素を吸着してしまう素材の滅菌は不可能である．

c ×　滅菌温度は45℃と低温．

d ○　低温（45℃），短時間（75分）で滅菌できる．

57 答え　b, d

a ×　滅菌日時を記載し，古いものから使用できるようにする．

b ○

c ×　滅菌された状態に保たれる期間は，使用した包装材料，包装形態，保管状況などにより異なる．一定の期間が過ぎた場合，たとえ未使用でも滅菌効果が持続しているとはいえない．

d ○

第5章

歯科診療補助論

Ⅱ．主要歯科材料の種類と取扱いと管理

1. 模型用材料（問題編 p.150～）

1 答え　a, c

a ○

b ×　模型材の他に印象材としても使用する.

c ○

d ×　混水比が大きいと硬化は遅くなる.

2 答え　c

a ×　研究用模型は普通石膏である.

b ×　インレー製作用作業模型は超硬質石膏である.

c ○

d ×　ブリッジ製作用作業模型は超硬質石膏である.

☑ポイント　石膏のタイプと性質

タイプ	名　称	主な用途	線硬化膨張 （2時間）, %	圧縮強さ （1時間）, MPa
タイプ1	普通石膏	印象用	0.00～0.15	4.0～8.0
タイプ2 （クラス1）	普通石膏	咬合器装着用	0.00～0.05	9.0以上
タイプ2 （クラス2）	普通石膏	模型用および義歯埋没用	0.06～0.30	9.0以上
タイプ3	硬質石膏	模型用，義歯埋没用および模型基底部用	0.00～0.20	20.0以上
タイプ4	硬質石膏 （高強度, 低膨張）	模型用（特に歯型用），模型基底部用およびCAD/CAM歯型用	0.00～0.15	35.0以上
タイプ5	硬質石膏 （高強度, 高膨張）	収縮補償に必要な膨張量をもつ模型用（特に歯型用），義歯埋没用および模型基底部用	0.16～0.30	35.0以上

タイプ4は，超硬質石膏と呼ばれることがある.
（JIS T6600：2016より）

3 答え　b

a ×　硬化を早めるには練和時間を長くする.

b ○

c ×　硬化を早めるには水量を少なくする.

d ×　硬化を早めるには練和速度を速くする.

☑ポイント　石膏の硬化時間

石膏の硬化を早めるには，上記のほかに水温を高くする（30～40℃）方法もある.

2. 合着・接着・仮着用材料（問題編 p.150～）

4 答え　a, d

a ○

b ×　唾液や飲食物に溶解しないことが望ましい.

c ×　皮膜厚さは小さいことが望ましい.

d ○

5 答え　d

a ○　**カルボキシレートセメント**は，歯質・金属両者に対して化学的な接着が期待される.

b ○　**グラスアイオノマーセメント**は，歯質・金属（特に卑金属）に接着が期待できる.

c ○　**接着性レジンセメント**は，歯質・金属・ポーセレン・セラミックなどの接着に用いられる.

d ×　**酸化亜鉛ユージノールセメント**は，仮封・仮着・歯髄鎮静などに用いられる. 合着用セメントではない.

☑ポイント　合着材と接着材の種類と用途

リン酸亜鉛セメント		用途：合着・裏層 特徴：嵌合力で結合，反応熱が大きい 歯髄刺激性：大きい 使用器材：ガラス練板，ステンレススパチュラ
カルボキシレートセメント		用途：合着・裏層・仮着 特徴：歯質・金属に接着，天然色 歯髄刺激性：小さい 使用器材：紙練板，プラスチックスパチュラ
グラスアイオノマーセメント		用途：合着・裏装 特徴：歯質・金属に接着，感水性 歯髄刺激性：小さい 使用器材：紙練板，プラスチックスパチュラ
接着性レジンセメント	PMMA系	用途：接着 特徴：歯質，金属，セラミックに接着. 唾液に対する溶解性が少ない フッ素徐放性：なし
	コンポジットレジン系	用途：接着 特徴：エナメル質，象牙質，金属，レジンなどに対する接着性が高い フッ素徐放性：あり

6 答え　b，c

a × リン酸亜鉛セメントは分割練和を行う．

b ○

c ○

d × リン酸亜鉛セメントの練和には，練和時の反応熱を放熱させるために，ガラス練板と金属スパチュラを使用する．

7 答え　a，d

a ○

b × 液の主成分はポリアクリル酸とイタコン酸の共重合体（ポリマー）である．

c × 金属に対して接着する．

d ○

8 答え　a，d

a ○

b × 歯髄刺激性は弱い．

c × 熱伝導性は低い．

d ○ グラスアイオノマーセメントは練和時の発熱がほとんどないため，ガラス練板を使用する必要はなく紙練板を使う．また，ステンレスのスパチュラではステンレスが研削されて金属色がセメント泥に出てしまうことがあるので，プラスチックスパチュラを使用する．

9 答え　d

a × 歯質と金属の両者に対して化学的な接着が期待される．

b × 圧縮強さはリン酸亜鉛セメントの約半分と劣る．

c × カルボキシレートセメントの粉末の成分は，酸化亜鉛・酸化マグネシウムである．

d ○

10 答え　c

a × カルボキシレートセメントは紙練板とプラスチックスパチュラを使用する．

b × 一括で，または粉末が多い時は2分割し，それぞれを15秒間練和する．

c ○ 水分が蒸発し粘稠度が増すと練和しにくくなるため，練和直前に液を滴下する．

d × カルボキシレートセメントは練和時の発熱は少ないため，放熱する必要はない．

11 答え　b，d

a × 唾液に溶解することなく，強固で耐久性に優れた接着性を有する．

b ○ 歯質のみならず・金属・ポーセレン・セラミックなどにも接着する．

c × 特有の臭いがある．

d ○ 歯面の処置として，エナメル質・象牙質の酸処理が必要である．

12 答え　c，d

a × 歯髄為害性は弱い．

b × 歯質接着性はない．

c ○

d ○

13 答え　d

a ○

b ○

c ○

d × マツ科の植物の樹液である松脂（まつやに）を蒸留して得られる，ロジン酸を主成分とする天然樹脂である．酸化亜鉛ユージノールセメントに配合されている．酸化亜鉛ユージノールセメントは仮封材であるため，ブリッジの合着には使用しない．

14 答え　a

a × シリコーン印象材を使用する時ラテックスグローブを使用すると硬化阻害を起こすことがあるので，プラスチックグローブを準備する．

b ○

c ○

d ○

15 答え　b

a × 唾液などに触れると硬化し，仮封に用いられる．歯髄鎮静作用はない．

b ○

c × 歯髄刺激性は少ないが歯髄鎮静作用はない．合着・仮封・仮着に用いられる．

d × 歯髄鎮静作用はない．封鎖性，審美性がよい．

3. 印象用材料 （問題編 p.152〜）

16 答え　c，d

a ×

b ×

c ○

d ○

✅ ポイント　印象材の種類と用途

アルジネート	概形印象
寒天	精密印象
モデリング コンパウンド	概形印象（無歯顎），トレー用咬合採得
シリコーンゴム	精密印象
酸化亜鉛 ユージノール	精密印象（無歯顎）
印象用石膏	精密印象（無歯顎），咬合採得

17 答え　a, b

a ○

b ○

c ×　無歯顎印象採得時に使用される.

d ×　無歯顎印象採得・咬合採得時に使用される.

18 答え　b

a ×

b ○　概形印象に最適なアルジネートで印象を行う.

c ×

d ×

19 答え　d

a ×　アルジネートは弾性印象材である.

b ×　寒天との連合印象に用いる.

c ×　粉末と水を練和するのみなので，比較的簡単である.

d ○

20 答え　a, b

a ○

b ○

c ×　硬化したアルジネート印象材を水中に保持すると，ゲルの網目構造に水分が取り入れられ体積が増す膨潤が起こるため，水につけておくことはしない.

d ×　水で濡らしたティッシュペーパーで包む.

21 答え　c

a ×　印象材の比重は水より軽いため，まず粉末を入れ，次いで水を入れる.

b ×　粉末を先に入れるので，ふるい落とす必要はない.

c ○

d ×　トレーの盛りつけは素早く行う.

22 答え　a, d

a ○

b ×　練和技術は必要としないので，材料が均一である.

c ×　寒天を 5～15%含有し残りが水分である.

d ○　親水性なので湿潤している口腔内の印象採得が容易である.

23 答え　d

a ×　温度変化により硬化する.

b ×　加熱によりゾル化し，冷却によりゲル化する.

c ×　アルジネート印象材との連合印象を行う.

d ○　使用回数が増すと，分子量の低下や不純物の混入などにより印象材の腰が弱くなるため使用回数には限度がある.

24 答え　b

a ×

b ○　ラテックスが硬化反応に影響を及ぼし，阻害を生じるのは，合成ゴム質印象材の付加型シリコーン印象材のみである.

c ×

d ×

25 答え　c

a ×　一次印象時に使用する.

b ×　二次印象時に印象材の入るスペースを確保するために，一次印象時に用いる.

c ○　レギュラータイプの印象材は，精密印象に用いる.

d ×　二次印象時には用いない. モデリングコンパウンドは，①無歯顎の印象採得，②個人トレーの作製，③咬合採得，④義歯辺縁部の印象採得時に使用される.

26 答え　c

a ×　｝経時的収縮が大きいので，印象採得後すぐに石

b ×　｝膏注入を行った方がよい.

c ○　石膏注入のタイミングが早いと石膏と反応し，模型面が荒れるので，30 分～1 時間ほどしてから注入したほうがよい. 縮合型シリコーンゴム印象材の場合は，反応時にエタノールを生じながら収縮するので，すみやかに模型剤を注入する.

d ×

4. 歯冠修復用材料（問題編 p.154〜）

27 答え　a, c

a ○

b ×

c ○

d ×

✓ポイント　コンポジットレジンの重合方式

化学重合型	2種類のペーストを混ぜて硬化させる
光重合型	単一のペーストで，光を当てて硬化させる

28 答え　d

a ○

b ○

c ○

d ×　コンポジットレジンの組成は，レジン，フィラー，重合開始剤，重合促進剤，重合禁止剤，酸化防止剤，色素などであり，水銀は組成には含まれない．

29 答え　b

a ×　光重合型である．

b ○

c ×　色調は複数存在する．

d ×　透明性は普通のコンポジットレジンと変わらない．

30 答え　a, c

a ○

b ×　処理時間は 10〜40 秒くらいであるが，製品によって異なる．

c ○

d ×　ボンディング材は，窩壁にレジンを接着させるための材料であるため，酸処理前に塗布することはない．

31 答え　c

a ×　耐摩耗性にすぐれている．

b ×　歯髄や歯周組織に対する為害作用はない．

c ○

d ×　唾液などに溶解せず，化学的に安定している．

5. 仮封用材料（問題編 p.155〜）

32 答え　b

a ○

b ×　仮封は，暫間的な処置で使用ため，修復物の保持には適さない．保持には合着用セメントを使用する．

c ○

d ○

✓ポイント　仮封の目的

①異物の侵入による感染の防止，②応用薬剤などの漏洩防止，③歯質の保護，④外来刺激の遮断，があげられる．

33 答え　b, c

a ×　リン酸亜鉛セメントは合着用セメントである．

b ○

c ○

d ×　グラスアイオノマーセメントは合着用セメントである．

✓ポイント　仮封材の種類

①テンポラリーストッピング，②セメント系仮封材，③水硬性仮封材，④仮封用軟質レジン，⑤サンダラックバーニッシュ，などがある．

34 答え　b

a ×

b ○　感染根管治療時，膿やガスの排出路を確保しておかなければ疼痛や腫脹が生じ症状がさらに悪化する恐れがあるので，穿通仮封として用いる**サンダラックバーニッシュ**を用意する．

c ×

d ×

35 答え　b

a ○

b ×　辺縁封鎖性は優れている．

c ○

d ○

36 答え　b

a ×

b ○　**サンダラック**は，歯内療法時に排膿，ガスの排出を妨げないように通気性を期待した穿通仮封を目的として用いる．

第
5
章

歯科診療補助論

c ×
d ×

b ×　60℃前後の温度で溶かして盛り足しができる.
c ×　温水中では軟化しない.
d ○

6. その他の材料（問題編 p.155～）

37 答え　b

a ×　**インレーワックス**は，鋳造物修復（インレー・クラウンなどの）原型時に使用する.

b ○

c ×　**ユーティリティワックス**は印象用トレーの辺縁修正に用いる.

d ×　**バイトワックス**は咬合採得に用いる.

38 答え　a, d

a ○

39 答え　c

a ×　花火や発炎筒，高温超伝導体の材料となる.

b ×　電子部品などに利用される.

c ○

d ×　鉄とニッケルとの合金としてステンレス鋼などに利用される.

Ⅲ．保存治療時の歯科診療補助

1. 前準備（問題編 p.157〜）

1 答え　c

a ○

b ○

c × 薬剤による軟組織の損傷を防ぐ．

d ○

2 答え　a，b

a ○

b ○

c × クランプを歯に着脱するために使用する．

d × ラバーダムシートを歯に固定する．

3 答え　a，d

a ○

b × シートを固定させる．

c × 唇側の弧が大きくなっている．

d ○

4 答え　a，d

a ○

b × 有翼型である．遠心側形成時にクランプの橋部がタービンヘッドの動きを妨げない構造になっている．一般的なものより橋部が遠心位にある．

c ×

d ○

5 答え　a，b

a ○ 無翼型大臼歯用クランプ

b ○ 有翼型大臼歯用クランプ

c × 小臼歯用クランプ

d × 前歯唇面用クランプ

6 答え　a

a ○ ③テンプレート：穿孔位置の決定━━④ラバーダムパンチ：ラバーダムシートの穿孔━━①クランプフォーセップス：クランプの装着━━②練成充填器：歯頸部の括約

b ×

c ×

d ×

✅ポイント　ラバーダム防湿に用いる器具

ラバーダムシート	歯を隔離するためのシート
ラバーダムパンチ	ラバーダムシートの穿孔
ラバーダムクランプ	歯にラバーダムシートを固定する
ラバーダムクランプフォーセップス	クランプの着脱
ラバーダムフレーム	ラバーダムシートの固定
ラバーダムテンプレート	ラバーダムシートの穿孔位置決定
ハサミ	ラバーダムシートの過剰部の切除

7 答え　b，c

a × シートに対しクランプを少し斜めにかける．

b ○

c ○

d × のばしすぎないよう注意する．

8 答え　a，c

a ○

b × 直接法で該当歯をマークする．

c ○

d × 下顎にはアイボリー No. 56 が適する．

9 答え　b，c

a × $\overline{6}$ に装着する．

b ○

c ○

d ×

✅ポイント　無翼型クランプの使用法

下のいずれかを選んで操作する．

①ラバーシートの穿孔部にクランプを装着し，シートごと患歯に適合する．

②患歯にクランプを装着し，シートの穿孔部を広げてクランプおよび患歯を露出させる．

③シートの穿孔部から患歯を露出させ，クランプを装着する．

10 答え　c

a × **モデリングコンパウンド**は，精密印象の一次印象や有床義歯の印象採得の筋圧形成に用いる．

b × **酸化亜鉛ユージノール印象材**は，無歯顎の印象採得に用いる．

c ○ **シリコーンゴム質印象材**は，クラウンやブリッジの印象採得に用いる．図は歯肉圧排用綿糸とジンパッカーである．

d × **アルジネート印象材**は，概形印象や対合歯列

の印象採得に用いる.

✅ ポイント　歯肉圧排用綿糸とジンパッカー

　シリコーンゴム質印象材などで精密印象を行う場合には，辺縁歯肉を一時的に歯面から排除し，歯肉排除を行い作業野を明確にする.

11 答え　b, c

a ×　太さは極細，細，中細，太，極太があり，歯肉溝に合わせて選択する.

b ○

c ○

d ×　印象採得直前に取り出す.

12 答え　b, c

a ×　血液凝固抑制剤である.

b ○　血管収縮剤である.

c ○　血管収斂剤である.

d ×　消毒薬である.

13 答え　a, c

a ○

b ×　エラスティックモジュールは緩除分離法に用いる.

c ○

d ×　セパレーターは即時分離法に用いる.

14 答え　c

a ×　アイボリーのセパレーターは前歯部で用いる.

b ×　エリオットのセパレーターは臼歯部で用いる.

c ○

d ×　ハンドレンチが必要なものはフェリアのセパレーターである.

15 答え　b, c

a ×　隔壁に用いられる.

b ○

c ○

d ×　歯肉排除用綿糸を挿入する器具である.

2.　窩洞形成（問題編 p.160～）

16 答え　a, d

a ○　隣接面窩洞の歯肉壁にベベル（外傾斜）を形成する.

b ×　回転器具，修復物の研磨，窩縁の圧接に用いる.

c ×　粘膜剝離子である.

d ○　窩壁の仕上げに用い，箱形窩洞を明確にする.

17 答え　a, d

a ○

b ×　ISO 規格に従い，頭部材質，装着方式，全長，頭部形状，頭部最大径が番号で示されるようになった.

c ×　インバーテッドコーン型の他にもテーパーシリンダー，シリンダー，スクエアーエッジホイール，ラウンドエッジホイール，ボール，コーンなど種類が多い.

d ○

18 答え　a, c

a ○

b ×　ホイールである.

c ○

d ×　インバーテッドコーンバーである.

19 答え　d

a ×　ラウンドバー

b ×　インバーテッドコーンバー

c ×　フィッシャーフラットエンドバー

d ○　テーパードフィッシャーバー：メタルインレー窩洞の側壁は外開きになるためこれを用いる.

✅ ポイント　バーの種類と用途

バー	用途
ラウンドバー	う蝕象牙質の切削，天蓋，髄角の除去
インバーテッドコーンバー	エナメル質直下の象牙質の切削，アンダーカットや窩底の形成
フィッシャーフラットエンドバー	側壁と窩底を直角にする
テーパードフィッシャーバー	メタルインレー窩洞の形成
フィニッシングバー	アマルガム修復などの金属修復物の仕上げ

20 答え　c

a ×　2 級窩洞にはマトリックスバンドを使用.

b ×　3 級窩洞にはセルロイドストリップスを使用.

c ○

d ×　5 級窩洞にはプラスチック製のサービカルマトリックスを使用.

（→p.12 のポイント「ブラックの窩洞の分類」も参照）

21 答え　a, b

a ○

b ○

c ×　歯間分離器．即時歯間分離法に使用される．

d ×　補綴物の装着に用いる．

22 答え　a, b

a ○　バンドに豊隆を与える．

b ○　マトリックスの保持を行う．

c ×

d ×

23 答え　b, c

a ×　修復物の形態修正や研削に用いる．

b ○　アマルガム窩洞の角型穿下付与，窩底の平坦化に用いる．

c ○

d ×　辺縁部の圧接等仕上げ用に用いる．

24 答え　d

a ×　**インバーテッドコーンバー**

b ×　**ラウンドバー**

c ×　**フィニッシングバー**

d ○　**テーパードフィッシャーバー**

（→p.110 のポイント「バーの種類と用途」も参照）

25 答え　b, c

a ×　髄角の除去は通常ラウンドバーにて行われる．

b ○　図はエキスカベーターである．

c ○

d ×　根管口の探索は直探針で行う．

3. 直接修復（問題編 p.162〜）

26 答え　a, d

a ○

b ×　4 級窩洞修復に用いる．

c ×

d ○

27 答え　b, c

a ×　シェードの濃いペーストでは，光線通過性が低下するので硬化深度は浅くなる．

b ○

c ○

d ×

28 答え　d

a ×　フッ化物塗布の必要はない．

b ×　ボンディング材は，歯質とコンポジットレジンを接着させる目的で用いるため酸処理後に行う．

c ×　酸性溶液を用いて脱灰処理すると歯面が粗糙（そぞう）となり，力を入れて塗布すると粗糙が壊れるため，力を入れてはいけない．

d ○　スミヤー層（スメア層）は接着阻害因子となる．

29 答え　c, d

a ×　スチールバーの金属色が着色するため用いない．

b ×　アブレーシブポイントの粒子が付着するため用いない．

c ○

d ○

30 答え　a, d

a ○

b ×　金属製マトリックスは光を透過しないため，透明なマトリックスを使用する．

c ×　5 級窩洞はセパレーターを必要としない（エリオットのセパレーターは臼歯部用に使用）．

d ○

31 答え　b

a ×

b ○

c ×

d ×

✅**ポイント　セルフエッチングプライマーシステム**

プライマー中に酸性のレジンモノマーを配合し，歯質のエッチングと象牙質のプライミングを同時に行い，ボンディング材を塗布する 2 ステップシステムである．

術式はセルフエッチングプライマー塗布後，エアブロー，ボンディング材塗布，光照射を行い，コンポジットレジンを填塞後，光照射する．

32 答え　c, d

a ×　過度の咬合圧がかかる歯は禁忌症である．

b ×

c ○

d ○

❸❸ 答え　b

a ×

b ○　レジンの透明度が高いほど硬化深度は大きくなる.

c ×

d ×

☑ ポイント　光重合レジンの硬化深さ

　光重合型コンポジットレジンの光照射面からレジンが硬化しているところまでを硬化深さとよぶ. ペーストに照射された光線は, ペースト内部を通過しながら減退するので, ペーストの厚さが厚くなれば光線量が不足し, 重合硬化していない部分が生じる. また, シェード（色）の濃いペーストでは, 光線通過性が低下するので, 硬化深さは浅くなる.

4. 間接修復（問題編 p.164～）

❸❹ 答え　c, d

a ×　仮封用のセメントである.

b ×　矯正用器具である.

c ○

d ○

❸❺ 答え　a

a ○　最初の処置はう蝕象牙質の除去であるため, ラウンドバーとスプーンエキスカベーターを準備する.

b ×　主にコンポジットレジンの形態修正, 研磨の中仕上げに用いられる.

c ×　エナメル質窩縁や金属修復物の形態修正に用いられる.

d ×　歯肉壁窩縁の窩縁斜面形成に用いられる.

❸❻ 答え　b, c

a ×　手の平か指の腹に乗せて落下しないようにする.

b ○

c ○

d ×

❸❼ 答え　a, c

a ○　エキスプローラー

b ×　メタルストリップスは, 成形修復物の隣接面の仕上げ研磨に用いる.

c ○　デンタルフロス

d ×　練成充塡器

☑ ポイント　余剰セメントの除去

　図は2級のインレー窩洞である. 余剰セメントの除去は, エキスプローラー, スケーラー, 隣接面などのエキスプローラーが入りにくい部位はデンタルフロスを用いて除去する.

5. 歯の漂白（問題編 p.165～）

❸❽ 答え　c, d

a ×　ホームブリーチ実施時のマウストレー作製時に使用する.

b ×　オフィスブリーチ法では30～35％過酸化水素水（劇薬）を用いる.

c ○　ラバーダム防湿, または光硬化型ガムプロテクターなどで歯肉, 皮膚を保護する.

d ○　塗布した漂白剤を光照射器を用いて活性化させる.

❸❾ 答え　c

a ○

b ○

c ×　ウォーキングブリーチ法に用いる.

d ○

❹⓪ 答え　a, b

a ○　オフィスブリーチに用いる.

b ○　ホームブリーチに用いる.

c ×　根管拡大時に使用する.

d ×　イオン導入法で用いる.

❹❶ 答え　d

a ×　⎫

b ×　⎬オフィスブリーチ法で用いる.

c ×　⎭

d ○

☑ ポイント　ウォーキングブリーチ法の術式

　①ラバーダム防湿, ②根管口部の裏層, ③漂白剤の混和, ④漂白剤の歯髄腔内への貼付, ⑤仮封（二重仮封）

❹❷ 答え　a

a ○　失活歯のみに適用する.

b ×

c ×

d ×

☑ポイント　漂白法の選択

　失活歯の漂白は歯髄腔内から漂白剤を作用させるウォーキングブリーチ法で行う．

　生活歯の漂白はバイタルブリーチ法ともよばれ，歯科診療所において施術するオフィスブリーチ法と，歯科医師の指導のもとに患者自身が自宅で漂白操作を行うホームブリーチ法がある．

☑ポイント　歯のホワイトニングの種類

バイタルブリーチ法	オフィスブリーチ法	生活歯	30〜35%過酸化水素水
	ホームブリーチ法	生活歯	10〜20%過酸化尿素
ウォーキングブリーチ法		失活歯	30〜35%過酸化水素水と過ホウ酸ナトリウムを混合したペースト

6. 歯髄処置 （問題編 p.165〜）

43 答え　c, d
- a ×
- b ×　根管清掃剤である．
- c ○
- d ○

44 答え　c, d
- a ×　覆髄剤として使用する．
- b ×　裏層材として使用する．
- c ○
- d ○

45 答え　a, d
- a ○
- b ×　第2回目処置の根管清掃に用いる．
- c ×
- d ○

46 答え　c
- a ×　探針
- b ×　根充用ピンセット
- c ○　平型充填器
- d ×　リーマー

47 答え　a, d
- a ○
- b ×　根管拡大に用いる．
- c ×　根管消毒薬である．

- d ○

48 答え　a, d
- a ○
- b ×　歯髄失活剤である．
- c ×　歯髄鎮痛消炎薬である．
- d ○

☑ポイント　歯髄処置に使用する薬剤

歯髄鎮痛消炎療法	ユージノール，グアヤコール，フェノールカンフル，酸化亜鉛ユージノールセメント
間接覆髄法	酸化亜鉛ユージノールセメント，水酸化カルシウム製剤，パラホルムセメント
直接覆髄法	水酸化カルシウム製剤，ヒドロキシアパタイト
生活断髄法	水酸化カルシウム製剤

49 答え　d
- a ×　練成充填器を使用する．
- b ×　ガスバーナーの上に数秒かざす．
- c ×　加熱しすぎると材質が変化してしまう．
- d ○

50 答え　b, c
- a ×　合着用セメントである．
- b ○
- c ○
- d ×　合着用セメントである．

51 答え　d
- a ×　歯の表面は乾燥させて電導性ペーストを部分的に塗布する．
- b ×　歯面中央に当てる．
- c ×　金属部分は電導子を当てない．
- d ○

52 答え　a
- a ○　局所麻酔後にはラバーダム防湿と術野の消毒を行う．
- b ×　根管経路探索・拡大に使用する．
- c ×　根管の清掃・消毒に使用する．
- d ×　根管口の漏斗状拡大に使用する．

53 答え　d
- a ×　**インバーテッドコーンバー**：アンダーカットや窩底の形成に用いる．
- b ×　**フィッシャーフラットエンドバー**：側壁の形成に用いる．

c ✕　**ホイールバー**：窩底の形成などに用いる.

d ○　**ラウンドバー**：う蝕象牙質の除去，天蓋・髄角の除去，レジン窩洞の保持形態付与などに用いる.

7.　根管処置（問題編 p.167〜）

54　答え　b

a ✕

b ○　クレンザー（抜髄針）のことである.

c ✕

d ✕

55　答え　d

a ✕

b ✕

c ✕

d ○

☑ポイント　**根管処置の器具と用途1**

器具名	用途
K ファイル	根管拡大や根管壁の平滑化
リーマー	根管や根尖孔の穿通，根管拡大
ピーソーリーマー	根管の拡大形成
角型ブローチ	綿花を巻きつけ根管拭掃，貼薬

56　答え　d

a ✕　無機質溶解作用はない.

b ✕　有機質溶解作用を有する. 過酸化水素水と混ぜて交互洗浄に用いられる.

c ✕　無機質溶解作用はない. 次亜塩素酸ナトリウムと混ぜ，酵素ガスを発泡させ洗浄する.

d ○　根管壁を脱灰，軟化し効率よく拡大形成するために用いる.

57　答え　c

a ✕　H_3PO_4（リン酸）は，コンポジットレジン修復などの酸処理やリン酸亜鉛セメントの液成分に 30%程度のリン酸水溶液を用いる.

b ✕　H_2O_2（過酸化水素水）は，NaOClと併用し発泡を生じさせ根管清掃に用いる.

c ○　NaOCl（次亜塩素酸ナトリウム）は，根管内の化学的清掃に用いる薬剤で有機質の溶解を目的にする.

d ✕　NH_4F（フッ化アンモニウム）は，有毒でガラスを腐食する化合物である.

58　答え　a, d

a ○

b ✕

c ✕

d ○

☑ポイント　**根管処置の器具と用途2**

器具名	用途
レンツロ	糊剤根管充塡
シルバーポイント	根管充塡材
ファイル	根管拡大，根管壁の平滑化
スケール	ポイント長の測定

59　答え　c, d

a ✕　根管用プラガーは垂直加圧充塡法に使用する.

b ✕　スプレッダーは側方加圧充塡法に使用する.

c ○

d ○

60　答え　c, d

a ✕　エックス線不透過性である.

b ✕　接着性はない.

c ○　加熱により変形するため加熱による消毒・滅菌はできない.

d ○　生体に対する組織親和性がある.

61　答え　a, d

a ○

b ✕

c ✕

d ○

☑ポイント　**ファイル・リーマーの色**

灰色，紫，白，黄，赤，青，緑，黒の順で太くなり，白から以降は繰り返して表示される.

サイズ（番）	柄の色	サイズ（番）	柄の色
8	灰	55	赤
10	紫	60	青
15	白	70	緑
20	黄	80	黒
25	赤	90	白
30	青	100	黄
35	緑	110	赤
40	黒	120	青
45	白	130	緑
50	黄	140	黒

8. 外科的歯内療法（問題編 p.168〜）

62 答え　d

a ×　上顎大臼歯などの複数根がある歯で，保存不可能な歯根を歯頸部付近で切断・除去する方法である．

b ×　下顎大臼歯で根分岐部病変があり治癒傾向がみられない場合，近心根と遠心根を分離して歯を保存する方法である．

c ×　歯肉を切開し，歯槽骨に孔を開け，根尖部の病巣を搔把する方法である．

d ○　感染根管治療を行っても治癒が思わしくない場合，または歯冠修復（支台築造を含む）が除去できない場合，根尖の一部を切除し根尖搔把術と同様に病巣を搔把する方法である．その際，根尖部除去後に根管が露出するため，根尖方向から根管充塡を行うことがある．

63 答え　b, d

a ×　単根歯には適用しない．

b ○

c ×　樋状根は，近心根と遠心根が頬側面で癒合しており歯根を分離できないため適応症ではない．

d ○

✅ポイント　ヘミセクション

　ヘミセクションとは，下顎大臼歯の2根のうち1根が根管治療では治癒傾向がみられない場合や，破折などで保存が不可能な場合，その根を歯冠部とともに除去し，他の1根を残す方法である．垂直性骨吸収も根管治療では治癒しないので適応になる場合もある．

64 答え　a, b

a ○

b ○

c ×　｝歯槽骨の削除に用いられる．
d ×

✅ポイント　膿瘍切開法

　膿瘍切開法とは，根尖性歯周炎で歯肉が腫脹し膿瘍形成がみられる場合，歯肉切開を施し排膿させる方法である．術後，排膿路を確保するために切開部にラバードレーンなどを挿入する．

9. 歯周外科治療（問題編 p.169〜）

65 答え　d

a ×

b ×

c ×

d ○　イニシャルプレパレーションは歯周基本治療ともよばれる．

66 答え　c, d

a ×　新付着術，歯肉切除術で使用する．

b ×　歯肉切除術，歯周形成術で使用する．

c ○

d ○

（→p.16のポイント「歯周外科手術」，p.17のポイント「フラップ手術とは」も参照）

67 答え　a

a ○　図はカークランドメスである．

b ×

c ×

d ×

68 答え　a, d

a ○

b ×　炎症による浮腫のある歯肉に適応する．

c ×　適応症は 3〜5 mm の骨縁上ポケットである．

d ○

Ⅳ. 補綴治療時の歯科診療補助

1. 検　　査（問題編 p.171～）

1 答え　a, b

a ○

b ○

c ×　**チェックバイト**は上下顎関係の記録で，ワックスやシリコーンラバーを用いて行う．

d ×　**平行測定**は支台歯軸壁の平行性の検査で，ミラーを使用して行う．

2 答え　a, b

a ○

b ○

c ×　**平行測定**には専用のミラーや平行測定器が用いられる．

d ×　**咬合音検査**は聴診器または咬合音測定器で計測する．

✅ポイント　各種検査法

ゴシックアーチ描記法	下顎の側方限界運動の記録	ゴシックアーチトレーサー 記録用クレヨン 咬合器
チェックバイト法	上下顎間関係の記録	印象用石膏 シリコーンラバー ワックス
平行測定	支台歯の平行性を検査	ミラー 平行測定器
咬合音検査	上下顎歯の咬合時接触音から咬合関係の適否を検査	咬合音測定器 聴診器

3 答え　b, d

a ×　下顎運動の記録法の一つで水平的な顎間関係の決定や診断を行うため，歯科衛生士からの運動指示は行わない．

b ○

c ×　患者は座位にて頭部を安定させる．

d ○

4 答え　c

a ×　開口量は**ノギス**や**定規**を使用する．

b ×　咬合音は**聴診器**や**咬合音測定器**を用いて中心咬合位での接触音を確認する．

c ○

d ×　歯列弓の形態を検査する方法としては**スタ**

ディーモデルによる．

2. 印象採得（問題編 p.171～）

5 答え　d

a ○

b ○

c ○

d ×　**個歯トレー**を使用しての印象は，精密印象のためインジェクションタイプのシリコーン印象材などを使用する．

6 答え　b

a ○

b ×　**有孔トレー**は既製トレーの一つで多数の孔をもつ種々の形態のトレーである．

c ○

d ○

7 答え　a, c

a ○

b ×　有孔トレー（回転タイプ）

c ○

d ×　個歯トレー

8 答え　c

a ×　**酸化亜鉛ユージノール**は硬化後弾力性がないため，無歯顎用の印象材として利用される．

b ×　**コンパウンド**は軟性，中性，トレーの 3 種あり，各々の軟化点は異なるが，どれも 20 度よりは高い．

c ○

d ×　アンダーカット部の印象には不向きである．

9 答え　a, c

a ○

b ×　通常は網トレー，有孔トレーなどを用いる．

c ○

d ×　操作時間を長くするためには冷水を使用する．

10 答え　c, d

a ×　各個トレーは，精密印象採得のため患者の口腔内に適合させ，即時重合レジンで製作された個人用トレーである．

b ×　寒天印象材は精密印象採得に使用する．

c ○

d ○

11 答え　a, b

a ○

b ○

c ×　ブリッジ製作のための印象採得は，寒天・アルジネート連合印象やシリコンラバー印象材などを準備し，精密印象採得を行う．

d ×　チェックバイトにはパラフィンワックスなどを準備する．

12 答え　a, c

a ○

b ×　全部被覆冠製作の印象採得時は**シェードガイド**で，人工歯の色調を選択する．**モールドガイド**は義歯製作時，人工歯の形態の選択に使用する．

c ○

d ×　インレーワックスは，インレー，クラウンやブリッジの鋳造用原型の製作に用いる．

13 答え　d

a ○

b ○

c ○

d ×　印象面に付着した唾液，血液は水洗し，次亜塩素酸ナトリウム 0.1％などで消毒を行い石膏を注ぐ．

14 答え　b, c

a ×　**アルジネート印象材**は概形印象に用いる．

b ○

c ○

d ×　**ユーティリティーワックス**は概形印象採得時にトレーの調整に用いる．

15 答え　b, c

a ×　**アルジネート印象材**は，次亜塩素酸ナトリウム 0.1％，15 分．

b ○

c ○

d ×　**酸化亜鉛ユージノール印象材**は，消毒用アルコール 70％，10 分程度．

16 答え　d

a ○　口蓋部への表面麻酔は嘔吐反射の対策として効果がある．

b ○

c ○

d ×　水平位は口蓋に印象材が流れ込むため嘔吐反射の予防にはならない．

3. 顎間関係の記録（問題編 p.173〜）

17 答え　b, c

a ×　咬合採得では咬合紙ではなくワックスを軟化させるためにワックススパチュラやアルコールランプなどを準備する．

b ○

c ○

d ×　酸化亜鉛ユージノールペーストは仮封材として使用する．

18 答え　b, c

a ×　フェイスボウ

b ○

c ○

d ×　咬合平面板

19 答え　b

a ×　個人トレーは印象採得，筋圧形成で準備する．

b ○

c ×　咬合音検査器は上下顎の歯の接触時，左右咬合音を比較・観察する方法で，咬合採得時には必要ない．

d ×　床義歯の咬合採得にはワックススパチュラ，エバンス，パラフィンワックス，ノギス，咬合平面板，フェイスボウ，アルコールランプなど準備する．

20 答え　a, c

a ○

b ×

c ○

d ×

21 答え　a

a ×　咬合紙・咬合紙ホルダー．咬合採得では人工歯が配列されていないため，使用しない．

b ○　ノギス

c ○　エバンス

d ○　フェイスボウ（顔弓）

ポイント　咬合採得

咬合採得は頭蓋（顎関節）に対する上顎の位置決めと上下顎間関係の決定や，口元の容姿を含む歯の喪失による外観の改善を図るために行う作業.

4. プロビジョナルレストレーション
（問題編 p.175〜）

㉒ 答え　a
a ×　支台歯形成用バー（ダイヤモンドバー）
b ○　カーバイトバー
c ○　咬合紙ホルダー
d ○　シャモイスホイール

㉓ 答え　d
a ○
b ○
c ○
d ×　バイトワックスは印象採得時に使用する.

㉔ 答え　b
a ○
b ×　プラークが付着するため清掃は丁寧にする.
c ○
d ○

5. 補綴装置の装着 （問題編 p.175〜）

㉕ 答え　d
a ×
b ×
c ×
d ○　研磨の終った義歯は変形を防ぐために装着するまで湿った状態で保管し，技工室から届けられた義歯は消毒後水洗いをしてから口腔内に装着する.

㉖ 答え　a
a ×　スティッキーワックスは石膏印象，補綴物の仮着などに使用する60〜65度で融解する六角柱状のワックスである.
b ○
c ○
d ○

㉗ 答え　a, d
a ○

b ×　下顎総義歯の装着は，前歯部を人差し指と親指ではさみ，口角を広げて口腔内に挿入させ，両側臼歯部を軽く抑えて圧接する.
c ×　上顎総義歯を外す方法は，後方を押し下げるように空気を入れて外す.
d ○

㉘ 答え　a
a ×　義歯装着当初は義歯の刺激により唾液が増加する.
b ○
c ○
d ○　装着時すべりをよくするため.

㉙ 答え　c
a ○　咬合紙ホルダー
b ○　アブレシーブポイント
c ×　シェードガイド. シェードガイドは色見本のため試適には必要ない.
d ○　コンタクトゲージ

㉚ 答え　c
a ○
b ○
c ×　ダイヤモンドバーは形成時に使用し，合着時は研磨用のポイントを必要とする.
d ○

ポイント　ブリッジの装着

①テンポラリークラウンの除去（クラウンリムーバー）
②支台歯のチェック
③ブリッジの試適・調整（コンタクトゲージ）
④研磨・合着（シリコーンポイント）
⑤余剰セメントの除去（エキスプローラー，デンタルフロス）

㉛ 答え　c, d
a ×　支台歯の消毒，乾燥後，試適・調整を行った後，歯科医師の指示の下でセメントの練和をはじめる.
b ×　セメントの硬化確認は，紙練板上の残存セメントで行う.
c ○
d ○

Ⅴ. 口腔外科治療時の歯科診療補助

1. 抜歯（問題編 p.178〜）

1 答え a
a ○ 左右の別は上顎大臼歯用のみである.
b ×
c ×
d ×

2 答え b
a × 上顎前歯用鉗子である.
b ○
c × 上顎小臼歯用鉗子である.
d × 下顎前歯用鉗子である.

3 答え b
a × 骨ノミは，マレットとともに骨削除等に用いる.
b ○
c × 破骨鉗子は，骨の鋭端部の除去に用いる.
d × エレベーターは，歯の脱臼に用いる.

4 答え d
a ○ ダイヤモンドポイント：歯を分割する.
b ○ 骨膜剝離子：歯肉を剝離する.
c ○ エレベーター：歯を脱臼させる.
d × ペアン鉗子は用いない.

5 答え a
a × ルーツェピンセットは，ガーゼドレーンなどを切開創より膿瘍腔に挿入する時に使う.
b ○ 骨膜剝離子である.
c ○ 骨ノミである.
d ○ エレベーターである.

✅ポイント　小器具を覚えよう！

口腔外科分野では，特に小器具の出題が多いので，先端の形状，特徴をとらえておくことが重要である.

6 答え d
a ○
b ○
c ○
d × 術中の不慮の事故により，可撤性補綴物を介して粘膜を損傷または誤飲させる危険性があ

るので，可撤性のものはすべて取りはずしておく.

7 答え c, d
a × 鎮痛剤は止血後すぐに，麻酔が切れる前に服用する.
b × うがいをしすぎると血餅ができなかったり，できた血餅がはがれてしてしまうため，抜歯後2時間くらいは強いうがいは避ける.
c ○
d ○

8 答え d
a ○
b ○
c ○
d × 抗菌薬は処方された量を飲みきらないと効果がでないため，自己判断で投薬を中止しない.

9 答え a
a ○
b × 鎮痛剤は痛みが予想される場合，あるいは痛みがある時のみ服用する.
c × 止血されていればガーゼは外すように指示する.
d × 食事は，麻酔が切れてから軟らかいものを摂らせる.

✅ポイント　小児の抜歯後の注意

小児の場合は，とくに麻酔が効いているあいだに頰粘膜をかむことがあるので，注意が必要である. また，咬傷や火傷を起こすことがあるため，食事などは麻酔が切れたことを確認してから摂る.

10 答え a, d
a ○ 妊娠中の抜歯は安定期（5〜7カ月）に行うのが望ましい.
b × 咬合・咀嚼に関与している智歯は抜歯する必要はない.
c × 抜歯後の注意は他の患者と同様である.
d ○

11 答え b
a ×
b ○ もう一度清潔なガーゼなどで圧迫止血を指示し，それでも止血しない場合は来院してもらう.

第5章

歯科診療補助論

c ×

d ×

2. 小手術 （問題編 p.180〜）

12　答え　c, d

a ×　歯肉頰移行部や口底粘膜は軟らかく裂けやすいので丸針が適している.

b ×　粘膜剝離子が使われる.

c ○

d ○

13　答え　a, d

a ○

b ×　**鋭匙**は病巣の搔爬に用いる.

c ×　**ゾンデ**は外歯瘻の診断に用いる.

d ○

14　答え　a, c

a ○

b ×　ゾンデは膿の排出に，ドレーンの摘出にはマッカンドー型ピンセットを用いる.

c ○

d ×　マイセル（骨ノミ）はマレットと共に歯槽骨の削除や整形に用いる.

15　答え　c

a ×

b ×

c ○

d ×

☑ポイント　排膿法

排膿法は，ガーゼやゴムなどのドレーンを創内深くに挿入して膿を外に誘導する方法で，切開，洗浄後にドレーンを挿入する.

16　答え　c

a ○

b ○

c ×　排出された膿や滲出液は検体検査や抗菌剤の感受性テストのための標本になるので，不用意に処分しない.

d ○

17　答え　b, d

a ×　図は No. 12 彎刃刀である. 切開・排膿には No. 11 尖刃刀を用いる.

b ○　図は No. 11 尖刃刀である.

c ×　図は**カークランドメス**である. 歯周外科のうち, 主に歯肉切除に用いる. イチョウの葉の形の刃部外周が刃先になっている.

d ○　図は No. 15 円刃刀である.

18　答え　c, d

a ×　**下顎前歯用抜歯鉗子**は使用しない.

b ×　**モスキート止血鉗子**は使用しない.

c ○　**鋭匙**である.

d ○　**骨ノミ**である.

☑ポイント　歯根端（尖）切除術

歯根端（尖）切除術は，根尖病巣を歯根端の一部とともに摘出する方法である. 抜歯鉗子や止血鉗子は使用しない.

19　答え　c

a ○

b ○

c ×　歯槽骨整形術は突出した歯槽骨を平担にする手術のため，鋭匙は使用しない.

d ○

20　答え　b

a ○

b ×　ルートチップピックは残根の除去に用いる.

c ○

d ○

21　答え　a, c

a ○

b ×

c ○

d ×

3. 止血処置 （問題編 p.182〜）

22　答え　b

a ×　局所止血処置の永久止血法である.

b ○

c ×　吸引は止血法ではない.

d ×　局所止血処置の永久止血法である.

㉓ 答え　a, d

a ○　止血鉗子で血管損傷部を把持し，これに縫合糸をかけて結紮する方法．

b ×　塞栓法ともいう．一次的止血法．

c ×　外科矯正など広範囲な粘膜弁をつくる手術を行った際に弾性包帯で口腔外から圧迫止血する方法．

d ○　電気メスを用いて，出血部を凝固止血させる方法．

㉔ 答え　d

a ×　⎫

b ×　⎬局所的止血剤

c ×　⎭

d ○

㉕ 答え　c

a ○

b ○

c ×　圧迫止血法は滅菌ガーゼなどを出血部に圧迫させて止血する方法で，きつくかませる必要はない．

d ○

㉖ 答え　a, d

a ○

b ×　物理的凝固促進剤として酸化セルロースや吸収性ゼラチンスポンジ（スポンゼル®やゼルフォーム®）がある．

c ×　出血が多い場合は縫合処置を行う．

d ○

㉗ 答え　c, d

a ×　トロンビン製剤はトロンビン末®などで粉末として局所に塗布するものである．

b ×　酸化セルロースは局所的吸収性止血薬で，サージセル®，オキシセルガーゼ剤，オキシセル綿剤などがある．

c ○

d ○

㉘ 答え　a

a ○

b ×　コッヘルは有鉤，ペアンは無鉤の止血鉗子である．

c ×　モスキート鉗子は小型で，有鉤と無鉤がある．

d ×　損傷しやすい組織には無鉤を用いる．

㉙ 答え　d

a ×　電気メスは焼灼法である．

b ×　コッヘル止血鉗子は血管結紮法である．

c ×　レーザーは焼灼法である．

d ○

4. 縫合（問題編 p.183〜）

㉚ 答え　a, b

a ○

b ○

c ×　皮膚や歯肉などの強靱な組織は切れ味のよい角針を使い，軟らかい口腔粘膜などは丸針を使用する．

d ×　糸を通しやすい弾機孔が多く使用されている．

㉛ 答え　a, d

a ○

b ×

c ×

d ○

☑ポイント　縫合糸の種類

	天然系	合成系
非吸収性	絹糸	ナイロン
吸収性	洋腸線（カットグート）	デキソン バイクリル

㉜ 答え　a, c

a ○

b ×　持針器に針をつける方向や角度は縫合する部位に合わせる．

c ○

d ×　折り返した糸は 3〜5 cm 程度とする．

5. 麻酔（問題編 p.184〜）

㉝ 答え　a, d

a ○

b ×

c ×

d ○　伝達麻酔用は吸引操作が必要である．したがってプランジャー先端をカートリッジのゴム栓に食い込ませるために，らせん状またはモリ状になっている．

ポイント　浸潤麻酔用と伝達麻酔用の注射器

　浸潤麻酔用と伝達麻酔用のカートリッジ注射器はプランジャー（内筒）の先端と親指を掛ける部分に違いがある．伝達麻酔を行う際，薬液が誤って血管内に注入されるのを防ぐため，薬液を注入する前に吸引操作をして確認する．その操作を容易に行えるよう，先端はモリ状か，らせん状に，親指を掛けるところはリング状になっている．

34 答え　a, d

a ○

b ×

c ×

d ○

ポイント　注射針のサイズ

	ゲージ	太さ
伝達麻酔用	25 G	0.5 mm
	27 G	0.4 mm
侵潤麻酔用	30 G	0.3 mm
	31 G	0.28 mm
	33 G	0.26 mm

35 答え　b, c

a ×　カートリッジ注射液は滅菌すると液が変質してしまうため，カートリッジ頭部をアルコール綿花で消毒して使用する．

b ○

c ○

d ×　ゴム栓部分から装填する．

36 答え　a

a ×　笑気ガスは静脈内鎮静には用いない．

b ○

c ○

d ○

37 答え　b, c

a ×　最大濃度は亜酸化窒素30%，酸素70%である．

b ○

c ○

d ×　精神鎮静法は精神的緊張を解きほぐすものであるため，痛みを伴う歯科治療を行う場合は局所麻酔が必要である．

38 答え　c

a ×

b ×

c ○　亜酸化窒素ボンベは灰色，または上部が青色で下部が灰色，中には液体として貯蔵されている．

d ×

39 答え　a

a ×　全身麻酔導入時の胃内容逆流による誤嚥性肺炎や窒息を防ぐため，飲食は成人では予定される手術の6時間前，小児では3〜4時間前までとし，以後は飲食禁止とする．

b ○

c ○

d ○

6. 患者管理（問題編 p.185〜）

40 答え　c, d

a ×　癌細胞の減少は抗癌剤や放射線治療の効果による．

b ×

c ○　口腔粘膜炎の予防は目的の一つである．

d ○　口腔内細菌数の減少は目的の一つである．

41 答え　d

a ×

b ×

c ×

d ○

Ⅵ. 矯正歯科治療時の歯科診療補助

1. 器具・材料 (問題編 p.186〜)

1 答え a, b

a ○ **バードビークの鉗子**は，ラウンドワイヤーの屈曲に用いられる．

b ○ **ホウの鉗子**は，ビーク先端の内面が滑り留めの細かい溝があるため，結紮や保持に用いられる多目的な鉗子である．

c × **ヤングの鉗子**は線屈曲に用いられ，比較的太い線から細い線まで屈曲できる．

d × 口腔内では，切断したワイヤーが飛散しないように**セイフティディスカルエンドカッター**を使用する．

2 答え c, d

a × **マレット**はマイセルと共に用いて，歯の分割や歯槽骨削除に使用する．

b × 角線のアーチワイヤーを屈曲する場合，**アーチフォーマー**を利用することでねじれを防止する．

c ○ エラスティックセパレーターを用いて歯間分離するときは，**エラスティックセパレーティングプライヤー**，真鍮線で結紮する場合は**ホウプライヤー**を使用する．

d ○

3 答え c, d

a × 縮められて装着されたスプリングが広がるときに，空隙を離開させる．

b × 口唇の機能圧を利用して，下唇の悪習癖や異常機能圧を矯正する．

c ○

d ○

✅ **ポイント　保定とは？**

動的矯正治療後に，正常な状態を維持することを保定という．

自然保定	口腔周囲筋，咀嚼筋
器械保定	可撤式：ホーレーリテーナー，ラップアラウンドリテーナー，トゥースポジショナー 固定式：犬歯間固定装置

4 答え a, d

a ○ **ヤングプライヤー**である．

b × **ホウプライヤー**．用途は結紮，保持など多種多様である．

c × **バンドコンタリングプライヤー**．バンドと歯

の適合性をよくするために使用する．

d ○ **バードビークプライヤー**である．

✅ **ポイント　鉗子の種類と使用目的**

1. 線屈曲鉗子

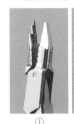 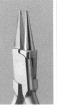 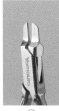 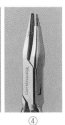

① ② ③ ④

①ヤングプライヤー
補助弾線やクラスプなどの太いワイヤーを屈曲する．
②バードビークプライヤー
主にエッジワイズ法で用いるラウンドワイヤーを屈曲する．
③ツィードアーチベンディングプライヤー
レクタンギュラーワイヤーを屈曲する．
④ツィードループベンディングプライヤー
レクタンギュラーワイヤー，ラウンドワイヤーに使用する．

2. 線切断用鉗子

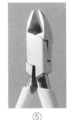 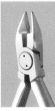 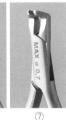

⑤ ⑥ ⑦

⑤ワイヤーニッパー
太いワイヤーの切断に用い，口腔内では使用できない．
⑥ピンアンドリガチャーカッター
結紮線などを切断する．口腔内で使用できる．
⑦ディスタルエンドカッター
口腔内でアーチワイヤーの末端を切断する．

3．結紮用鉗子，多目的に用いる鉗子

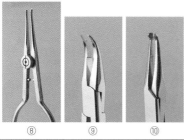

⑧　⑨　⑩

⑧リガチャータイイングプライヤー アーチワイヤーをリガチャーワイヤーでブラケットに結紮する．
⑨ユーティリティープライヤー 用途は多用途で，主にワイヤーの結紮，主線の着脱などに用いる．
⑩ホウプライヤー ユーティリティーと同様に口腔内で用いられ，歯間分離，真鍮線の結紮など多用途に用いられる．

4．バンド・ブラケット・ボンディングに関する鉗子

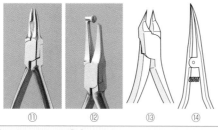

⑪　⑫　⑬　⑭

⑪バンドコンタリングプライヤー 既製バンドを歯の豊隆に合わせたり，バンドの辺縁を歯面に適合させる．
⑫バンドリムービングプライヤー バンドを撤去する．
⑬ブラケットリムービングプライヤー 接着したブラケットを歯面から除去する．
⑭エラスティックセパレーティングプライヤー 歯間分離に使用するエラスティックを把持する．

（鉗子の写真は，全国歯科衛生士教育協議会編：器材準備マニュアル第6版，p.74，口腔保健協会，2014より転載）

5 答え　b

a ×

b ○

c ×　アーチワイヤーをブラケットに固定するのは，結紮線やエラストメリックモジュールを使用する．

d ×

2．検査（問題編 p.187〜）

6 答え　b，c

a ×　自然顎位をとる．

b ○

c ○

d ×　フランクフルト平面と床面を平行にして正視する．

7 答え　a，c

a ○　その他に上下咬合面の5方向から撮影する．

b ×　ミラーは呼気によって曇るため，撮影前にぬるま湯につけるなどすると曇りにくい．

c ○　咬合平面の延長線上にカメラレンズを構えることで，写真に歪みが出にくい．

d ×　側方を撮影する場合は，犬歯がファインダーの中央にくるように合わせ，最後臼歯が写るように口角鉤を牽引する．

8 答え　c

a ○

b ○

c ×

d ○

✓ポイント　診断資料

　診査には①顔面写真の撮影，②口腔内写真の撮影，③印象採得，④エックス線写真の撮影，⑤顎機能検査を行い，診断資料を収集する．口腔衛生指導は，診断後に患者の口腔内状況や社会的状況，協力状況に合わせて行う．

9 答え　b，c

a ×　頭部エックス線規格写真（セファログラム）で評価する．

b ○

c ○

d ×　パノラマエックス線写真で得られる．

✓ポイント　顔面写真の評価

　顔面写真は，正面，斜め45度，側面およびスマイル時の4枚を撮影する．口唇の形態，側貌の垂直比の他に，顔の左右対称性，側貌形態などを評価する．

3．装置の装着（問題編 p.187〜）

10 答え　a

a ×　強固に固定させるためには，酸処理してエナ

メル質を軽く脱灰させる.

b ○

c ○

d ○

11 答え a, b

a ○

b ○

c × バンドを撤去するのに使用する.

d × 歯間分離に使用するエラスティックを把持する.

12 答え a

a ○ 図は**バンドリムービングプライヤー**である.

b × ボンディング材の撤去にはレジンリムーバーを用いる.

c × バンドを歯に圧入するにはバンドプッシャー, バンドシーターを用いる.

d × バンドの豊隆部を調整するにはバンドコンタリングプライヤーを用いる.

13 答え d

a × 歯間分離にはエラスティックセパレーターを用いる.

b × 顎や歯列弓の拡大をするにはエクスパンションスクリューを用いる.

c × バンドにチューブを溶接するにはスポットウェルダーを用いる.

d ○ 図は**ブラケットポジショニングゲージ**である.

14 答え b

a × バンドの辺縁の調節にはバンドコンタリングプライヤーを用いる.

b ○ 図は**ブラケットリムービングプライヤー**である.

c × アーチワイヤーを口腔内で切断する場合は, セイフティーディスタルエンドカッターを用いる.

d × レクタンギュラーワイヤー(角線)を屈曲するにはツィードアーチベンディングプライヤーやツィードループベンディングプライヤーを用いる.

15 答え a, c

a ○ **エラスティックセパレーティングプライヤー**

b × **バンドコンタリングプライヤー**

c ○ **ホウプライヤー**

d × **ジャラバックプライヤー**

16 答え d

a × 1日14時間以上装着する.

b × 装着したままでも会話できる.

c × 装置は毎日歯ブラシで磨く.

d ○

17 答え b, d

a × **ノギス**は, 模型分析の際, 歯冠近遠心径や歯列長径などを計測するのに用いる.

b ○ **バンドプッシャー**は, バンドを圧入するのに用いる.

c × **アーチフォーマー**は, 角線のアーチワイヤーを歯列弓の形に屈曲するのに用いる.

d ○ **バンドリムービングプライヤー**は, バンドを撤去するのに用いる.

✅ **ポイント　顎外固定装置を装着する際の患者への指導**

1. 患者自身で着脱し, 装着しない場合に矯正力は発揮されない.
2. 1日10〜14時間以上の装着で効果が得られる.
3. 顎関節の痛み, 開口障害が出た場合は担当医に連絡する.

18 答え a

a ○ 可撤式装置のため, 比較的清掃しやすい.

b ×

c × ｝固定式矯正装置は, 可撤式装置より清掃しにくくなる.

d ×

✅ **ポイント　矯正装置の分類**

①**固定式矯正装置と可撤式矯正装置**：患者自身が着脱できる装置か, できない装置の違い.

②**機能的矯正装置**：咀嚼筋や口腔周囲筋の機能力を矯正力として用いる.

③**顎内, 顎間, 顎外固定装置**：矯正力の抵抗源の求め方の違い.

19 答え b, d

a × 断続的な矯正力を発揮する.

b ○

c × 一定時間だけ作用する間欠的な矯正力を発揮する. 他にヘッドギアがある.

d ○

☑ポイント　矯正力の作用様式

①持続的な力, ②断続的な力, ③間欠的な力に分けられる.

20 答え　b

a ○　ステーキや鳥の唐揚げなどかみ切りにくい肉類はあらかじめ切ってから食べる.

b ✕　前歯でかみ切るような硬いせんべいやりんごなどは, 装置が外れやすくなるのでかみ切ることは避ける.

c ○

d ○　粘着性のあるものは装置が外れやすくなるだけでなく, 顎関節に負担をかけるので, ガムやキャラメルは控えるように指導する.

☑ポイント　矯正歯科患者への保健指導の要点

①矯正装置をつけることで, 歯肉や粘膜を圧迫する痛みと, 歯が動くことで筋肉痛に似た痛みがでる.
②歯が動く時の痛みは個人差が大きい.
③小児の場合は痛みで発熱することもあるため, 保護者による観察が必要である.
④装置が口腔内に当たる場合は, ワックスを丸めて装置を覆う.
⑤口内炎を併発する場合は, 歯科医師に薬剤の処方について相談する.
⑥口腔清掃法については, バンド辺縁やブラケット周囲など個々の口腔内の状況に合わせて指導する.
⑦口腔習癖を改善する筋訓練法についても指導する.
⑧食事については具体例をあげて説明する.

4. 装置の撤去 （問題編 p.189～）

21 答え　b, c

a ✕　結紮線はアーチワイヤーをブラケットや

チューブに装着するワイヤーである.

b ○

c ○

d ✕　バンドプッシャーはバンド装着時に使用する.

22 答え　a

a ○　**レジンリムーバー**は, ブラケット撤去後, 歯面に残ったボンディング剤を撤去する.

b ✕　**バンドコンタリングプライヤー**は, バンドを歯の豊隆にあわせたり, バンドの辺縁を絞って適合させるのに用いる.

c ✕　**マージンカンタリングプライヤー**は, バンドの辺縁を歯面に密着させるのに用いる.

d ✕　**バンドリムービングプライヤー**は, バンドの撤去に用いる.

23 答え　a, c

a ○　**ピンアンドリガチャーカッター**は, リガチャーワイヤー, ロックピン, 細いワイヤーの切断に用いる.

b ✕　**アーチフォーマー**は, 角線のアーチワイヤーを歯列弓の形に屈曲するのに用いる.

c ○　**ホウプライヤー**は, ワイヤーの適合・着脱, リガチャーワイヤーの結紮などに用いる.

d ✕　**ヤングプライヤー**は, 比較的太いワイヤーの屈曲に用いる. 補助弾線やクラスプの屈曲, 調整に用いる.

Ⅶ. ライフステージに応じた歯科診療補助

1. 妊産婦の歯科治療 (問題編 p.191〜)

1 答え　c

a ×　妊娠期に口腔内の粘膜に部分的に生じる良性の腫瘤.

b ×　妊娠中にはじめて発症した糖代謝異常.

c ○　子宮内胎児の重さが背柱右側を上行する下大静脈を圧迫し, 低血圧となるもの. 頻脈, 悪心・嘔吐, 冷汗, 顔面蒼白などの症状を呈する.

d ×　「妊娠時に高血圧を認めた場合」と定義され, 妊娠高血圧腎症, 妊娠高血圧, 加重型妊娠高血圧腎症, 高血圧合併症妊娠に分類される.

2 答え　a

a ○　圧迫されていた下大静脈が開放されるため症状が緩和する.

b ×　仰臥位であるため胎児の体重により下大静脈が圧迫される.
c ×
d ×

3 答え　d

a ×　歯科治療に対する不安などの精神的ストレスや痛み刺激により迷走神経緊張状態となり起こる. 妊娠後期に特化したものではない.

b ×　精神的ストレスや痛み刺激により過換気が誘発される. 妊娠後期に特化したものではない.

c ×　口腔周囲の不随意運動のことで, 加齢などによる中枢性に生じる特発性のものや, パーキンソン病治療薬などの副作用により起こるものがある.

d ○

2. 小児の歯科治療 (問題編 p.191〜)

4 答え　b, d

a ×
b ○
c ×
d ○

✓ポイント　行動療法的対応

✓ポイント　行動療法的対応

小児の歯科診療に対する不安や恐怖を軽減するために, さまざまな行動療法が用いられている.

方法	内容
TSD (tell-show-do 法)	わかりやすく説明 (tell), 用いる器材を見せる (show), 説明したことを実際に行う (do). コミュニケーションのとれない幼児や障害児では難しい.
モデリング法	他人が示した模範的行動を観察させ, 同じように行動させる.
トークンエコノミー法	あらかじめ決められた行動を獲得するたびにトークンが渡され, それがある数になった時に欲しいものと交換できる仕組みを意味する.

5 答え　c

a ×　説明を理解できる小児に有効であるため, 低年
b ×　齢児や障害児には適さない.

c ○

d ×　抑制的対応法は常用するものではない.

6 答え　a, d

a ○　協力が得られていても, 疲れ止めとして使用することもある.

b ×　いつも使用するのではなく, 口を開けられていられるならば使用しない.

c ×　初診の患児は, 不安や恐怖もある. 緊急な処置を必要としなければ, 開口器の使用は避ける.

d ○

7 答え　c, d

a ×　小児は保護者への依存心が強いため, 治療の妨げになることがある. しかし, 歯科治療への恐怖心や年齢を考慮しながら, 同室させる場合もある.

b ×　不安感を軽減させるため, 同じユニットを使用する方がよい.

c ○

d ○

8 答え　a, b

a ○

b ○

c ×　協力が得られるようになれば, レストレーナーを使用する必要はない.

d ×　笑気吸入鎮静法は, 鼻呼吸できない患者や心

第5章

歯科診療補助論

127

身障害者，非協力児，乳児では効果が得られない．

9 答え　a

a ×　1～2 歳児は不安や恐怖心を示しやすいが，優しい言葉使いや話しかけによって安心させることができる．

b ○

c ○

d ○

10 答え　a, c

a ○

b ×　抜歯当日は入浴や激しい運動は避ける．

c ○

d ×　頻繁にうがいをさせると血餅が形成されにくい．

11 答え　d

a ×

b ×

c ×

d ○　図の左側より，**金冠ばさみ，ゴードンのプライヤー，ムシャーンのプライヤー，咬合面調整鉗子**．

12 答え　a

a ○　図は，第一乳臼歯が欠損し，第二乳臼歯を支台として**クラウンループ保隙装置**を装着している．

b ×

c ×　エッジワイズ装置のアーチワイヤーをブラケットに結紮するときに使用する．

d ×　エッジワイズ装置の角線にループを屈曲するときに使用する．

13 答え　a, b

a ○

b ○

c ×　クラウンフォームを使用して，コンポジットレジンで全歯面の被覆を行うので，合着用セメントは用いない．

d ×　ゴードンのプライヤーは乳歯用金属冠の調整に用いる．

14 答え　a

a ○　前歯部には**アイボリーのセパレーター**を使用する．歯間分離法で臼歯部はエリオットのセパレーターを使用する．

b ×　**コンタクトゲージ**

c ×　**リテーナー**

d ×　**ラバーダムクランプ**

15 答え　b

a ×　歯髄を保護するため，根管充塡は行わない．

b ○

c ×　歯髄鎮静法で使用する液状の鎮静薬である．

d ×　生活歯髄切断法の FC 法で用いる．

16 答え　b, c

a ×　既製冠を合着する前にはラバーダムを外す．

b ○ ⎫
c ○ ⎬　小児は唾液分泌が多いため，清潔な術野を確保するためにも必須である．

d ×　簡易防湿下で行う．

3. 成人の歯科治療（問題編 p.194～）

17 答え　a, d

a ○

b ×

c ×

d ○　低血糖時の症状には，嘔気，気分不良，意識障害，冷汗，動悸，手足の震えなどがある．

18 答え　a, d

a ○　高血圧で症状が悪化するため，発作時は，血圧測定を行い確認する．

b ×　血圧の安定のため水平位で安静にする．

c ×

d ○　ニトログリセリン舌下錠は口の粘膜からすばやく吸収され効果があらわれる．

19 答え　c, d

a ×

b ×　患者誘導の際には，転倒などを想定し，右側に立って誘導する．

c ○

d ○　枕などを麻痺がある側に置くことにより，姿勢の保持安定ができる．

4. 高齢者の歯科治療 (問題編 p.195〜)

⑳ 答え d

a ○

b ○

c ○

d × 非言語的（笑顔，手を握る，肩に手を置く，背中をさするなど）働きかけを多くする.

㉑ 答え a

a ○

b × すべての内容ではなく，必要なときには書面化する.

c × 個人として尊重し，年配者としての敬意を示して対応する.

d × 相手の目線上に位置し話し方は相手のスピードに合わせる.

㉒ 答え b

a ×

b ○ ワルファリンを服用している場合，出血傾向が発現する．ワルファリンは血栓の生成を防ぐため，心筋梗塞や脳梗塞の恐れのある人に使用される.

c ×

d ×

㉓ 答え d

a × 上腕部が心臓と同じ高さになるような体位をとる.

b × 1秒間に2〜3mmHgの速度で減圧する.

c × 上腕部の圧迫を避け，衣服の着用はできるだけ薄くしてマンシェットを巻く.

d ○

✅ ポイント　血圧測定時の誤差要因と値

誤差要因	収縮期	拡張期
マンシェットの幅が狭すぎる	上がる	上がる
マンシェットの幅が広すぎる	下がる	下がる
マンシェットの巻き方がゆるい	上がる	上がる
マンシェットの巻き方がきつい	変化なし	下がる
測定場所が心臓より高い	下がる	下がる
測定場所が心臓より低い	上がる	上がる
減圧速度が速すぎる	下がる	上がる

㉔ 答え c

a × 脈拍は正常成人でおよそ1分間に60〜80回である．加齢とともに減少傾向となる.

b × 体温は正常成人より0.5度ほど低くなる.

c ○ 呼吸数は正常成人でおよそ1分間に12〜20回である．呼吸数も減少する.

d × 収縮期血圧は高くなり，拡張期血圧は低くなる.

㉕ 答え c, d

a × 空腹による低血糖を避けるために，アポイントは午前中の早い時間にするなど配慮する.

b × 発作は朝に多いので，アポイントは午後の早い時間帯がよい.

c ○

d ○

㉖ 答え a, d

a ○ ボディーメカニックスとは，力学的原理を活用した介護の方法である.

b × 片側麻痺患者のため両腕を介助者の首にまわすことは困難である.

c × デンタルチェアーを車椅子のシートと同じ高さに調整する.

d ○

㉗ 答え a, c

a ○

b × 認知症にみられる摂食嚥下障害の症状である.

c ○

d × 認知症にみられる摂食嚥下障害の症状である.

㉘ 答え c, d

a × 足はフットレストの上に乗せる.

b × フットレストは上げた状態で着席してもらう.

c ○

d ○

✅ ポイント　車椅子各部の名称

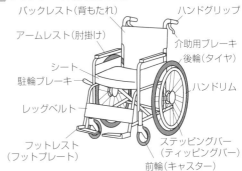

㉙ 答え　d

- a × 筋肉量が減少し，筋力や身体機能の低下が起こること．
- b × 口腔機能の軽微な低下を含む身体の衰えの症状．
- c × 舌，口腔，下顎，口唇などの不随意運動で，抗精神病薬やパーキンソン病治療薬の長期服用の副作用として生じる場合もある．
- d ○ 口唇や舌などの運動機能を，発音状況によって評価する検査法．

(→p.138 のポイント「オーラルディアドコキネシス」を参照)

㉚ 答え　a, b

- a ○
- b ○
- c × 訪問診療である．
- d × 訪問診療である．

㉛ 答え　a, b

- a ○
- b ○
- c × 治療計画，ケア計画，リハビリ計画が必要となる．
- d × 本人への説明も必要である．

5. 障害児者の歯科治療 （問題編 p.197〜）

㉜ 答え　b

- a ○
- b × 身体的な目標は移動時の転倒，脱臼，骨折，器具の誤飲，軟組織の損傷など偶発事故の防止を心がけることである．
- c ○
- d ○

㉝ 答え　a, d

- a ○
- b × 血友病は，凝固因子の欠乏や活性化の低下が見られるため易出血に配慮する．
- c × 脳性麻痺は，原始反射や不随意運動が見られるため外傷に配慮する．
- d ○

✓ポイント　感染予防対策において特に配慮が必要な状態

易感染状態	ダウン症（免疫低下傾向），骨髄移植・臓器移植（免疫抑制剤の使用），自己免疫疾患（ステロイドの使用），悪性新生物（化学療法や放射線療法），白血病（好中球の減少），など
易出血状態	白血病（正常な血液細胞の減少），脳血管疾患（抗凝固薬の使用），血友病（凝固因子の活性の低下），高血圧症（薬物性の歯肉増殖），など
外傷リスク	脳性麻痺（原始反射や不随意運動），てんかん（発作による転倒），知的障害・発達障害（自傷行動），など
誤嚥リスク	脳血管疾患・脳性麻痺・知的障害（摂食嚥下障害），知的障害・発達障害（嘔吐・はんすう），など

㉞ 答え　a, d

- a ○
- b × 視覚以外の感覚を活用できるもので対応する．
- c × 本人に口頭で診療内容を報告する．
- d ○

㉟ 答え　a, b

- a ○
- b ○
- c × 口頭での説明だけでなく，できるだけ具体的なかたちで清掃方法を見せたり，模型や写真，絵，ビデオなどを利用する．
- d × 説明は省略せずゆっくり対応し，発達段階に応じた行動調整を行う．

㊱ 答え　a, b

- a ○
- b ○
- c × 室内は単純で変化の少ない環境にする．
- d × 不安や恐怖を増大させないように担当者を変えず，毎回同じチェアーに座らせるなど環境を整備する．

㊲ 答え　a, d

- a ○ ほとんどの発作が数分でおさまることが多い．
- b × 口に割り箸などをかませると硬・軟組織の外傷を引き起こすことがある．
- c × 発作が 10 分以上持続したり，意識が回復しない場合は救急車を呼ぶ必要がある．
- d ○

38 答え　c, d

a ×　┐
　　　├ 頸部，胸部，腹部は抑制してはいけない.
b ×　┘

c ○

d ○

39 答え　d

a ○

b ○

c ○

d ×　チェアタイムを短縮し来院回数を減らすことができる.

☑ポイント　体動コントロールの目的

偶発事故の防止	転倒，外傷，誤嚥，粘膜の損傷などの事故を防止し，安全に治療を行う
適応行動の学習	不安・恐怖心を取り除き，苦痛のない治療を体験させて，適応行動の学習を促す
生理的機能の安定	呼吸，循環動態，薬物代謝などの生理的機能を安定させる
チェアタイムの短縮	チェアタイムの短縮により患者の負担を軽減，来院回数の減少をはかる

40 答え　d

a ○

b ○

c ○

d ×　鼻呼吸するように伝える.

☑ポイント　笑気吸入鎮静法の利点と欠点

利点	欠点
・鎮静深度の調整性に優れる	・人により効果の得られる濃度が異なる
・鎮静状態からの回復が速い	・鼻マスクによる会話や治療の抑制
・呼吸や循環に悪影響がない	・高濃度で吐き気を催す
・鎮痛作用がある	・体内に閉鎖腔疾患（気胸・副鼻腔炎・中耳炎など）がある場合には禁忌

41 答え　a

a ○

b ×　唾液貯留の知覚が悪い時は，口腔のケアをする.

c ×　口に溜めて飲み込めない時は，介助を工夫したり食物の温度を変える.

d ×　鼻呼吸ができず唾液が多い時は，鼻呼吸訓練をする.

Ⅷ. エックス線写真撮影時の歯科診療補助

1. 器具・材料（問題編 p.199〜）

1 答え　a, d

a ○

b ×　画像処理ソフトウェアにより画像化されるので，現像処理は必要ない．

c ×　口内法にも使用される．

d ○

2 答え　b, c

a ×　カセッテには増感紙が添付されており，口内法エックス線撮影には増感紙を用いないので，カセッテは使用しない．

b ○

c ○

d ×　口内法エックス線フィルムは，標準型は 31×41 mm，小児用は 22×35 mm，咬合法用は 57×76 mm である．

☑ポイント　口内法エックス線フィルムの構造

　フィルムの包装，鉛箔，黒紙（フィルムを挟み込む），フィルムからなる．

3 答え　d

a ○

b ○

c ○

d ×

☑ポイント　口内法エックス線撮影装置

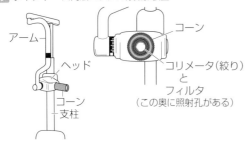

ヘッド（管容器），コントロールパネル，アーム，支柱からなる．

4 答え　c

a ×

b ×　咬翼法も撮影補助具は用いる．

c ○

d ×

☑ポイント　咬翼法の撮影補助具

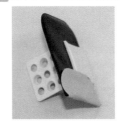

フィルムを補助器具で挟み，咬翼部を咬んで撮影する．

5 答え　b, c

a ×　歯科医師が照射時間を設定する．

b ○

c ○

d ×　エックス線照射するのは歯科医師である．

6 答え　a, d

a ○

b ×　口内法より解像度が低いため，初期う蝕の検出や詳細な歯周組織の観察には適さない．

c ×　断層域は前方で狭く，後方で広い．

d ○

7 答え　d

a ×　首はできるだけまっすぐにする．前傾していると，前歯部の白いエックス線写真になる．

b ×　フランクフルト平面が上を向く（顔を上向き）と，咬合平面が「へ」の字となる．

c ×　左右が非対称になる．

d ○　前歯部は拡大されてぼやける．

2. 口内法撮影（問題編 p.200〜）

8 答え　d

a ×　**咬翼法**は，上下の歯を同時に撮影する．エックス線照射角度は，やや上方（5〜10 度）から投影する．

b ×　**咬合法**はフィルム自体を咬んでもらい撮影する．エックス線照射角度は二等分法に準ずるが，フィルムの位置が違う．

c ×　**平行法**は歯軸とフィルムが平行になるように設定し，歯軸とフィルムに対して垂直にエックス線の主線を根尖部に投影する．

d ○　**二等分法**は歯軸とフィルムの間にできた角度を二等分したものが二等分線であり，この二等分線に対して垂直にエックス線の主線を投

影する.

9 答え　a, d

a ○

b ×　唾石症の診断には咬合法撮影が適している.

c ×　上下顎隣接面う蝕の検出や歯槽骨頂の吸収状態は咬翼法で撮影する.

d ○

✅ポイント　口内法エックス線撮影の種類と特徴

撮影法	特徴
二等分法 （等長法）	フィルムと歯軸のなす角度の二等分線に対して，エックス線を垂直に投影する．フィルム上の歯と実際の歯の長さがほぼ同じになる.
平行法 （ロングコーンテクニック）	歯軸とフィルムを平行にし，両者に対して垂直に歯頸部付近へ投影する．フィルムの固定には撮影補助具を使用する．焦点被写体間距離が長くなるので，照射時間が長くなる.
咬翼法	フィルムを補助具で挟み，咬翼部を咬んで固定し撮影する.
咬合法	一般的には咬合用フィルムを上下の歯で咬んで保持し，中心線を歯軸方向から投影する．下顎の歯軸方向投影，上下顎の根尖部方向投影，後方斜入方向投影，上顎前歯部視軸方向投影がある.

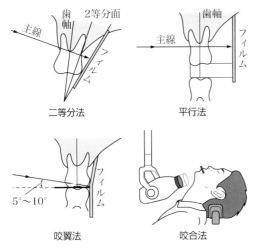

二等分法　平行法

咬翼法　咬合法

10 答え　c, d

a ×　左右に傾かないように，正中矢状面を床に対して垂直にする.

b ×　頭部の固定は，撮影する側の咬合面を床に対して平行にするように合わせる．上顎の撮影では，鼻翼一耳珠線を結んだ線を床と平行に

して固定する.

c ○　下顎の撮影では，口角一耳珠線を床と平行にして固定する.

d ○

11 答え　b, c

a ×

b ○

c ○

d ×　偏心投影法は意図的に中心線の向きを変えて投影するため，隣接歯と重なるので隣接面の観察には不向きである.

12 答え　d

a ×　可能な限り彎曲させないように，患者に保持してもらう.

b ×　フィルムは縦長の位置で使用する.

c ×　フィルムマーカーは歯冠側に位置づけられる.

d ○　フィルムの保持は，通常患者の手指で行い，撮影側と反対の拇指または示指で保持する.

✅ポイント　口内エックス線撮影のフィルムの位置づけ

1．対象歯をフィルム中央に位置する.

2．対象歯の歯軸が縦軸または横軸に平行になるようにする.

3．フィルムの端と歯冠の間が3〜5mm程度あるように位置する（下図）.

4．フィルムマーカーは歯冠側に位置づける.

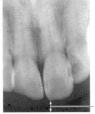

3〜5mm

✅ポイント　全顎撮影の保持の要点

部位	フィルムの向き・保持
①上顎切歯部	縦長　反対側の拇指
②上顎犬歯・小臼歯部	縦長　反対側の拇指
③上顎臼歯部・智歯	横長　反対側の拇指または示指
④下顎切歯部	縦長　反対側の示指
⑤下顎犬歯・小臼歯部	縦長　反対側の示指
⑥下顎臼歯部・智歯	横長　反対側の示指

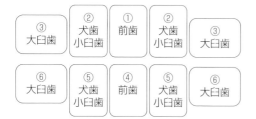

3. 写真の処理と管理 （問題編 p.201〜）

13 答え　d

a ×　乳剤を洗い流すのは水洗である.

b ×　定着で乳剤を溶かして透明にする.

c ×　乳剤はフィルムに塗布されている.

d ○

✅ポイント　現像の手順

手現像の基本手順

現像→中間水洗（停止）→定着→水洗→乾燥

自動現像機の写真処理の順番

現像→定着→水洗→乾燥

14 答え　c, d

a ×　照射時間が長いと黒くなる.

b ×　水洗が不足すると，時間が経過してからフィルムが変色する.

c ○

d ○

15 答え　a, c

a ○

b ×　現像液は関係ない.

c ○

d ×　定着時間が短すぎる.

✅ポイント　フィルム黄変の原因

保存後のフィルムの黄変の原因には，定着液の劣化，定着時間が短すぎる，水洗不足が考えられる.

16 答え　c, d

a ×　撮影室以外の直射日光の当たらない冷暗所に保管する．冷蔵庫でもよい.

b ×　湿度30〜50%，温度10〜20℃程度の室温下でエックス線の影響を受けない場所が望ましい.

c ○

d ○

✅ポイント　エックス線フィルムの使用期限

エックス線フィルムは経時的に劣化する．そのため，使用期限も確認する．使用期限内でも，開封すると使用期限が短縮するので注意する.

4. 放射線の人体への影響と防護
（問題編 p.202〜）

17 答え　a, c

a ○

b ×　b, dのサーベイメータは，散乱線等の空間的分布状態を測定する線計量である.

c ○

d ×

18 答え　a, d

a ○

b ×

c ×

d ○　歯科衛生士はエックス線撮影に関係する放射線診療従事者であるため，定期的に被曝線量を測定する.

19 答え　b, c

a ×　照射野は最小限にする.

b ○　小児では甲状腺専用の防御カラーを用いる.

c ○

d ×　フィルムバッジは術者の放射線被曝量を測定する.

Ⅸ．救命救急処置

1．全身管理とモニタリング（問題編 p.203〜）

1 答え　b, d

a ×

b ○

c ×

d ○　　パルスオキシメータは経皮的動脈血酸素飽和度と心拍数が測れるものである．

2 答え　b

a ×　BMI（Body Mass Index）栄養状態の評価

b ○　JCS（Japan Coma Scale）

c ×　MMSE（Mini Mental State Examination）認知症の評価

d ×　RSST（repetitive saliva swallowing test）反復唾液嚥下テスト

☑ポイント　Japan Coma Scale

　Japan Coma Scale（ジャパン・コーマ・スケール，JCS）とは，意識レベルの判定法の一つである．覚醒度によって3段階に分け，それぞれ3段階あることから，3-3-9度方式とも呼ばれる．

Ⅰ．刺激しないでも覚醒している状態
1　意識清明とはいえない
2　見当識障害がある
3　自分の名前，生年月日がいえない
Ⅱ．刺激すると覚醒する状態
10　普通の呼びかけで容易に開眼する
20　大きな声または身体を揺さぶることにより開眼する
30　痛み刺激を加えつつ呼びかけを繰り返すとかろうじて開眼する
Ⅲ．刺激をしても覚醒しない状態
100　痛み刺激に対し，払いのけるような動作をする
200　痛み刺激で少し手足を動かしたり顔をしかめる
300　痛み刺激に全く反応しない
R（restlessness）：不穏，I（incontinence）：失禁
A（apllic state/akinetic mutism）：失外套症候群/無動性無言

表中の数値が大きいほど意識障害が重い．

3 答え　b

a ×　心拍数/脈拍数

b ○　経皮的動脈血酸素飽和度（SPO$_2$），%表示される．

c ×　体温

d ×　収縮期血圧

2．救命救急処置（問題編 p.204〜）

4 答え　a, b

a ○

b ○

c ×

d ×　静脈路の確保は二次救命処置である．

☑ポイント　救命の連鎖

　急変した傷病者を救命するための一連の行いのことで，①心停止の予防，②早期認識と通報，③一次救命処置：BLS＝basic life support（心肺蘇生：CPR と自動体外式除細動器：AED），④二次救命処置：ACLS＝advanced cardiovascular life support である．

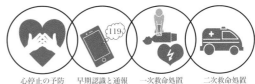

心停止の予防　　早期認識と通報　　一次救命処置　　二次救命処置
　　　　　　　　　　　　　　　（心肺蘇生とAED）　　と
　　　　　　　　　　　　　　　　　　　　　　　　心拍再開後の集中治療

5 答え　a, d

a ○

b ×　医療用器具や薬剤は二次救命処置で用いる．

c ×

d ○

6 答え　c

a ×

b ×

c ○　肩を軽くたたきながら，大声で呼びかけて反応をみる．

d ×

7 答え　d

a ×　回復体位とは心肺蘇生後症状が安定した場合に行う体位．

b ×　呼気吹込みは人工呼吸の方法．

c ×　胸骨圧迫は心肺停止のときに行う．

d ○　頭部後屈一顎先挙上は頸部の損傷がない場合に行う気道確保の方法である．

8 答え　b

a ×　気道確保：頭部後屈一顎先挙上法

b ○　気道の異物除去時に行う

c ×　胸骨圧迫

d ×　人工呼吸（口対口人工呼吸）

✅ポイント　ハイムリック法

　患者の後ろに回り，一方の手でこぶしを作り，もう一方の手でそのこぶしを握り，素早く腹部を上方に突き上げる方法．

9 答え　c

a ×

b ×

c ○

d ×

✅ポイント　一次救命処置の手順

①意識の確認
②応援の要請
③呼吸の確認
④胸骨圧迫・人工呼吸
⑤AED の使用

10 答え　d

a ○

b ○

c ○

d ×　瞳孔は収縮する．

11 答え　b

a ×　硬いところに寝かせる．

b ○

c ×　1 分間に 100〜120 回のペースで行う．

d ×　人工呼吸ができる場合は，胸骨圧迫 30 回に対して 2 回の人工呼吸を行う．

✅ポイント　胸骨圧迫と人工呼吸

　日本版救急蘇生ガイドライン 2020 年版では意識，呼吸反応がない場合は 119 番に通報して，直ちに胸骨圧迫を強く（成人は約 5 cm で 6 cm を超えない，小児は胸の厚さの 1/3）早く，絶え間なく行う（100〜120 回/分）．人工呼吸ができる場合は 30：2 の割合で行う．

12 答え　a, c

a ○

b ×　心肺蘇生は一次救命処置である．

c ○

d ×　AED の使用は一次救命処置である．

13 答え　d

a ×

b ×

c ×

d ○

✅ポイント　救命処置

　一次救命処置とは，心肺停止状態とみられる人の救命をするために，現場に居合わせた人が行う救命処置のことで，救急通報，器具を用いない気道確保・胸骨圧迫・人工呼吸（心肺蘇生 cardiopulmonary resuscitation＝CPR），AED の使用，窒息に対する気道異物除去をいう．

　二次救命処置とは，医師や救急救命士などの医療従事者が行う処置で，マニュアル除細動器を用いた除細動，心肺停止の原因の検索と解除，静脈路の確保，薬剤投与，高濃度酸素の投与などがある（advanced cardiovascular life support＝ACLS）．

14 答え　a, d

a ○

b ×　一次救命処置である．

c ×　心室細動（VF）と心室性頻拍（VT）が適応である．

d ○

15 答え　c

a ×

b ×

c ○

d ×

✅ポイント　AED パッドの貼り方

　AED パッドは，皮膚に直接貼付する必要がある．体毛が多くパッドが直接皮膚に接触しない場合はパッドを強く押し付けるか，除毛する．また，胸部が水に濡れている場合は，タオルなどでふき取ってから貼る．

16 答え　b, c

a ×　血圧は低下する．

b ○

c ○

d ×　徐脈となる．

17 答え　b

a ○

b ×　下肢を挙上する．

c ○

d ○

18 答え　a

a ×　意識があっても直ちにスケーリングを中止する.

b ○

c ○

d ○

19 答え　b, c

a ×　血圧は低下するので準備するのは昇圧薬である.

b ○

c ○

d ×　意識を確認するため声かけをする.

☑ポイント　脳貧血

脳貧血は**血管迷走神経反射（神経性ショック）**である. 歯科治療中にもっとも多くみられる全身的偶発症で, 自覚症状は悪寒・悪心・めまい・脱力感, 他覚症状は血圧低下・除脈・顔面蒼白・冷汗・嘔吐・意識レベルの低下がみられる. 対処法は①直ちに治療を中止, ②口腔内の異物を取り除く, ③水平位下肢挙上, ④深呼吸を指示しながら酸素吸入, ⑤昇圧剤や副交感神経遮断薬の投与, などである.

20 答え　c, d

a ×

b ×

c ○

d ○

☑ポイント　全身的偶発事故への対応

歯科的ストレスから血圧低下や一過性の意識障害など, 全身的偶発事故が起こった場合は, 次の手順で処置を行う.

①歯科治療を中止

②口腔内をチェックし異物を取り除く

③ショック体位（仰向けの状態で下肢を 15〜30 cm 挙上）をとる

④深呼吸を指示しながら酸素吸入

⑤昇圧剤や副交感神経遮断薬の投与

⑥意識消失の場合, 救急蘇生法開始

21 答え　a, c

a ○

b ×　まずは精神的な不安や痛みを取り除くなど, 適切な対処を行う.

c ○

d ×　息こらえなどさせる.

22 答え　a, b

a ○　過呼吸になっているので息こらえをさせる.

b ○　自分の呼気を吸わせ体内の二酸化炭素をふやす.

c ×

d ×　発作時は血液中の二酸化炭素が異常に下がり, 逆に血中酸素濃度は高くなっている.

☑ポイント　過換気症候群とは？

不安やストレスにより過呼吸となり, 呼吸困難・しびれ・助産師の手つき・動悸・めまいなどの症状が現れる心身症の一つ.

精神不安を軽減し患者を安心させ, 息こらえなどで動脈血の炭酸ガス分圧を上げ, 呼吸を楽にすることが大切である.

23 答え　b

a ○

b ×　血圧は低下し, 頻脈となる.

c ○

d ○　抗アレルギー薬が投与される.

第5章

歯科診療補助論

137

Ⅹ．口腔機能管理

1. 基礎知識 （問題編 p.208〜）

1 答え　a, c
a ○
b ×
c ○
d ×

2 答え　b
a ○
b ×　味覚障害は 50〜70 歳に多くみられ，男性より女性の発症率が高い．
c ○
d ○

3 答え　a, c
a ○　前口蓋弓のみならず舌根部や咽頭後壁の粘膜面を軽くなでたり，押したりしてマッサージすることにより嚥下反射を誘発させる．
b ×
c ○
d ×

4 答え　a, b
a ○　舌の位置を変える（舌を前方に突き出す）のは外舌筋であり，外舌筋にはオトガイ舌筋のほかに茎突舌筋・舌骨舌筋がある．
b ○
c ×　舌の形を変える内舌筋である．
d ×　舌の形を変える内舌筋である．

5 答え　a
a ○
b ×　適度な粘度をもち，かむとペースト状の食塊をつくりやすいものが嚥下しやすい．
c ×　性状が均一なものが嚥下しやすい．
d ×　粘度や弾性の高すぎるものは嚥下しにくい．

6 答え　a
a ○　パ行，バ行，マ行の発音は，口唇を閉鎖（両唇音）することでつくられる．
b ×　咽頭反射は，食物を嚥下するときに器官に入らないように作用する反射である．
c ×　舌前方の挙上は，イ・エなど前舌母音（硬口蓋

音）をつくる．
d ×　舌後方の挙上は，ウ・オなど後舌母音（軟口蓋音）をつくる．

7 答え　c, d
a ×　測定中の息つぎは自由にしてもらう．
b ×　5 秒間または 10 秒間測定する．
c ○　パ音は口唇の動きを評価する．カ音は舌の後方の動きを評価する．
d ○

✅ **ポイント　オーラルディアドコキネシス**

　口腔機能評価の一つで，パ音，タ音，カ音，パタカ繰り返しをそれぞれ 10 秒間で何回言えるかを測定し，1 秒間に換算した値を測定する．これは，発音を用いて舌，口唇，軟口蓋などの運動の速度や巧緻性を評価するものである．
　（測定時間が 5 秒間の測定器もある）

2. 評価 （問題編 p.209〜）

8 答え　c
a ×
b ×
c ○
d ×
（→p.81 のポイント「反復唾液嚥下テスト」を参照）

9 答え　c, d
a ×
b ×
c ○
d ○

10 答え　c, d
a ×　**ガムラビング**は指を使って行う歯ぐきのストレッチで，嚥下反射を誘発させるための嚥下促通訓練の 1 つ．
b ×　**アイスマッサージ**は凍らせた綿棒などを口の中に入れて行うマッサージで，嚥下促通訓練の 1 つ．
c ○
d ○

☑ポイント　摂食嚥下機能評価のスクリーニングテスト

反復唾液嚥下テスト （RSST）	30 秒間で唾液を何回嚥下できるかを測定．3 回未満で嚥下困難，誤嚥の可能性あり
改訂水飲みテスト （MWST）	冷水 3 mL を嚥下してもらい，むせ・呼吸・かすれ声などを評価
フードテスト （FT）	テストフード（プリンなど）を嚥下してもらい，その状態を観察し，嚥下反射誘発の有無，むせ，呼吸の変化を評価

⑪ 答え　a，b

a ○

b ○

c × メンデルソン手技は嚥下器官へ刺激や運動を加えて間接的に嚥下を改善しようとする間接訓練である．

d × オーラルディアドコキネシスは口唇や舌の動きを評価するテストで，被検者に「パ」「タ」「カ」の単音節をくり返し発音させその回数を測定する．口腔運動機能の評価方法である．

⑫ 答え　c

a × 内視鏡なので造影剤は不用．

b ×

c ○

d × エックス線は用いないので被曝はない．

☑ポイント　摂食嚥下機能評価の精密検査

嚥下内視鏡検査 （VE）	鼻咽頭喉頭ファイバースコープを用いて，嚥下器官，食塊の動態などを観察して評価
嚥下造影検査 （VF）	エックス線造影撮影装置を用いて，バリウムなどの造影剤を混ぜたテストフードを食べ，飲み込むところを撮影して評価

⑬ 答え　c，d

a ×⎫スクリーニング検査で異常が認められた場合
b ×⎭に行われる検査である．

c ○

d ○

⑭ 答え　c

a × 先行期では，食物を見ても無反応，飲み込みが終了していないのに次々に食物を口に運ぶなどの症状がみられる．

b × 準備期では，口腔内での食物残留や食物をこぼす，流涎などがみられる．

c ○ 口腔期では，舌の動きが悪いことにより構音

障害，呂律障害，頬内側への食物残留がみられる．

d × 咽頭期では，むせや咳込み，鼻漏がみられる．

⑮ 答え　b，c

a ×

b ○

c ○

d × 30 秒間に嚥下回数が 3 回以上で正常，2 回以下の場合は嚥下障害の可能性が高いと判断する．

（→p.81 のポイント「反復唾液嚥下テスト」を参照）

3. 機能障害別の対応法 （問題編 p.210〜）

⑯ 答え　a，c

a ○

b × 準備期（咀嚼期）の説明である．

c ○

d × 食道の筋が順次食物を絞り出す蠕動運動と重力の作用が伴う．

（→p.39 のポイント「摂食嚥下の流れ」の図を参照）

☑ポイント　摂食嚥下の流れ

①先行期 （認知期）	これから摂食する食物の性状を認知する時期
②準備期 （咀嚼期）	口腔内に取り込んだり食物を咀嚼して唾液と混ぜ，嚥下しやすい大きさの塊（食塊）にする時期
③口腔期	食塊を舌により口腔から咽頭に送り込む時期
④咽頭期	食塊が咽頭から食道入口部まで移送される時期．これ以降は不随意運動（意識して止められない運動）となる
⑤食道期	食塊が食道入口部から胃に達するまでの時期．食道壁の蠕動運動により食塊が移動する

⑰ 答え　b，c

a × 直接（摂食）訓練である．

b ○

c ○

d × 直接（摂食）訓練である．

☑ポイント　摂食機能訓練

間接（基礎）訓練	食物を使わずに行う訓練である． 摂食嚥下体操，姿勢保持訓練，脱感作療法，呼吸訓練，嚥下促通訓練，筋訓練
直接（摂食）訓練	実際に食物を使って行う訓練である． 嚥下訓練，捕食訓練，水分摂取訓練，自食訓練

18　答え　a, b

a ○

b ○

c ×　味覚刺激嚥下は直接訓練である.

d ×　捕食訓練は直接訓練である.

19　答え　a, c

a ○　咳嗽訓練（がいそう）は咽頭貯留物・残留物・誤嚥物を排
　　　出させるための訓練法で, 咳強制呼出手技で
　　　ある.

b ×　水分摂取訓練は直接訓練である.

c ○

d ×　ペーシング訓練は直接訓練である.

20　答え　c

a ×　シャキア法は筋機能訓練の 1 つで, 間接訓練で
　　　ある.

b ×　アイスマッサージは嚥下促通訓練の 1 つで, 間
　　　接訓練である.

c ○　シンクスワローは嚥下を意識化する直接訓練
　　　である.

d ×　ハッフィングは呼吸訓練法の 1 つで, 基礎訓
　　　練, 間接訓練である.

21　答え　a, d

a ○

b ×　先行期, 準備期における直接訓練法である.

c ×　先行期, 準備期における直接訓練法である.

d ○　メンデルソン手技とは舌骨と喉頭の挙上量の
　　　拡大と, 挙上持続時間の延長, 咽頭収縮力の増
　　　加を目的とした訓練法である.

22　答え　d

a ×　メンデルソン手技とは舌骨喉頭挙上の改善,
　　　延長および食道入口部の開大強化を目的に行
　　　う.

b ×　シャキア訓練とは頭部挙上訓練で, 舌骨上筋
　　　群を強化して舌骨・咽頭運動を改善させ, 食
　　　道入口部を開大する.

c ×　咳嗽訓練（がいそう）とは, むせに対処する防御機構を強
　　　化する訓練.

d ○　図の口腔期は, 食塊が舌によって口腔から咽
　　　頭に送り込まれる時期で, 舌の機能が重要と
　　　なり, その訓練が該当する. 舌訓練とは舌筋へ
　　　の刺激を目的とする.

23　答え　c

a ×　頸部可動域訓練である. 嚥下反射を誘発させ
　　　るため, 顎を引き頸部を屈曲させる目的で行
　　　う.

b ×　舌訓練である. 筋刺激訓練法の 1 つ.

c ○

d ×　寒冷刺激法である. 凍らせた綿棒などを用い,
　　　口蓋弓などを寒冷刺激することで嚥下運動を
　　　促す.

4. 対象別の指導法（問題編 p.211〜）

24　答え　c, d

a ×　基本的には歯科治療のために休薬は行わない.

b ×　不随意運動は緊張すると強くなることがある
　　　ので, リラックスした雰囲気で口腔清掃など
　　　を行う.

c ○

d ○

25　答え　b, d

a ×　パーキンソン病では動作が緩慢になる.

b ○

c ×

d ○　パーキンソン病では手指の振戦（しんせん）（ふるえ）や
　　　オーラルジスキネジアなどが現れることが多
　　　く, 本人や介助者が適切に口腔清掃を行えな
　　　いことがある. 歯ブラシなどの清掃器具の工
　　　夫など症状に合わせた指導が必要である.

✅ポイント　オーラルジスキネジア

　口腔周囲に生じる不随意運動の一種. 口唇をもぐもぐさせ
たり, 舌のねじれや前後左右への動き, 歯を食いしばったり
することがみられる. 抗パーキンソン病薬, 抗精神病薬など
の薬剤の影響で生じる場合もある.

26　答え　b, c

a ×

b ○

c ○

d ×　安全で安楽な姿勢を確保する. 安定した座位
　　　が保てない場合は, ファーラー位や側臥位に
　　　する.

（→p.97 のポイント「ファーラー位」を参照）

歯科衛生士のための
主要3科プラス専門分野問題集　第4版　（解答編）

2012 年 6 月 5 日　　第 1 版・第 1 刷発行
2014 年 1 月30日　　第 1 版・第 5 刷発行
2015 年 6 月 1 日　　第 2 版・第 1 刷発行
2017 年 3 月 6 日　　第 2 版・第 3 刷発行
2018 年 4 月 3 日　　第 3 版・第 1 刷発行（改題）
2022 年 3 月25日　　第 3 版・第 5 刷発行
2023 年 2 月 1 日　　第 4 版・第 1 刷発行
2024 年 3 月25日　　第 4 版・第 2 刷発行

編集　　一般社団法人 全国歯科衛生士教育協議会
発行　　一般財団法人 口腔保健協会
〒 170-0003　東 京 都 豊 島 区 駒 込 1-43-9
振替 00130-6-9297　　Tel　03-3947-8301 ㈹
Fax　03-3947-8073
http://www.kokuhoken.or.jp/